新・歯科衛生士教育マニュアル

Pathology
病理学

編集

田中昭男　　大阪歯科大学歯学部教授

谷口邦久　　福岡歯科大学名誉教授

長谷川博雅　松本歯科大学教授

前田初彦　　愛知学院大学歯学部教授

クインテッセンス出版株式会社　2011

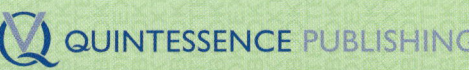

Berlin | Chicago | Tokyo
Barcelona | London | Milan | Mexico City | Moscow | Paris | Prague | Seoul | Warsaw
Beijing | Istanbul | Sao Paulo | Zagreb

執筆者一覧（五十音順）

井角麻佑	大阪歯科大学歯学部講師（非常勤）
落合隆永	朝日大学歯学部准教授
久保勝俊	愛知学院大学歯学部准教授
田中昭男	大阪歯科大学歯学部教授
谷口邦久	福岡歯科大学名誉教授
富永和也	大阪歯科大学歯学部教授
中野敬介	岡山大学大学院医歯薬学総合研究科准教授
西川哲成	大阪歯科大学歯学部教授
長谷川博雅	松本歯科大学教授
前田初彦	愛知学院大学歯学部教授
益野一哉	大阪歯科大学歯学部准教授
和唐雅博	大阪歯科大学医療保健学部教授

序　文

　病める人を癒すためには病気の診断・治療を速やかに行う必要があり，病気の本質を理解し，患者さんとのコミュニケーションを円滑にすることが大切であります．そのためには病理学・口腔病理学の知識は必要不可欠であり，これらの知識の集大成が診断・治療へとつながります．また，病理学・口腔病理学を学ぶことによって臨床系科目を理解する上での必要な基礎知識を得ることができます．

　歯科衛生士教育マニュアル病理学の初版が出版されてから，かなりの年月が経過しておりますが，基本的な内容には変更はありません．しかし，その間，疾病構造が変化し，新しい知見が増え，病気の分類や教授要綱，国家試験の出題基準が変わり，修得すべき内容は質，量ともに増してきました．それに対応するために今回，病理学・口腔病理学の内容を改訂し，新しい知見を加えて時代に則したものとしました．構成については病理学では疾病の全体について病変ごとに俯瞰する総論的内容を記載し，口腔病理学では総論を踏まえた口腔顎顔面領域についての各論的内容を取り扱っています．したがって，歯科衛生士のみならず，医療従事者が理解しやすいように各章の最初には行動目標を明記し，学習することによって各章では何ができるかを明確にし，章の末尾には知識の整理ができるように多肢選択問題を設け，理解度を高めるように配慮しました．また，できるだけ簡潔に記載して模式図，組織像，表を多用し，目で見てすぐわかるようにビジュアル化しました．内容としては歯科衛生士教授要綱および歯科衛生士国家試験出題基準の項目を網羅し，各章のなかで用いられている用語が即座に理解できるように欄外に用語の説明を加えて，学習が促進できるように工夫しました．

　執筆にあたっては今回，歯科衛生士の教育に第一線で実際に携わり熱意をもって教育に励んでいる方々に執筆をお願いして本書を作成しております．普段の授業で活かされている内容や事柄が随所に反映されていますので，有益な，理解しやすい内容になっております．

　本書の上梓にあたりご執筆いただいた先生方，ならびに企画・編集と絶えず激励していただいたクインテッセンス出版の関係各位に深謝申し上げます．最後に本書をご一読いただき，建設的なご意見ならびにご批判を寄せていただくことを希望致します．

平成22年12月

編者一同

CONTENTS

Part I 病理学

chapter 1 病理学概論 ... 14
- 1-1 病理学とは ... 14

chapter 2 病因論 ... 16
- 2-1 内因 ... 17
  - 1）一般的素因 ... 17
  - 2）個人的素因 ... 17
  - 3）遺伝 ... 17
  - 4）免疫 ... 17
  - 5）内分泌異常 ... 18
- 2-2 外因 ... 18
  - 1）物理的因子 ... 18
  - 2）化学的因子 ... 18
  - 3）生物（微生物，寄生虫）的因子 ... 19
  - 4）栄養障害 ... 20
- 復習しよう！ ... 20

chapter 3 先天異常 ... 21
- 3-1 遺伝 ... 21
  - 1）遺伝子 ... 21
  - 2）染色体 ... 21
  - 3）遺伝の基本様式 ... 22
- 3-2 遺伝子異常による疾患 ... 22
  - 1）常染色体優性遺伝病 ... 23
  - 2）常染色体劣性遺伝病 ... 23
  - 3）X連鎖遺伝病（伴性遺伝病） ... 24
- 3-3 染色体異常による疾患 ... 24
- 3-4 奇形 ... 24
- 復習しよう！ ... 25

chapter 4 循環障害 ... 26
- 4-1 全身の循環障害 ... 26
  - 1）高血圧症 ... 26

2）低血圧症	27
3）ショック	27
4-2　局所の循環障害	27
1）循環血液量障害	27
2）閉塞性障害	30
4-3　傍側循環（側副循環）	33
4-4　水腫（浮腫）	33
復習しよう！	34

chapter 5　代謝障害　35

5-1　変性　35
　　1）タンパク質変性　35
　　2）脂肪変性（脂肪化）　37
　　3）糖原変性　38
　　4）石灰変性（石灰沈着，石灰化）　39
　　5）色素変性（色素沈着）　39
　　6）角質変性　40

5-2　萎縮　40
　　1）生理的萎縮　41
　　2）病的萎縮　41

5-3　壊死（ネクローシス）　41
　　1）凝固壊死　41
　　2）液化壊死（融解壊死）　41
　　3）壊疽　42

5-4　アポトーシス　42

復習しよう！　43

chapter 6　増殖と修復　44

6-1　肥大と増生（過形成）　44

6-2　再生　46

6-3　化生　47

6-4　肉芽組織　47

6-5　創傷治癒　48

6-6　器質化　49

6-7　異物処理　49

復習しよう！　51

chapter 7 炎症　52

- 7-1　炎症の臨床的5大徴候　52
- 7-2　炎症の原因　53
- 7-3　炎症に関与する細胞　54
- 7-4　炎症のケミカルメディエーター　56
- 7-5　急性炎症と慢性炎症　57
- 7-6　炎症の経時的変化と組織学的変化　58
- 7-7　炎症の分類　60
  - 1）変質性炎　61
  - 2）滲出性炎　61
  - 3）増殖性炎　63
  - 4）肉芽腫性炎(特異性炎)　63
- 復習しよう！　65

chapter 8 免疫と免疫異常　66

- 8-1　免疫反応　66
- 8-2　アレルギー　67
  - 1）Ⅰ型アレルギー(アナフィラキシー型過敏反応)　67
  - 2）Ⅱ型アレルギー(細胞傷害型過敏反応)　68
  - 3）Ⅲ型アレルギー(免疫複合体型過敏反応)　68
  - 4）Ⅳ型アレルギー(遅延型過敏反応)　70
  - 5）Ⅴ型アレルギー(抗受容体型過敏反応)　70
- 8-3　免疫不全症　70
- 8-4　自己免疫と疾患　71
- 8-5　移植と免疫　72
- 復習しよう！　73

chapter 9 腫瘍　74

- 9-1　形態　74
- 9-2　発育形式　75
- 9-3　広がり方　75
- 9-4　原因　77
- 9-5　腫瘍の発生　78
- 9-6　腫瘍の疫学　79
- 9-7　分類　79
- 復習しよう！　83

Part II　口腔病理学

chapter 1 歯の異常　　86

1-1　歯の大きさの異常　　86
1）巨大歯　　86
2）矮小歯　　86

1-2　歯の形の異常　　86
1）融合歯（癒合歯）　　86
2）双生歯　　87
3）癒着歯　　87
4）陥入歯（歯内歯）　　87
5）エナメル滴　　87
6）異常結節　　87

1-3　歯の数の異常　　88
1）過剰歯　　88
2）無歯症　　88

1-4　歯の構造の異常（歯の形成不全）　　88

1-5　歯の色の異常（歯の着色）　　90
1）内因性着色　　90
2）外因性着色　　90

1-6　歯の位置異常　　90
1）転位　　90
2）捻転　　90
3）傾斜　　90
4）高位　　91
5）低位　　91
6）移転　　91
7）逆生　　91
8）正中離開　　91
9）叢生　　91

1-7　歯の萌出の異常　　92
1）乳歯の萌出異常　　92
2）永久歯の萌出異常　　92
3）埋伏歯　　92

1-8　咬合異常　　92
1）上顎前突　　92

        2）下顎前突（反対咬合) ································· 92
        3）切端咬合（切縁咬合) ································· 92
        4）開咬 ································· 92
        5）過蓋咬合 ································· 93
        6）交叉咬合 ································· 93
    復習しよう！ ································· 93

chapter 2 歯の機械的損傷 ································· 94

    2-1 咬耗 ································· 94
    2-2 アブフラクション ································· 95
    2-3 摩耗 ································· 95
    2-4 咬耗・摩耗に伴う組織変化 ································· 96
    2-5 外傷 ································· 96
    復習しよう！ ································· 97

chapter 3 歯の化学的損傷 ································· 98

    3-1 酸蝕症（侵蝕症) ································· 98
    復習しよう！ ································· 98

chapter 4 歯の沈着物と着色 ································· 99

    4-1 歯の沈着物 ································· 99
        1）ペリクル（薄膜) ································· 99
        2）歯垢（デンタルプラーク，プラーク) ································· 99
        3）歯石 ································· 101
    4-2 歯の着色 ································· 102
    復習しよう！ ································· 103

chapter 5 う蝕 ································· 104

    5-1 う蝕の病因 ································· 105
    5-2 う蝕の分類 ································· 106
    5-3 う蝕の進行による特徴 ································· 108
    5-4 う蝕の病理組織学的特徴 ································· 108
        1）エナメル質う蝕 ································· 108
        2）象牙質う蝕 ································· 109
        3）セメント質う蝕 ································· 111
    復習しよう！ ································· 111

chapter 6 象牙質・セメント質の増生 ... 112
- 6-1 第二象牙質(生理的第二象牙質) ... 112
- 6-2 第三象牙質(病的第二象牙質) ... 112
- 6-3 象牙質粒 ... 112
- 6-4 セメント質増生(肥厚) ... 113
- 6-5 セメント質粒 ... 114

復習しよう！ ... 114

chapter 7 歯髄の病変 ... 115
- 7-1 歯髄の循環障害 ... 115
  - 1）歯髄充血 ... 115
- 7-2 歯髄の代謝障害 ... 116
  - 1）石灰変性 ... 116
  - 2）歯髄萎縮 ... 116
  - 3）歯髄の壊死・歯髄壊疽 ... 116
- 7-3 歯髄炎の原因 ... 117
- 7-4 歯髄炎の分類と臨床・病理組織学的特徴 ... 117

復習しよう！ ... 120

chapter 8 根尖部歯周組織の病変 ... 121
- 8-1 原因 ... 121
- 8-2 根尖性歯周炎の分類と臨床・病理組織学的特徴 ... 122
  - 1）根尖性歯周炎の分類 ... 122

復習しよう！ ... 125

chapter 9 歯周組織の病変 ... 126
- 9-1 歯周組織の構造 ... 126
  - 1）歯肉 ... 126
  - 2）セメント質 ... 128
  - 3）歯根膜(歯周靭帯) ... 129
  - 4）歯槽骨 ... 129
  - 5）歯と歯肉との付着 ... 130
- 9-2 歯周病の概説 ... 131
- 9-3 歯周病の原因 ... 131
- 9-4 歯周病の分類 ... 132
  - 1）歯肉病変 ... 132

　　　　2）歯周炎 ……………………………………………………… 134
　　　　3）壊死性歯周疾患 …………………………………………… 137
　　　　4）咬合性外傷 ………………………………………………… 137
　　9-5　歯周炎の発症過程 ……………………………………………… 138
　復習しよう！ ……………………………………………………………… 139

chapter 10　口腔の創傷治癒　………………………………………… 140
　　10-1　口腔粘膜創傷の治癒 ………………………………………… 140
　　10-2　抜歯創の治癒過程 …………………………………………… 140
　　10-3　抜歯の合併症（ドライソケット）………………………… 141
　復習しよう！ ……………………………………………………………… 141

chapter 11　口腔粘膜の病変　………………………………………… 142
　　11-1　色素沈着 ………………………………………………………… 142
　　11-2　白色病変 ………………………………………………………… 143
　　　　1）白板症 ……………………………………………………… 143
　　　　2）扁平苔癬 …………………………………………………… 143
　　11-3　潰瘍形成性病変 ………………………………………………… 144
　　　　1）再発性アフタ ……………………………………………… 144
　　　　2）壊死性潰瘍性口内炎 ……………………………………… 144
　　11-4　免疫異常 ………………………………………………………… 145
　　　　1）尋常性天疱瘡 ……………………………………………… 145
　　11-5　感染症 …………………………………………………………… 146
　　　　1）ウイルス感染症 …………………………………………… 146
　　　　2）真菌感染症 ………………………………………………… 146
　　　　3）細菌感染症 ………………………………………………… 147
　復習しよう！ ……………………………………………………………… 147

chapter 12　エプーリス　……………………………………………… 148
　　12-1　分類と病理組織学的特徴 …………………………………… 149
　復習しよう！ ……………………………………………………………… 150

chapter 13　口腔領域の奇形　………………………………………… 151
　　13-1　口腔・顔面の奇形 …………………………………………… 151
　　　　1）口唇裂 ……………………………………………………… 152
　　　　2）口蓋裂 ……………………………………………………… 152

3）唇顎口蓋裂 152
　　　4）顔面裂 152
　　復習しよう！ 152

chapter 14 顎骨の病変 154
　14-1　骨髄炎と骨膜炎 154
　14-2　歯性上顎洞炎 155
　復習しよう！ 156

chapter 15 口腔領域の囊胞 157
　15-1　歯原性囊胞 158
　　1）歯根囊胞 158
　　2）含歯性囊胞 159
　　3）原始性囊胞 160
　15-2　非歯原性囊胞 160
　　1）術後性上顎囊胞（顎骨内） 161
　　2）粘液囊胞（軟組織内） 161
　　3）類皮囊胞，類表皮囊胞（軟組織内） 162
　　4）その他の軟組織の非歯原性囊胞 163
　　5）顎骨内の偽囊胞 164
　復習しよう！ 164

chapter 16 歯原性腫瘍 165
　16-1　エナメル上皮腫 165
　16-2　歯牙腫 166
　16-3　その他 167
　　1）腺腫様歯原性腫瘍 167
　　2）角化囊胞性歯原性腫瘍 169
　　3）石灰化上皮性歯原性腫瘍 170
　　4）転移性（悪性）エナメル上皮腫，エナメル上皮癌 170
　復習しよう！ 170

chapter 17 非歯原性腫瘍 171
　17-1　良性腫瘍 171
　　1）良性上皮性腫瘍 171
　　2）良性非上皮性腫瘍 172

17-2 前癌病変 ... 174
1）前癌病変 ... 174
2）上皮内癌 ... 174
17-3 悪性腫瘍 ... 174
1）悪性上皮性腫瘍（癌腫） ... 174
2）悪性非上皮性腫瘍（肉腫） ... 175
3）特殊な腫瘍 ... 175

復習しよう！ ... 175

chapter 18 唾液腺の疾患 ... 176

18-1 退行性および進行性病変 ... 176
18-2 唾石症 ... 177
18-3 唾液腺炎 ... 177
18-4 唾液腺の囊胞 ... 179
18-5 シェーグレン症候群 ... 179
18-6 口腔乾燥症（ドライマウス） ... 180
18-7 唾液腺腫瘍 ... 180
1）多形腺腫 ... 180

復習しよう！ ... 181

索引 ... 182

＜執筆分担＞

Part I		Part II	
1	田中昭男	1	富永和也／田中昭男
2	西川哲成／田中昭男	2, 3	落合隆永／長谷川博雅
3	長谷川博雅	4	中野敬介／長谷川博雅
4	谷口邦久	5, 6	谷口邦久
5	久保勝俊／前田初彦	7, 8	前田初彦
6	和唐雅博／田中昭男	9	国分麻佑／益野一哉／田中昭男
7	中野敬介／長谷川博雅	10, 11	落合隆永／長谷川博雅
8	谷口邦久	12	中野敬介／長谷川博雅
9	久保勝俊／前田初彦	13, 14	谷口邦久
		15〜18	前田初彦

Part I
病理学

chapter 1　病理学概論

学習目標
- □病理学・口腔病理学について説明できる．
- □人体病理学について説明できる．
- □実験病理学について説明できる．
- □生検について説明できる．

1-1　病理学とは

　病理学は「病気」の「理論」を明らかにする「学問（科学）」である．病気の理論を明らかにし，理論を応用して治療や予防につなげる．治療や予防を行ううえでの根拠を明確にすることによってどのように治療し，どのように予防するか，すなわち理論の実践への移行を円滑にし，納得のいく医療につなげられる．

　病気を知るには，まず健康とは何かを知らなければならない．健康とは生理的な状態である．生理的な状態を知るには解剖学，組織学，生理学，生化学などの知識をもとに健康な状態の細胞，組織，臓器，器官の構造や形態，機能を知る必要がある．この健康な状態から逸脱した状態が病気である．健康な状態を逸脱させる原因（病因）は何か，どのようにして逸脱するのか（発症機序），その結果どうなるのか（発症），発症のあとはどのようになるのか（転帰），治るのか（治癒），治った後，どのように落ち着くのか（予後）などを形態と機能の両面から明らかにして病気の治療や予防へとつなげていくことになる．

　病理学にはヒトを対象とする人体病理学と，動物などを用いて病気の原因や発症などを研究する実験病理学に分けられる．

1）人体病理学

　人体病理学は罹患したヒトの病変を肉眼的そして組織学的に調べ，病気の原因を追究し，病理診断を行う．診断を下すためには歯科医師は視診，触診，打診，温度診，エックス線写真検査，生化学検査などで情報を収集することが必要である．これらだけでなく，病理学的検査も必要になる．病理検査の方法としては「病理解剖（剖検）」，「組織診」，「細胞診」がある．病理解剖は病死のヒトを，家族の同意のもとに遺体を解剖し，直接の死因や変化を全身的に明らかにし，病気の詳細を解明することにある．組織診は，患者の臓器，組織の病変部の一部を切除し，標本を作製して，顕微鏡で観察して確定診断を付けることになる．このような操作を生検（バイオ

病気の解明プロセス
病因
↓
発症機序
↓
発症
↓
転帰／治癒
↓
予後

プシー)という．細胞診は組織診と異なり，組織の切除は不要であるので，侵襲はなく，患者の負担はほとんどない．細胞診では組織の表面の擦過や深部の場合は吸引によって細胞を採取して標本を作製して顕微鏡で観察するので，スクリーニングに適している．

2) 実験病理学

実験病理学では，動物や培養細胞を用いて *in vivo* や *in vitro* で病気についてさらに一層詳細に解明し病気の原因や発症機序，転帰などを明確にして病気の本態を究明し，治療および予防に役立てる．ヒトに生じる病気の経時的変化を明らかにできるので，診断，治療に有益な情報を得ることができる．

病は太古の昔から存在し，日本でも平安時代末期～鎌倉時代初期に作成された絵巻物である「病草紙」の中に種々の病気が記載されている．その中には医科のみならず，歯科に関係する疾患も記述されている．近代病理学は，1858年にウィルヒョウが著わした「細胞病理学」に示されている細胞や組織の形態的変化に基づいて近年の医学が発展してきた．病変の観察は肉眼のみならず，細胞の変化を光学顕微鏡や電子顕微鏡で観察した知識の蓄積に加えて生化学的変化を把握し病気の原因や変化を多方面から探って病気の本態を明らかにしている．

3) 総論と各論

病理学は総論と各論から構成され，各論としては口腔病理学を学習する．疾病は多種多様であるが，それらをいくつかのグループに分けることができる．それが6大病変といわれるものである．6大病変として
①物質代謝障害に基づく細胞・組織の障害
②細胞の増殖と修復
③循環障害
④炎症
⑤腫瘍
⑥先天異常
がある．

これらの基本的な病理学的変化を学び，それらがどのように口腔領域の病変に現れるかを理解し，口腔病変の原因，発症機序，予後を説明できることが口腔病理学の学習目標である．

病理学・口腔病理学を学ぶことにより患者の状態が，「今どのようになっているのか」，「どのような治療が必要なのか」を知ることができる．したがって，病理学・口腔病理学を学習することは治療方法を学ぶ臨床系歯科医学や歯科医療の理解に大いに役立ち，患者へのインフォームドコンセントもスムーズにできるようになる．

スクリーニング
疾患の早期発見を行うふるいわけ

in vivo
生体内で

in vitro
試験管内(人工的環境内)で

chapter 2 病因論

学習目標
- □ 病気の原因について分類できる．
- □ 病気の原因について説明できる．
- □ 内因について説明できる．
- □ 外因について説明できる．
- □ 主因・副因について説明できる．

　病気の原因を病因という．病気を理解するうえで病因を明らかにすることは重要である．一般に病因には生体の内部に存在する内因と，体外に存在する外因に分けられる．内因には素因，遺伝，免疫，内分泌異常などが含まれ，外因は環境的要因で物理的因子，化学的因子，生物(微生物，寄生虫)的因子そして栄養障害が含まれる(表 2-1)．

　病気は複数の病因が関与して病気が成立することが多い．病気の成立にもっとも大きく作用した病因を主因，主因を助長する病因を副因という．発症する前に病気を誘導するものを誘因ということがある．実際の病気は種々の外因が作用しても発症する場合と，しない場合がある．たとえばインフルエンザの主因はウイルスであるが，その発症には遺伝的素因や免疫などの内因が関与する．このように主因と副因の条件が重なったとき発症する(図 2-1)．

素因
病気にかかりやすい素質

表 2-1　内因と外因

内因	外因
素因(年齢，性，人種，臓器)	物理的因子(機械的，温度，放射線，気圧，光)
遺伝(遺伝子の異常，染色体の異常)	化学的因子(酸，アルカリ，毒物)
免疫(免疫能低下，アレルギー)	生物的因子(微生物；ウイルス，細菌，真菌)(寄生虫)
内分泌異常(ホルモン異常)	栄養障害(ビタミン，ミネラル欠乏)

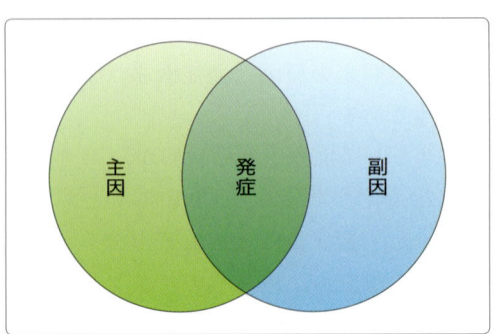

図 2-1　主因と副因の関係

2-1　内因

1）一般的素因

病気に対する抵抗が低下し，疾患にかかりやすい生体内部の状態を素因という．素因はヒトに共通してみられる一般的素因と，個人にみられる個人的素因（体質）がある．

（1）年齢素因

病気にかかりやすい年齢層がある．これを好発年齢ともいう．奇形や先天異常は新生児に，また麻疹や水痘などの感染症は乳幼児に多い．高血圧，動脈硬化症，糖尿病，癌などの生活習慣病や骨粗鬆症，アルツハイマー病は壮年期以降に多い．

（2）性素因

女性と男性では罹患しやすい疾患が異なることがある．女性では全身性エリテマトーデスやシェーグレン症候群などの自己免疫疾患が，また鉄欠乏性貧血，閉経後の骨粗鬆症，乳癌が多い．男性では高血圧，動脈硬化症，心筋梗塞などの心臓血管系の疾患，肺癌や食道癌が多い．

（3）人種素因

人種は遺伝的背景や生活様式や気候が近似することが多く，かかりやすい疾患がある．悪性腫瘍では日本人は胃癌が多く，欧米人では大腸癌，乳癌そして紫外線による皮膚癌が多い．しかし，食習慣の欧米化によって日本人にも大腸癌が増加している．

（4）臓器素因

病気によって発生しやすい臓器がある．これを好発部位ともいう．腸チフスは小腸に，赤痢は大腸に，また結核は肺に発症しやすい．また，ウイルスには組織親和性があるため生息しやすい臓器があり，インフルエンザは呼吸器に，麻疹やヘルペスは皮膚や粘膜に多く発症する．

2）個人的素因

一般の人には病気を起こさないような刺激でも，病的変化を起こすことがある．これを特異体質ともいう．アレルギー体質，滲出性体質，精神病体質などがあり，遺伝的な先天的素因の関与が考えられている．

3）遺伝

遺伝の異常が原因で発症する疾患がある．個人的素因は遺伝による影響が大きい．遺伝性疾患は染色体の異常と遺伝子の異常があり，先天異常が認められる．また，癌原遺伝子や癌抑制遺伝子があり，これらの異常は悪性腫瘍を引き起こす．

4）免疫

生体外部から侵入してくる病原微生物に対し，生体は免疫で抵抗する．

アルツハイマー病
βアミロイドタンパクと呼ばれる異常なタンパク質が脳全般に蓄積するために，脳の神経細胞が変性・脱落する病気で老人性認知症の一つ．

自己免疫疾患
免疫系が，自分自身の正常な細胞や組織に対して過剰に反応し攻撃を加える結果，障害が現れる疾患

組織親和性
ウイルスが細胞内に入るためには，細胞膜に存在する受容体に結合する必要がある．各ウイルスと結合する受容体が存在する細胞はそれぞれ異なる．ウイルスと細胞の受容体との相性が組織親和性である．

表 2-2　内分泌異常

	ホルモン(臓器)	機能	病名	症状
1	サイロキシン(甲状腺)	亢進 低下	バセドウ病(グレーブス病) クレチン病	眼球突出，活発 粘液水腫，活動低下
2	コルチゾン(副腎皮質)	亢進 低下	クッシング症候群 アジソン病	満月様顔貌，高血圧 色素沈着症，脱力
3	インスリン[膵臓，ランゲルハンス島 B(β)細胞]	低下	Ⅰ型糖尿病	高血糖，動脈硬化 網膜症，腎障害

しかし，この免疫が過剰に働き生体に不利に作用した場合アレルギーとなる．この免疫機能の低下は感染症や腫瘍を，機能の異常は自己免疫疾患を誘発する．

5）内分泌異常

内分泌腺はホルモンを分泌し，血液を介して標的臓器に働きかける．内分泌腺の機能の亢進や低下よっても疾患は誘発される(表 2-2)．

2-2　外因

1）物理的因子

（1）機械的損傷

皮膚では切創や挫創，挫傷そして圧迫による褥瘡がある．骨や関節では骨折，脱臼および捻挫がある

（2）温度

高温障害による熱傷(やけど)があり，Ⅰ度は紅斑，Ⅱ度は水疱形成，Ⅲ度は潰瘍や壊死，そしてⅣ度は炭化が認められる．また，低温障害によるしもやけや凍傷がある．

（3）光線

光線(電磁波)の中でも紫外線は色素沈着症や皮膚癌を誘発する．

（4）放射線

放射線による悪性腫瘍として白血病や甲状腺癌が知られている．

（5）気圧

気圧の変動によって誘発される．深海中の潜水夫が急激に浮上すると血液中に窒素の気泡が生じ，これが血管を閉塞して塞栓が起こる潜函病がある．また，標高の高い山の登山では気圧の低下による高山病が起こる．

2）化学的因子

（1）腐蝕毒

腐蝕薬が組織に接触すると潰瘍や壊死を起こす．酸(硫酸，硝酸，塩酸)やアルカリ(塩基；水酸化ナトリウム，水酸化カリウム)によって炎症が起き

満月様顔貌
副腎皮質ホルモンの過剰により脂肪沈着が増加し，顔が満月様になったもの．

褥瘡
とこずれともいい，長時間の圧迫により組織に循環障害が起こり，壊死となった状態

腐蝕薬
皮膚組織のタンパク質と反応して凝固・酸化・溶解することで組織の破壊・壊死を起こす薬剤

るほか，酸は骨や歯を溶かし，アルカリはタンパクなどの有機質を溶かす．

（2）中毒

毒物が体内に入ると臓器に機能障害を起こす．たとえば，ふぐ毒，蛇毒，蜂毒そしてキノコ毒などがある．

（3）気体

一酸化炭素や青酸ガスを吸うことによって死に至ることがある．

（4）公害

化学物質によって広い地域に疾患を誘発する．大気汚染では窒素酸化物や硫黄酸化物によってスモッグが生じ喘息を誘発する（四日市喘息）．また，石綿（アスベスト）によって肺癌の一つである悪性中皮腫の発生率が，そしてフロンガスによってオゾン層が破壊され，紫外線が増加することにより皮膚癌の発生率が高くなることが知られている．

水質汚染では有機水銀中毒によって神経障害が誘発される水俣病や，カドミウムによる骨軟化症病的骨折が生じるイタイイタイ病が有名である．

（5）医原病

医療行為によって引き起こされる疾患を医原病という．妊娠中にサリドマイド（睡眠薬）を服用することによって，胎児の四肢が未発達となるアザラシ肢症や，抗腸内細菌薬であるキノホルムを長期間服用することによって亜急性脊髄視神経障害が生じるスモン病が知られている．

3）生物（微生物，寄生虫）的因子

体内に病原微生物が侵入し，増殖することを感染，さらに症状が現れることを感染症という．抵抗力が減弱することによって健常者では感染しない常在菌で感染する場合を日和見感染という．例として AIDS の際のカンジダ症がある．また，細菌による感染症で抗菌薬の長期投与により細菌叢

四日市喘息
三重県四日市市で操業した石油コンビナートからの排ガス中の亜硝酸ガスによって生じた喘息

水俣病
熊本県水俣市で発生した中枢神経疾患で，メチル水銀は工場の廃液中に含まれていた．

イタイイタイ病
富山県神通川流域の住民にみられた全身の痛みを主訴とする疾患で，鉱業所の排水中に含まれていたカドミウムによる慢性中毒

表2-3 感染症

病原性微生物	疾患名
ウイルス	インフルエンザ，麻疹（はしか），風疹（三日ばしか），ヘルペス（単純疱疹），帯状疱疹（水痘），流行性耳下腺炎（おたふくかぜ）ウイルス肝炎（A型，B型，C型），AIDS（後天性免疫不全症候群）
リケッチア	恙虫（ツツガムシ）病，発疹チフス
クラミジア	トラコーマ（眼病），オウム病
細菌	結核症，化膿性炎
スピロヘータ	梅毒
真菌（カビ）	カンジダ症（粘膜）
原虫	アメーバ赤痢，マラリア，トキソプラズマ
動物寄生体（寄生虫）	回虫，アニサキス，日本住血吸虫

表 2-4 ビタミン欠乏症

ビタミン	ビタミン欠乏症
ビタミン A	夜盲症, エナメル質形成不全
ビタミン B₁	脚気(神経障害)
ビタミン B₂	口内炎, 舌炎, 皮膚炎
ニコチン酸	ペラグラ(皮膚炎, 下痢)
ビタミン B₁₂	悪性貧血
ビタミン C	壊血病, 象牙質形成不全
ビタミン D	くる病(小児), 骨軟化症(成人), エナメル質石灰化不全, 象牙質石灰化不全
ビタミン K	血液凝固不全

が変化し, 薬剤に抵抗性のある病原性の低い常在菌が増える. これを菌交代現象という. 例として抗菌薬投与によるカンジダ症(真菌症)や, メチシリン(抗生物質)に耐性を示す菌による院内感染である MRSA が知られている. 近年, 多剤耐性菌が問題になっている. 生物的因子としてウイルスやリケッチア, クラミジア, 細菌, そしてスピロヘータ, 真菌や原虫など病原微生物のほか動物寄生体(寄生虫)がある(表 2-3).

多剤耐性菌
複数の薬剤に対して同時に耐性を持っている細菌で, アシネトバクターや緑膿菌が知られている.

4) 栄養障害

(1) ビタミン欠乏症

ビタミンは水溶性(ビタミン B 群, C)と脂溶性(ビタミン A, D, E, K)に分けられる. 水溶性ビタミンはあまり体内に貯蔵されないため, つねに摂取する必要がある. 脂溶性ビタミンは体内(肝)に貯蔵されるが飢餓状態や胆道疾患および肝疾患の際に欠乏症となる(表 2-4).

(2) ミネラル欠乏症

鉄の不足は鉄欠乏性貧血を起こす. また, カルシウムが原因でくる病や骨軟化症が起こるが, ビタミン D の欠乏も同様の疾患が発症する.

(3) 水分の欠乏症

体内の水分の欠乏は, 摂取が困難なとき, 過剰な発汗, そして下痢などによって引き起こされ, 脱水症となる.

復習しよう!

1 病気の内因はどれか.
a 生物的因子
b 化学的因子
c 物理的因子
d 遺伝的因子

2 壊血病の原因はどれか.
a カドミウム中毒
b サリドマイド
c ビタミン C 欠乏
d スピロヘータ

3 ウイルス感染症はどれか.
a 梅毒
b 結核症
c カンジダ症
d 流行性耳下腺炎

<解答>
1 : d
2 : c
3 : d

chapter 3 先天異常

学習目標
- □ 遺伝の仕組みを説明できる．
- □ ヒトの染色体について説明できる．
- □ 常染色体上の遺伝子異常で発生する疾患を説明できる．
- □ X染色体上の遺伝子異常で発生する疾患を説明できる．
- □ 常染色体異常で発生する疾患を説明できる．
- □ 性染色体異常で発生する疾患を説明できる．

＜先天異常の概説＞

　先天異常は生まれつきみられる身体的異常や機能異常で，遺伝的要因（内因）と環境要因（外因）で起こる．遺伝子の異常によるものには血友病，フェニールケトン尿症などの代謝異常，色覚異常症（赤緑色覚異常）がある．また染色体の異常によるものには，常染色体異常のダウン症候群，性染色体異常のターナー症候群やクラインフェルター症候群などがある．

　奇形の多くは放射線，薬剤，ウイルス，栄養障害などで起こり，局所に発生する単体奇形や一卵性双生児で起こる結合体（二重体）がある．口腔領域でも歯の形態異常や口唇口蓋裂などが発生する．

3-1 遺伝

1) 遺伝子

　遺伝子は核酸の特異的な配列で構成されている．細胞の核内では，デオキシリボ核酸（DNA）がヒストンなどのタンパク質と結合してクロマチンとして存在する．DNAはアデニン（A），チミン（T），グアニン（G），シトシン（C）の4種類の塩基が結合したヌクレオチドの鎖で，A，T，G，Cの3個1組をコドンといい，アミノ酸の種類を表す．タンパク質はアミノ酸の配列からなるので，DNAはタンパク質の設計図といえる．細胞内でタンパク質がつくられるときにDNAがリボ核酸（RNA）に置き換えられることを転写という．RNAはチミン（T）ではなくウラシル（U）を含むA，U，G，Cの組合せからタンパク質が合成されるが，これを翻訳という．

　生体内の糖や脂質の代謝は，タンパク質である酵素の触媒によって行われる．細胞の機能を制御する受容体，サイトカイン，ホルモンの多くもタンパク質である．諸臓器の発生や発育もサイトカインやホルモンの作用で調節される．

2) 染色体

　染色体は細胞の核内にあり，分裂期には核内に糸状の物質として出現す

先天異常
出生時にみられる形態異常や機能異常

奇形
胎児の発育中に起こる身体や臓器の肉眼的異常

核酸（DNA・RNA）
塩基，糖，リン酸からなるヌクレオチド

ヌクレオチド
塩基と糖の化合物であるヌクレオシドにリン酸基が結合した化合物

アミノ酸
タンパク質を構成する有機化合物

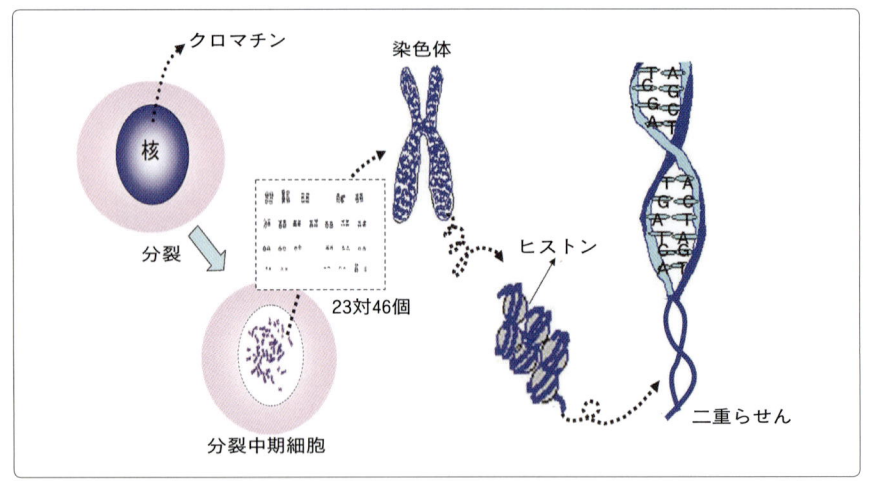

図3-1　染色体
細胞核内にクロマチンと呼ばれるDNAの二重らせんとヒストンタンパク質が結合した物質があり，細胞分裂の中期になると23対の染色体をつくる．

る．染色体は2本のらせん状のDNA鎖がタンパク質の芯(ヒストン)に巻かれており，染色体の数，形，大きさは生物の種によって異なる．ヒトの染色体数は46個ある．そのうち22対44個は常染色体で，2個は性染色体である．常染色体は大きいものから順に1から22の番号で呼ばれ，父親と母親から1本ずつ受け継ぐ．染色体は相同染色体といわれ，1対の遺伝子である．性染色体はXとYで，女性はXX，男性はXYからなる(図3-1)．

3）遺伝の基本様式

1対の染色体上に遺伝子も1対あり，2個の遺伝子は両方の親から1個ずつ受け継いだものである．血液型などの個体の特徴は表現型といわれ，1対2個の遺伝子を遺伝子型という．単一の遺伝子はメンデルの法則に従って遺伝する．対立遺伝子であるAとaの異なる特徴を伝える遺伝子がAAとAaの組合せ(遺伝子型)のときにAの特徴(表現型)が現れる優性遺伝と，aaの遺伝子型でaの特徴がみられる劣性遺伝があり，Aとaの特徴は3：1で出現する．性染色体上にある遺伝子による遺伝は，X連鎖遺伝(伴性遺伝)といわれる．遺伝子がX染色体上にあると一方が正常遺伝子のときに発症しない場合をX連鎖劣性遺伝(伴性劣性遺伝)という．

3-2　遺伝子異常による疾患

遺伝子は3個の核酸の組合せ(コドン)で情報が書かれている．一つの核酸の記入ミスがあっても組合せがずれるので，その情報であるアミノ酸配列が変わり，合成されるタンパク質の異常は酵素の異常などを招く．遺伝の様式で3種類に分けられる(図3-2)．

ヒストン
糸状の長いDNA鎖を収納するためのタンパク質

遺伝子座
遺伝情報が存在する染色体の位置

遺伝子型
同じ遺伝子座にある2個の遺伝子の組合せ

対立遺伝子
同じ遺伝子座にある異なる情報

コドン
アミノ酸と対応する3個の塩基の組合せ(例：RNAの「UUU」はフェニルアラニン)

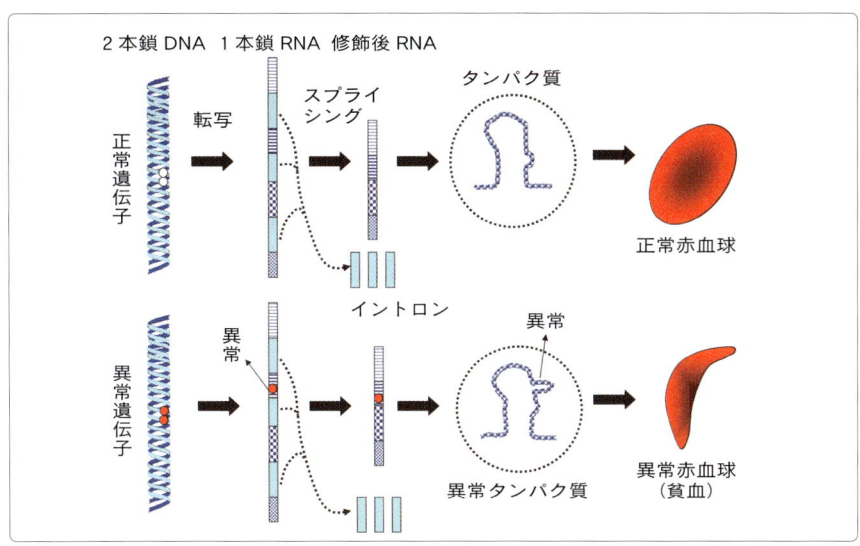

図3-2 遺伝子発現と疾患
DNAからRNAに転写されてタンパク質が合成される．異常遺伝子から合成される異常なタンパク質は病気の原因になる（例：鎌状赤血球）．

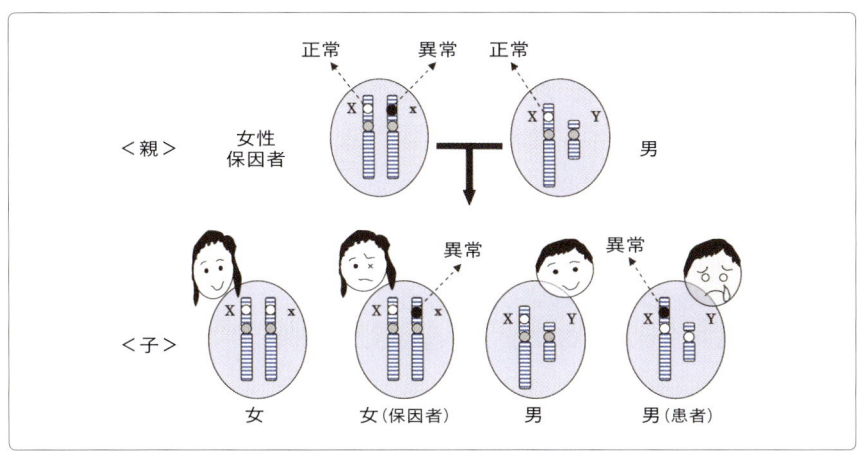

図3-3 X連鎖劣性遺伝（伴性劣性遺伝）
母親が保因者の例：原因遺伝子がX染色体にあるので男性だけに発症する．

1）常染色体優性遺伝病

常染色体上にある遺伝子の優性遺伝に基づく疾患で，片方の親が保因者であれば50％が発症する危険がある．神経線維腫症，家族性大腸腺腫症（大腸ポリポージス），四肢が細長くクモ状の指を持つマルファン症候群などがある．

2）常染色体劣性遺伝病

常染色体上にある遺伝子の劣性遺伝に基づく疾患で，そのほとんどは酵

イントロン
遺伝情報を伝えない無意味な核酸配列で翻訳前に除去（スプライシング）される．

エクソン
遺伝情報を伝える核酸配列

神経線維腫症
フォン・レックリングハウゼン病．多発性神経線維腫とメラニン色素沈着（カフェオレ斑）を示す．

素が欠如するために生ずる先天性代謝異常で，フェニールケトン尿症や糖原病がある．

3）X連鎖遺伝病（伴性遺伝病）

X染色体上に存在する遺伝子の異常で起こる疾患で，劣性遺伝の場合，患者は男性に限られ，女性は保因者となる．この異常には血友病や色覚異常（先天性赤緑色覚異常）がある（図3-3）．優性遺伝の場合，一般に男性患者は重症である．

3-3 染色体異常による疾患

染色体の数や構造の異常によって起こる疾患で，数の異常や染色体の一部が少ない（欠失）あるいは多い（重複）などさまざまな異常によって起こる．

1）常染色体異常

常染色体の異常で，ダウン症候群は21番目の染色体の数が1個多く3個あり，発育障害，知能障害，扁平な顔貌などの異常を示す（図3-4）．

2）性染色体異常

X染色体が1個しかないターナー症候群（45，X）やX染色体が多いクラインフェルター症候群（47，XXY）がある．前者は外見が女性で卵巣は痕跡的，後者は外見が男性で睾丸の発育不全がある．

3-4 奇形

奇形は先天異常の中で肉眼的な外形の異常や臓器の異常がみられる疾患である．遺伝的要因で口蓋裂（図3-5）や血管奇形などが起こるが，臓器

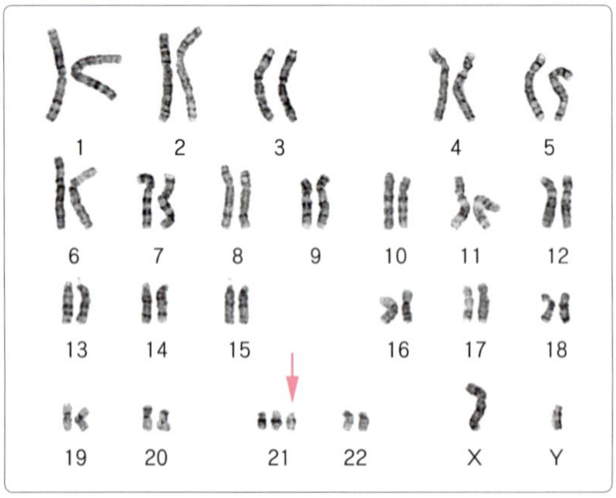

フェニールケトン尿症
アミノ酸の一種のフェニルアラニンの代謝酵素の異常

血友病
凝固因子欠乏によって起こる出血性素因

21-トリソミー
21番目の染色体が3個ある異常

図3-4 ダウン症候群
21番染色体が3個ある（矢印）．

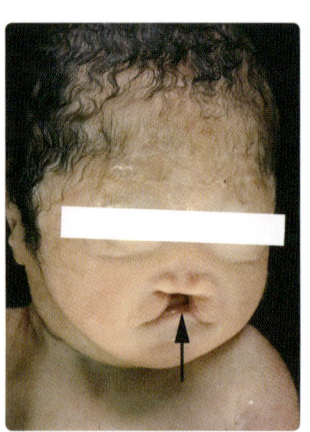

図3-5 唇顎口蓋裂
無脳症に合併した上顎正中部の破裂（矢印）

の発育段階に環境因子の影響で起こる奇形も多い．物理的原因では放射線の被曝が問題になる．化学的原因にはサリドマイドなどの薬剤やアルコール，生物学的原因には風疹ウイルスやサイトメガロウイルスなどがある．

臓器の発育不良には無形成，形成不全，低形成などがある．また胎児期の構造が出世後にも残る動脈管開存症などの遺残や口唇裂や口蓋裂などの癒合不全がある．過剰な発育には多指症のように臓器の大きさや数が増加する異常や心臓の位置が反対側に存在する位置の異常などもある．

奇形は個体の一部に発生する単体奇形と一卵性双生児の間で発生する結合体(二重体)に大別される．単体奇形は多数あり，口腔の歯の奇形，口唇口蓋裂などの裂奇形など(⇒Ⅱのchapter13「口腔領域の奇形」を参照)から無脳症などのような重症例などさまざまある．結合体も頭部だけが結合したものや胸だけが結合するものなど，多様な異常がある．

サリドマイド薬害
1960年代に多発した薬害事件，催眠鎮静剤である本剤で四肢の短小（アザラシ肢症）などが発生

風疹ウイルス
顔面に紅斑などを起こすウイルスで胎児感染は心奇形などの原因になる．

動脈管開存症
胎児期の肺動脈と大動脈をつなぐ管が出世後も残存する心奇形

復習しよう！

1 DNAで構成されるのはどれか．
a 小胞体
b 染色体
c ゴルジ体
d ミトコンドリア

2 DNAの遺伝情報から合成されるのはどれか．
a 脂肪
b タンパク質
c グリコーゲン
d ハイドロキシアパタイト

3 常染色体が多いのはどれか．
a ダウン症候群
b ターナー症候群
c シェーグレン症候群
d クラインフェルター症候群

<解答>
1：b
2：b
3：a

chapter 4 循環障害

学習目標
- □ 高血圧と低血圧症について説明できる．
- □ ショックについて分類できる．
- □ 充血とうっ血について説明できる．
- □ 局所貧血(虚血)について説明できる．
- □ 出血について分類できる．
- □ 血栓症と血栓の発生原因について説明できる．
- □ 塞栓症と梗塞について説明できる．
- □ 水腫(浮腫)について説明できる

＜循環障害の概説＞

ヒトの体には血液およびリンパ液が循環しており，そのための脈管系が発達している．脈管系は血管系とリンパ系に大別される．血液循環系には大循環として心(左心室)→大動脈→全身(微小循環)→大静脈→心(右心房)があり，肺循環(小循環)として心(右心室)→肺(微小循環)→心(左心房)および門脈循環(腸・胃・膵・脾などの腹部内臓の静脈→肝)などがある．微小循環は末梢の細動脈〜毛細血管〜細静脈の循環をいう．

リンパ系はリンパ管とリンパ節からなり，リンパ管は毛細リンパ管から始まり多くのリンパ節を経由してリンパ本幹になり，最終的には左右の静脈角で静脈に連絡する．

4-1 全身の循環障害

1) 高血圧症

大循環系における動脈血圧が高い状態を高血圧症という．最大血圧(収縮期血圧)と最小血圧(拡張期血圧)によって正常血圧や高血圧症を分けており，そのガイドラインが示されている(表4-1)．

収縮期高血圧は収縮期血圧に従ってグレード(1, 2, 3)に分ける．

高血圧症は，原因不明の本態性高血圧症(90％以上)と，原因の明らかな症候性(二次性)高血圧症に大別される．本態性高血圧症は中年期以降に発

全血液量
体重の約1/12〜1/13といわれる．

血液の機能
酸素(O_2)と炭酸ガス(CO_2)の運搬，栄養素，ホルモン，ビタミンなどの運搬，代謝産物の排泄，防御・免疫作用など．

リンパ系
栄養分やホルモンの運搬，老廃物の排泄のほか，炎症の広がりや悪性腫瘍の転移などに関係する．

表4-1 血圧レベルの定義と分類 (ESH-ESC 2007ガイドライン)

分類	収縮期血圧(mmHg)	条件	拡張期血圧(mmHg)
至適血圧	<120	かつ	<80
正常血圧	120-129	かつ／または	80-84
正常高値血圧	130-139	かつ／または	85-89
グレード1高血圧	140-159	かつ／または	90-99
グレード2高血圧	160-179	かつ／または	100-109
グレード3高血圧	≧180	かつ／または	≧110
収縮期高血圧	≧140	かつ	<90

症する良性高血圧症と，比較的若年期に発症し，予後が悪い悪性高血圧症に分類される．症候性(二次性)高血圧症は腎性高血圧症や内分泌性高血圧症がある．

　高血圧症により動脈硬化症や心肥大が引き起こされる．また高血圧によって血管壁の内皮細胞が傷害されると，やがて内膜の硝子変性や脂質の沈着，内膜の肥厚さらに石灰沈着を起こし動脈硬化症となる．

　腎性高血圧症では腎動脈硬化症や慢性糸球体腎炎などが原因で症候性(二次性)高血圧症となる．腎糸球体の血流量の調整作用を持つレニンが傍糸球体装置から分泌されると，アンギオテンシン，アルドステロンといったホルモンが放出され血圧が上昇する(レニン-アンギオテンシン系の亢進)．

2）低血圧症

　低血圧症とは，一般に収縮期血圧が100mmHg未満をいう．無症状や立ちくらみ，めまい，失神，倦怠感などの症状を伴うことがある．原因が明らかでない本態性低血圧症と原因が明らかな症候性(二次性)低血圧症に分類される．症候性(二次性)低血圧症は循環血液量の減少，重症感染症に伴う敗血症ショック，薬物中毒などによる急性低血圧症と，自律神経障害や内分泌障害などにみられる慢性低血圧症がある．

3）ショック

　血圧低下や末梢組織に有効な循環血流量の減少により細胞・組織が低酸素状態となり生理的機能が障害された状態をいう．一次性ショックと二次性ショックに大別される．

　一次性ショックは，副交感神経反射により末梢血管が拡張し，それに伴う血圧低下により有効循環血液量の減少が生じ，脳貧血，徐脈，失神などが起こるもので，外傷，激痛，激情(精神的緊張)などの直後にみられる．二次性ショックは，出血性ショック，心原性ショック，アナフィラキシーショック，細菌性ショックなどがある．血漿の喪失，有効循環血液量の減少，心拍出量の減少に基づいており，一定の潜伏期間をおいて発現する．

4-2　局所の循環障害

1）循環血液量障害

(1)充血

　生体局所の組織，臓器において，循環する動脈血が増加した状態を充血という．局所の細動脈や毛細血管が拡張し，酸素に富む動脈血が増えるため，局所は鮮紅色(発赤)を呈し，局所組織の灼熱感(発熱)を呈し，容積も増加する．

　充血は種々の原因で起こり，運動時の骨格筋や食後の消化管など組織・臓器の機能が亢進しているときに起こる機能性充血や，血管収縮神経や血

内分泌性高血圧症
原発性アルドステロン症，クッシング症候群，褐色細胞腫などの内分泌疾患によって血圧上昇ホルモンの産生が促進されて発症する．

出血性ショック(外傷性ショック)
動脈瘤破裂や重篤な外傷などで，急激な大量出血によって起こる．

心原性ショック
心筋梗塞などによって急激な心拍出量の減少の結果起こる．

アナフィラキシーショック(1型アレルギー反応)
血清や薬物等の注射などの際に，生体障害性の免疫反応が生じたことによる．

細菌性ショック(エンドトキシンショック)
細菌感染による敗血症の際に起こる．菌体内毒素(エンドトキシン)が関与する．

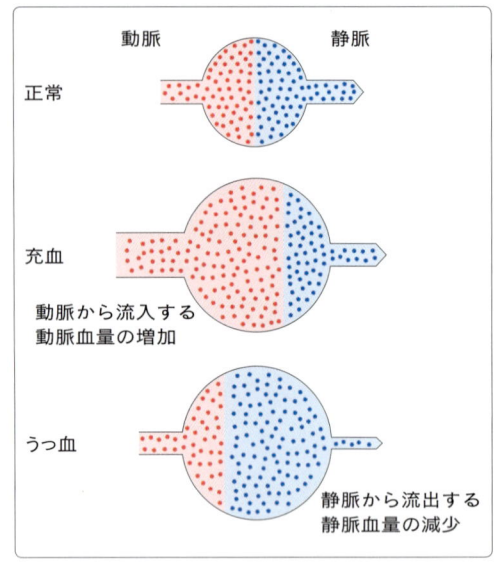

図4-1　正常，充血，うっ血

管平滑筋の麻痺（温熱，寒冷，紫外線，エックス線，マッサージなどによる）あるいは血管拡張神経の興奮（怒り，羞恥など顔の紅潮）による血管運動神経性充血，腎，肺や唾液腺などの両側性の臓器において片側を摘出した場合，残った一側に充血が生じる代償性充血および細菌感染や熱傷，外傷などで生ずる炎症性充血などがある．一般に充血により組織，臓器には機能亢進が生じる（図4-1）．

（2）うっ血

　静脈の流れが妨げられ，局所において静脈血が増加した状態をうっ血という．局所の細静脈や毛細血管は拡張し，静脈血の貯留により暗赤色ないし紫色を呈する（チアノーゼ）．局所組織の体温は低下し，容積が増加する．うっ血が長期間経過すると酸素供給が妨げられ，細胞，組織は変性や萎縮などの退行性変化を生じる．

　うっ血には静脈が周囲からの圧迫（腫瘍，血腫，腹水，妊娠子宮など）により起こる圧迫性うっ血や，静脈腔の狭窄や閉塞（血栓症，塞栓症，静脈硬化症など）によって起こる閉鎖性うっ血，血管収縮神経の麻痺，血管拡張神経の興奮など血管運動神経障害によるうっ血，心臓の障害（心不全，弁膜症）や肺の障害によって起こる心肺性うっ血などがある．

　うっ血が持続すると，毛細血管圧の上昇により血漿成分の血管外への漏出や組織液の血管内への還流障害が生じ，うっ血性水腫（浮腫）が引き起こされる．

（3）局所貧血（虚血）

　生体局所の組織，臓器において，循環血液量が減少した状態を局所貧血（虚血）という．局所貧血（虚血）では肉眼的に蒼白となり，局所組織の体温低下，容積の減少をきたす．長期的な局所貧血（虚血）により栄養障害，酸

チアノーゼ
皮膚や粘膜が青色を呈する状態をチアノーゼという．うっ血があると，血流中の還元ヘモグロビンが増加し，皮膚，口唇，爪床などが青紫色を呈する．

心不全
心不全により慢性肺うっ血が生じ，肺胞内に小出血が起こると肺胞マクロファージが赤血球を貪食する．赤血球が破壊されヘモジデリン（血色素由来の鉄を含む褐色色素）を多量に持つマクロファージが出現する．このマクロファージを心不全細胞と呼ぶ．

肝うっ血
肝小葉の中心静脈周囲は壊死と出血により赤色調を呈し，小葉辺縁には脂肪変性による黄色調を呈する．このような斑紋状の肝臓を肉荳蔲（にくずく）の実の割面に似ていることからにくずく肝と呼ぶ．

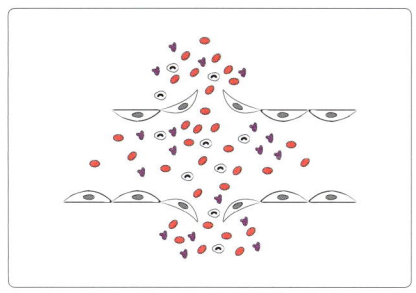
図 4-2 破綻性出血

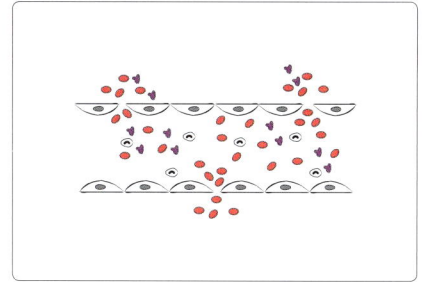
図 4-3 漏出性出血

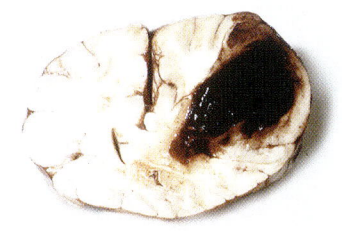
図 4-4 脳出血

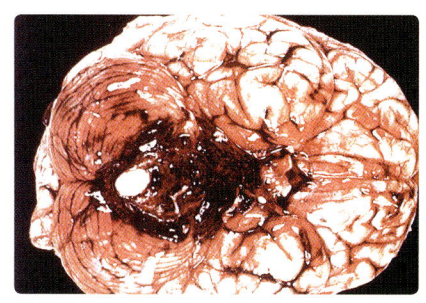
図 4-5 クモ膜下出血

素不足が生じ，組織，臓器は退行性病変を引き起こす．

　局所貧血（虚血）には動脈が圧迫（腫瘍，駆血帯など）されて起こる圧迫性貧血や，動脈腔の狭窄や閉塞（動脈硬化症，血栓症，塞栓症）によって起こる閉塞性貧血，血管収縮神経の興奮や血管攣縮（寒冷，疼痛，レイノー病など）によって起こる神経性貧血，一部に充血があると別の局所に貧血を生ずる代償性貧血（脳貧血）などがある．

（4）出血

　血液の全成分が心臓外や血管外へ流出することを出血という．出血は血管壁が破れたり，血管内皮細胞の間隙から漏れ出ることにより生じる．血管外に赤血球が出ることが出血の目安となる．

☐ 破綻性出血

　外傷，潰瘍による血管の破綻，動静脈瘤の破裂によって起こる出血をいう（図 4-2）．

☐ 漏出性出血

　血管壁に破綻がなく，血管内皮細胞の間から漏出して起こる出血をいう（図 4-3）．出血は部位によっても分類され，胃や十二指腸潰瘍からの出血で血液が口から出る場合を吐血（胃酸の影響で暗赤色コーヒー様），肺や気管支からの出血で血液が口から出る場合を喀血（鮮紅色），上部消化管からの出血で血液が肛門から出る場合を下血（黒色のネバネバした血液を混じるタール便）などがある．その他，脳出血（脳実質内），クモ膜下出血（クモ膜下腔），胸腔内出血，腹腔内出血，心嚢内出血などがある（図 4-4,5）．

貧血
単に貧血という場合は，全身において血液量が減少した状態であり，赤血球数，ヘモグロビン（血色素）量，ヘマトクリット値のいずれかが減少した状態を指す．

レイノー病
四肢末端の血管攣縮により，手足の指先へ発作性の局所性貧血（虚血）を起こす．

心タンポナーデ
心嚢内に出血し，嚢内圧が上昇して心臓の拡張が障害された状態をいう．

出血の大きさや形状により点状出血（径1～3 mm）や斑状出血（径3 mm以上），紫斑（皮下に多数の点状や斑状出血）に分類される．

＜出血性素因（出血傾向）＞

原因がとくにない，あるいは軽度の外傷で出血しやすく，その出血が容易に止まらない素質をいう．その場合は漏出性出血を生じ，点状，斑状出血をきたす．血液凝固因子の障害（血友病），血小板減少（特発性血小板減少性紫斑病）および血小板機能の障害（フォン・ヴィルブランド von-Willebrand 病），血管壁の障害（壊血病，メラー・バロウ Möller-Barlow 病）などの原因により生じる．

□血友病

血液凝固因子の第Ⅷ因子欠乏（血友病A）や第Ⅸ因子欠乏（血友病B）による先天性の出血性病変であり，伴性劣性遺伝である．ほとんどが男性に発症し，凝固時間の著明な延長がみられるが，血小板数は正常である．

□特発性血小板減少性紫斑病

血小板減少をきたす原因不明の自己免疫疾患である．血小板膜タンパクに対する自己抗体の発現により，血小板が破壊され，著しく減少する．皮膚・粘膜の紫斑（斑状出血）を主徴とし，鼻出血，歯肉出血などもみられる．

□壊血病

ビタミンC（アスコルビン酸）の欠乏により血管周囲基底膜のコラーゲン形成が障害され，漏出性出血が起こる．人工栄養の乳児にみられる壊血病はメラー・バロウ病と呼ばれる．

2）閉塞性障害

（1）血栓症

心臓や血管内において凝血塊が生じた状態を血栓症といい，形成された凝血塊を血栓という．発生原因としては①血管壁の異常（血管内皮細胞の傷害），②血流の変化（血流の遅滞・静止），③血液性状の変化（血液粘稠性の増加，赤血球増多）などがあり，血液が凝固しやすくなる．血栓は下肢の静脈，冠状動脈，脳動脈，心弁膜にできやすい．

血液凝固機序には内因性と外因性があり，第Ⅰから第XⅡの凝固因子，Ca^{2+}，リン脂質などが関わり，プロトロンビンからトロンビンが形成され，トロンビンの作用でフィブリノゲンからフィブリンが形成されて血液が凝固する（図4-6，表4-1）．

血栓には，構成成分により血小板や線維素を主体とする白色血栓と凝血塊のように赤血球，白血球，血小板および線維素が混在して形成される赤色血栓および白色血栓と赤色血栓とが混在した混合血栓が存在する．

血栓が古くなると，器質化や血流の再疎通，石灰化・硝子変性，軟化といった変化が生じる．また，血栓が剥離して血流により運ばれ，他の部位で血管を塞ぐこともある（血栓塞栓症）（図4-7，8）．

出血
出血により全血液量の1/3が失われると死亡の危険がある．大量出血では血圧低下が起こり，ショック状態に陥る．わずかな出血でも長時間持続すると貧血をきたす．脳での出血は脳を圧迫し重篤な状態に陥る．

chapter 4　循環障害

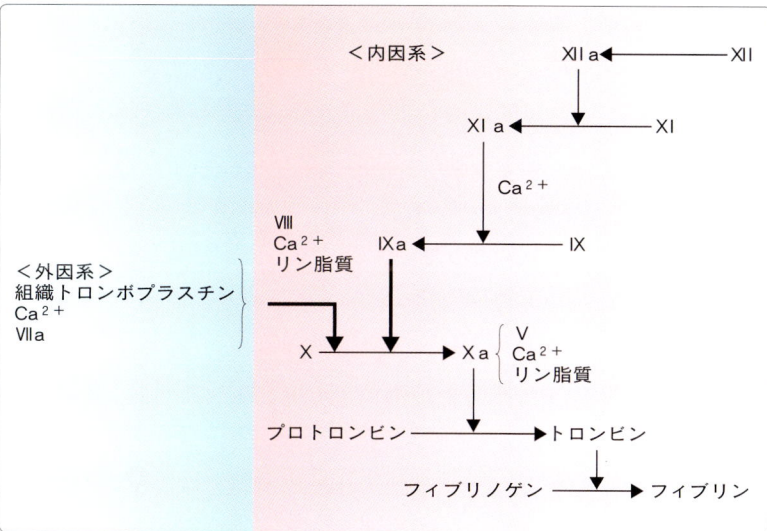

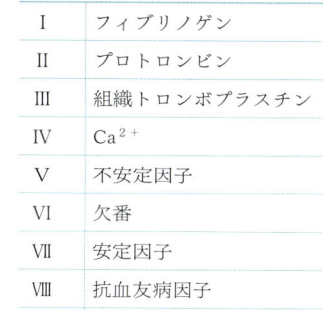

表4-1　血液凝固因子

I	フィブリノゲン
II	プロトロンビン
III	組織トロンボプラスチン
IV	Ca^{2+}
V	不安定因子
VI	欠番
VII	安定因子
VIII	抗血友病因子
IX	Christmas因子
X	Stuart因子
XI	PTA
XII	Hageman因子
XIII	フィブリン安定化因子

図4-6　血液凝固機序

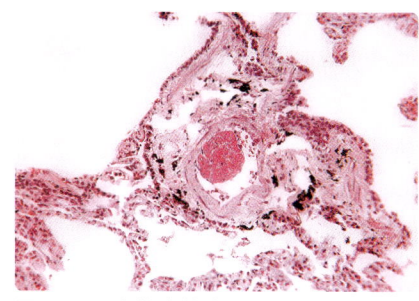

図4-7　血栓塞栓症（肺）

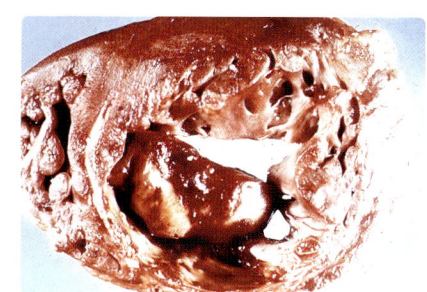

図4-8　心臓内の壁在血栓

　新鮮な血栓は線維素溶解酵素やタンパク分解酵素によって溶解，分解される．これを線維素溶解現象（線溶現象）という．

（2）塞栓症

　心臓や血管内で形成された血栓あるいは血管外から侵入した遊離物が血流によって運ばれ，末梢の血管腔を閉鎖した状態を塞栓症といい，血管を閉塞させた遊離物を塞栓（栓子）いう．塞栓（栓子）には血栓，脂肪，骨髄，気体，腫瘍細胞，細菌塊，羊水，寄生虫（卵）などがある．

　血栓塞栓症はもっとも多く，血栓が剥離して血流により運ばれ，末梢の血管を閉塞して生じる．脂肪塞栓症は骨折，外傷，手術などによって骨髄（脂肪髄）や皮下の脂肪組織が血管内（主に静脈）に侵入して末梢血管を閉塞する．塞栓症により血流障害が生じると，末梢流域に貧血（虚血）や梗塞を引き起こす（図4-9）．

　潜水夫などにみられる潜函病では気体（ガス）塞栓症を生じやすい．高圧下で長時間作業した後，急激に減圧した場合，血液中に気体（窒素ガス）が

線維素溶解現象
フィブリン，フィブリノゲンが線維素溶解酵素であるプラスミンによって溶解されること．

血栓の器質化
血栓が古くなった場合，血管壁から血栓内部に線維芽細胞や毛細血管が侵入して血栓が肉芽組織により置換されることをいう．

血流の再疎通
血栓の器質化で肉芽組織の毛細血管が増生し，この血管網を通じて血流が回復する現象

播種性血管内凝固症候群（DIC）
血液凝固機転が亢進し，全身の小血管に多発性に血栓が形成される病態であるが，血液凝固に血小板やフィブリンが大量に消費され，さらに線維素溶解現象が亢進することで出血傾向も生じる．DICは悪性腫瘍，白血病，重篤な感染症などでみられる．

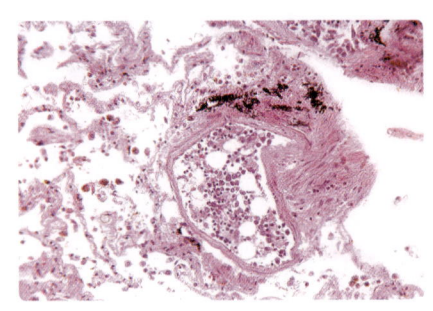

図 4-9　骨髄塞栓（肺）

生じ，血管を閉鎖する．その他，腫瘍細胞による腫瘍塞栓症や，日本住血吸虫卵や赤痢アメーバ原虫による寄生虫塞栓症や分娩時の羊水による羊水塞栓症などがある．

心臓の冠状動脈や肺動脈枝など吻合枝の少ない機能性終動脈に塞栓が生じると虚血により梗塞を引き起こす．

（3）梗塞

吻合枝を持たない終動脈に血栓や塞栓などにより血管閉塞が起きた場合，酸素や栄養の供給がなくなり末梢領域は壊死に陥る．これを梗塞という．梗塞は凝固壊死を主体とする貧血性梗塞（白色梗塞）と出血性変化を伴う出血性梗塞（赤色梗塞）に分けられる．

貧血性梗塞は腎，脾，心に多く発生し，梗塞巣の形状はくさび状（円錐状）を呈する（図 4-10）．出血性梗塞は，うっ血がある場合や血流が二重支配（肺動脈と気管支動脈など）を受けている場合にみられ，梗塞部に出血を伴う．肺や腸に多い．

梗塞部は栄養や酸素の欠乏によって凝固壊死が生じる．その後，しだいに線維性結合組織によって置換され，瘢痕化する（図 4-11, 12）．脳梗塞では主に融解壊死（液化壊死）を生じ，脳軟化症を呈する．

凝固壊死
タンパク質の凝固により固形化した状態の壊死である．貧血性梗塞のほか，横紋筋でみられる蠟様変性や結核結節に生じる乾酪壊死も凝固壊死の一種である．

融解壊死（液化壊死）
壊死した細胞や組織が分解酵素の作用によって融解し，液状化した状態である．脳軟化症や化膿性炎における膿瘍などがある．

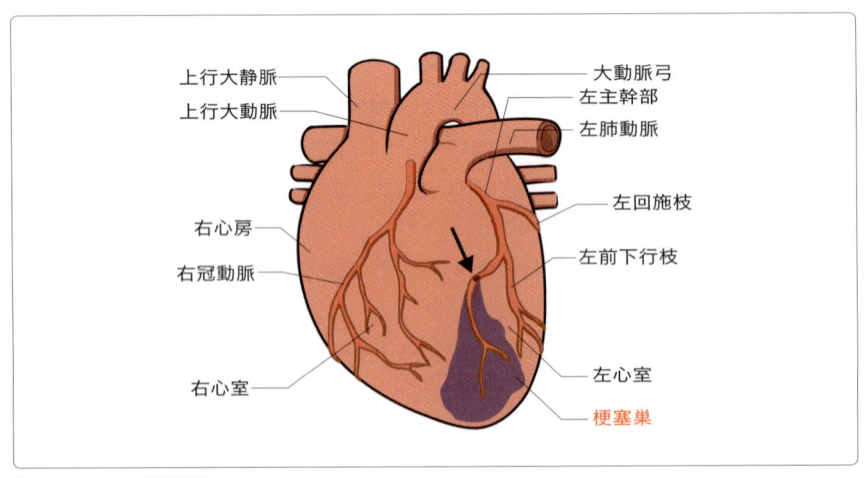

図 4-10　心筋梗塞
矢印は血管が閉塞した部位を示す（末梢領域に梗塞が起こっている）．

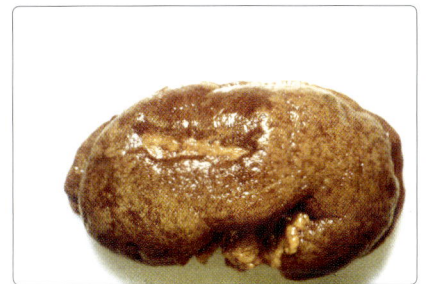
図4-11 腎の梗塞(肉眼写真)

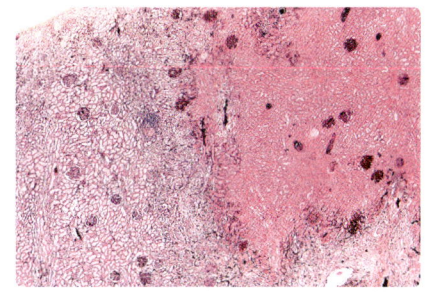
図4-12 腎の梗塞(組織写真：右側が梗塞巣)

4-3 傍側循環(側副循環)

通常の血液の流れが妨げられると，血管の吻合枝(迂回路)を通って流れるようになる．この吻合枝による新しい血流路を傍側循環(側副循環)と呼ぶ．静脈は吻合枝の発達が豊富なため，傍側循環の形成は容易である．肝硬変があると門脈の流れが障害され，3つの静脈系傍側循環路(臍傍静脈，食道静脈，直腸静脈叢を通る循環)が形成される．その結果，肝硬変の合併症として腹壁静脈の拡張(メズサの頭)，食道静脈瘤，痔などが生じる．

4-4 水腫(浮腫)

水腫(浮腫)は細胞内や組織間隙あるいは体腔内に組織液が過剰に貯留した状態をいう．水腫(浮腫)は皮下組織に起こりやすく，むくみを生じ，指で圧迫すると圧痕ができる．体腔内に組織液が貯留した状態を腔水症といい，腹水(腹腔)，胸水(胸腔)，関節水(関節腔)などがみられる．

＜水腫の原因＞
①毛細血管圧の上昇：うっ血性変化により生じ，血液の液体成分が血管外に漏出し，また，組織液が血管内に環流しにくい．
②毛細血管透過性の亢進：炎症などにより生じ，血液の液体成分が血管外に滲出する．
③血漿膠質浸透圧の低下：飢餓，腎臓疾患での低タンパク血症，低アルブミン血漿などにより生じ，血液の液体成分が血管外に漏出しやすく，また，組織液が血管内に環流しにくい．
④リンパ管の閉塞や狭窄：リンパ管の圧迫，悪性腫瘍手術におけるリンパ節摘出，フィラリア症などにより生じ，組織液がリンパ管に入り環流しにくい．

水腫が長期間持続すると実質細胞の圧迫，酸素不足のために変性，萎縮を生じ，やがて結合組織の増加(線維化)による硬化や肥厚が起こる．

その他，NaClの過剰な貯留，アルドステロンによるNaと水分の再吸収あるいは抗利尿ホルモンの増加により水分の貯留(水腫)が生じる．

動脈系傍側循環
動脈の閉塞は生体に及ぼす影響が大きく，吻合枝との関係は重要となる．大動脈の狭窄が生じると鎖骨下動脈，内胸動脈，肋間動脈などの傍側循環路が形成される．

クインケ浮腫
原因不明で，四肢，咽喉頭の浮腫(窒息の危険)，頸部，口唇浮腫が生じる．

＜滲出液と漏出液＞

水腫の液性成分は滲出液と漏出液(濾出液)がある．滲出液は炎症における血管透過性亢進によって貯留したもので，タンパク質の含有量が多く(4％以上)，比重も高く(1.018以上)，リバルタ反応は陽性(＋)である．これに対し，漏出液は炎症以外の原因で貯留したもので，タンパク質の含有量が少なく(4％以下)，比重も低い(1.014以下)を示し，リバルタ反応は陰性(－)である．

> **リバルタ反応**
> 被検液に酢酸を滴下して白濁沈下するか，あるいは白濁が途中で消失するかの反応をいう．白濁した場合(陽性)はタンパク質量が多く，滲出液である．白濁しない場合(陰性)はタンパク質の含有が少なく，漏出液である．

復習しよう！

1 漏出性出血が生じるのはどれか．
a 血友病
b 肺結核
c 胃潰瘍
d 動脈瘤

2 血栓症が発生しやすいのはどれか．
a 動脈血の増加
b 血小板の減少
c 血管壁の異常
d 血液粘性の低下

3 水腫(浮腫)の原因で誤っているのはどれか．
a リンパ管の閉塞
b 血管透過性の亢進
c 毛細血管圧の上昇
d 血漿膠質浸透圧の上昇

＜解答＞
1：a
2：c
3：d

chapter 5 代謝障害

学習目標
- □ 代謝障害の病因と形態的変化を説明できる．
- □ 変性の形態的変化を説明できる．
- □ 萎縮の形態的変化を説明できる．
- □ 細胞死の病因と形態的変化を説明できる．
- □ 壊死の病因と形態的変化を説明できる．
- □ アポトーシスと壊死の違いを説明できる．

＜代謝障害の概説＞

　生体の各組織は正常な形態と機能を維持するために，つねに物質の吸収，分解，合成，分泌あるいは排泄などの物質代謝を行っている．この代謝過程において種々の障害因子が加わると，形態的あるいは機能的に異常が生じ，この状態を代謝障害（代謝異常）という．代謝障害のうち，主として形態的変化がみられる状態を退行性病変といい，代謝異常自体が病態の主体をなしている場合を代謝異常症（代謝性疾患）という．退行性病変は変性，萎縮，壊死に大別される．

5-1 変性

　種々の障害因子の作用によって細胞が代謝障害を起こすと，細胞内や細胞間に生理的にまったく存在しない物質が沈着したり，生理的に存在する物質でも多量であったり，あるいは異常な部位に沈着して，細胞や組織の形態的性状に変化が起こることを変性という．一般に，それらの物質が細胞内に沈着した場合は，障害因子が除かれると構造や機能が回復できる可逆的変化であるが，細胞間に沈着した場合は，不可逆的であることが多い．

1）タンパク質変性

（1）空胞変性

　細胞が酸素不足になると，ミトコンドリアが障害されて膨化し，細胞質が微細顆粒状となって腫大する．これを混濁腫脹という．さらに，障害が高度になると，細胞内にタンパク質含量の少ない液体を入れた大小の空胞が出現する．これを空胞変性という．

（2）硝子滴変性

　細胞質内にタンパク質の小顆粒が多数沈着している状態を硝子滴変性という．硝子滴はエオジン好性で，HE染色では赤色を呈する．高度なタンパク尿がみられるネフローゼ症候群の際の尿細管上皮にしばしば観察される．

代謝
生命の維持のための一連の化学反応のことである．

代謝性疾患
「糖尿病」や「高脂血症」などがある．

可逆的変化
元どおりに戻る変化

不可逆的変化
元どおりに戻らない変化

ミトコンドリア
細胞の中で呼吸をしてエネルギーを生産する細胞内小器官

HE染色
ヘマトキシリン・エオジン染色

タンパク尿
本来，尿中にはほとんど出ないはずのタンパク質が多く検出される尿のこと．

ネフローゼ症候群
高度のタンパク尿により低タンパク血症をきたす腎臓疾患群の総称

35

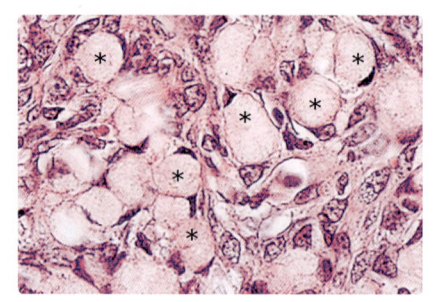

図5-1 印環細胞癌の印環細胞
粘液で充満しているので，核が辺縁に偏在している印環細胞（＊印）がみられる．

(3) 粘液変性

　糖タンパク質やプロテオグリカンからなる粘液が細胞内や細胞外に貯留した状態を粘液変性という．粘液成分はHE染色では染まりにくく空胞状に見える．

　上皮性の粘液変性は印環細胞癌や粘液癌などでみられる．胃や腸に生じる印環細胞癌では，多量の粘液が癌細胞内に貯留するため，核が辺縁に押しやられた印環細胞がみられる（図5-1）．

(4) 硝子変性

　エオジン好性の硝子質（ヒアリン）と呼ばれるタンパク質が細胞間の基質や膠原線維に沈着した状態を硝子変性という．硝子質は均質無構造な物質の総称であり，生化学的には単一の物質ではない．慢性糸球体腎炎の糸球体間質や高血圧患者の小動脈壁，糖尿病の合併症である細動脈硬化症の動脈壁に沈着がみられる．

(5) 類線維素変性（フィブリノイド変性）

　線維素（フィブリン）を含んだタンパク質が膠原線維やその線維間基質に沈着し，膠原線維の変性が加わった状態を類線維素（フィブリノイド）変性といい，HE染色では赤色を呈する．しばしば壊死を伴うことからフィブリノイド壊死とも呼ばれる．結節性動脈周囲炎，悪性高血圧症，膠原病，アレルギー性疾患などの小動脈壁にみられる．

(6) アミロイド変性

　アミロイドと呼ばれる正常組織には認められない線維タンパク質が細胞間や組織間隙に沈着した状態をアミロイド変性という．アミロイドはHE染色では硝子変性と区別しにくいが，コンゴー赤染色で橙赤色に染まり，これを偏光顕微鏡で観察すると緑色の偏光を示すので判別できる．また，電子顕微鏡的には，幅8〜15nmの細線維の集積からなる．

　アミロイドが沈着して起こる病態をアミロイドーシスといい，全身性と限局性に大別される．全身諸臓器（腎臓，心臓，肝臓，脾臓，舌，消化管など）にアミロイドが沈着して多彩な症状を示すものを全身性アミロイドーシスといい，腎臓の糸球体に沈着してネフローゼ症候群や腎不全を起こしたり，多量のアミロイドが心臓に沈着して心不全を起こしたりする．アミロ

糖タンパク質
タンパク質を構成するアミノ酸の一部に糖鎖が結合したものである．動物においては，細胞表面や細胞外に分泌されているタンパク質のほとんどが糖タンパク質であるといわれている．

プロテオグリカン
多くの糖鎖が結合した糖タンパク質の一種である．

粘液
生物が産生し体内外に分泌する，粘性の高い液体である．粘液を産生する細胞は粘液細胞，粘液を分泌する腺は粘液腺と呼ばれる．

印環細胞
癌細胞内に粘液が多く含まれており，それによって核が細胞内の辺縁に押しやられている状態．印環とは，印鑑ではなく signet ring のことで，指輪の一部が印になっているものをいう．

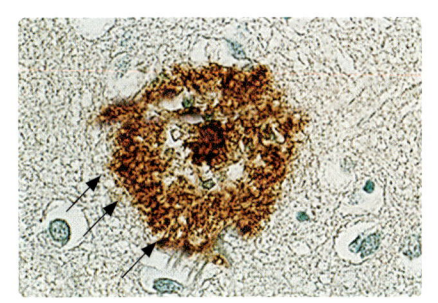

図5-2 アルツハイマー型老年認知症のβアミロイドタンパクに対する免疫染色
老人斑に一致したβアミロイドタンパクの沈着（矢印）がみられる．

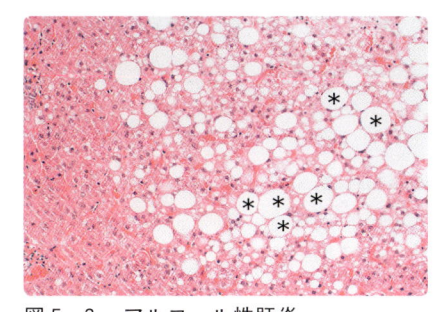

図5-3 アルコール性肝炎
肝小葉周辺部から脂肪変性が起きる．脂肪滴が細胞内に貯まるため核が細胞の辺縁に押しやられる（＊印）．

イドが多量に沈着すると臓器は腫大し，硬く蠟様の外観を呈する．一方，限局性アミロイドーシスはアミロイド沈着が一つの臓器に限局しているもので，アルツハイマー病の老人斑は脳組織に限局してアミロイドが沈着したものである（図5-2）．また，口腔内では舌に多量のアミロイドの沈着がみられると巨舌症を引き起こす．

2）脂肪変性（脂肪化）

　細胞が損傷を受けた際にもっとも一般的にみられるのは脂肪変性（脂肪化）であり，細胞質内に脂肪滴が沈着する．脂肪は肉眼的には黄色を呈するが，パラフィン切片標本では標本作製過程でアルコールやキシレンなどの有機溶媒に溶出されてしまうので，脂肪が存在していたところは空胞状に観察される．

　肝臓は脂肪代謝の中心臓器なので脂肪変性が起こりやすい．慢性うっ血，貧血などの低酸素状態では小葉中心帯から，アルコール，薬物中毒あるいは肥満症では小葉周辺部から脂肪化が始まる（図5-3）．脂肪変性が高度になると肝臓全体がびまん性に脂肪化して脂肪肝と呼ばれる状態になる．代表的な脂質代謝異常症には高脂血症，肥満，粥状硬化症などがある．

（1）高脂血症

　血液中のコレステロールやトリグリセリドが増加した状態を高脂血症という．高脂血性には，遺伝的，家族性に認められるものと，糖尿病，ネフローゼ症候群，肥満および運動不足などに続発するものがある．高脂血症が長期間持続すると，粥状硬化症や黄色腫などを引き起こす．

（2）肥満

　必要量以上に摂取されたエネルギー成分が体内に脂肪として過剰に蓄積された状態を肥満という．肥満の判定基準として，体重（Kg）を身長の2乗（m²）で割った値であるBMI（Body Mass Index）が用いられ，25以上が肥満である．

アルコール性肝炎
アルコール性肝障害で最初に生じるのはアルコール性脂肪肝である．それでもなお大量飲酒を続けると，約2割の人にアルコール性肝炎が起こる．

アルツハイマー病
βアミロイドタンパクと呼ばれる異常なタンパク質が脳全般に蓄積するために，脳の神経細胞が変性・脱落する病気で老人性認知症の一つ．

老人斑
主成分がβアミロイドタンパク．アルツハイマー病の患者の脳内では異常なくらい大量の老人斑の沈着が起こり，神経細胞死が急速に広がる．アルツハイマー病の脳内でもっとも早期にみられる．

うっ血
静脈血の血液量が増加した状態

貧血
血液中の赤血球数または血色素量が正常値以下に減少した状態

粥状
お粥とか，柔らかいチーズのような状態

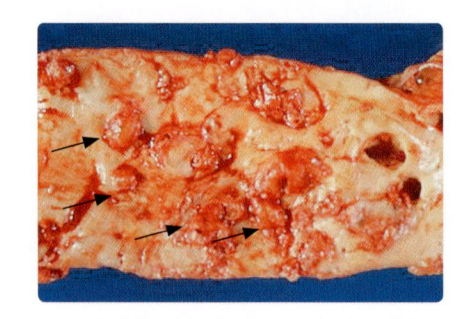

図5-4 大動脈粥状硬化症の肉眼像
大動脈の内膜面で，大小の粥腫(矢印)が観察される．粥腫の石灰化により大動脈壁の硬度が増している．

肥満は，過食や運動不足による単純性肥満と，内分泌異常など原因疾患がある症候性肥満に分けられる．

(3) 粥状硬化症(動脈硬化症)

粥状硬化症は，泡沫細胞や泡沫細胞が死滅して放出されたコレステロールが動脈の内膜直下に蓄積し，さらに線維増生を伴って粥腫を形成する病変である(図5-4)．粥状硬化症は大動脈，冠動脈，脳動脈に好発し，冠動脈に粥状硬化症が生じると，狭心症や心筋梗塞などの虚血性心疾患を引き起こし，脳動脈に起これば脳梗塞の原因となる．粥状硬化症の危険因子には，高脂血症，高血圧症，糖尿病，喫煙などがある．

3) 糖原変性

糖原(グリコーゲン)が細胞内に過剰に蓄積した状態を糖原変性という．グリコーゲンは生理的には肝臓，心筋，骨格筋などに蓄えられているため，これらの臓器に糖原変性がみられやすい．また，糖代謝異常症の代表的な疾患である糖尿病では肝細胞の核や尿細管上皮細胞にグリコーゲンが蓄積する．

(1) 糖尿病

糖尿病は，糖質代謝異常の代表的疾患で，膵臓のランゲルハンス島B細胞(β細胞)から分泌されるインスリンの絶対的あるいは相対的な不足によって，高血糖と尿糖が持続する疾患である．浸透圧利尿による多尿で口渇や多飲が起き，放置すると全身諸臓器に異常をきたす．糖尿病性網膜症，糖尿病性腎症，糖尿病性神経障害などの合併症がある．また，糖尿病では，糖質代謝異常のみならず，脂質やタンパク質代謝異常も伴い，感染症に罹患しやすくなる．

糖尿病は，1型糖尿病と2型糖尿病とに分類される．1型糖尿病はインスリン依存性糖尿病ともいわれ，膵臓のランゲルハンス島にあるB細胞(β細胞)が自己免疫的な機序で破壊されて減少し，インスリンが十分産生されないため高血糖が生じる．不足したインスリンを補うため，インスリン注射が必要となる．2型糖尿病はインスリン非依存型糖尿病ともいわれ，B細胞(β細胞)は保たれているが，インスリンの分泌異常やインスリンの

泡沫細胞
コレステロールを貪食したマクロファージ

コレステロール
体内の細胞をつくったり，ホルモンの原料となったり，栄養素の消化吸収に関わるなど，人体には欠かせない成分

狭心症・心筋梗塞
狭心症とは，心臓の筋肉(心筋)に酸素を供給している冠動脈の異常による一過性の心筋の虚血のため胸痛・胸部圧迫感などの症状を示す．虚血性心疾患の一つである．完全に冠動脈が閉塞，または著しい狭窄が起こり，心筋が壊死してしまった場合は心筋梗塞という．

脳梗塞
脳を栄養する動脈の閉塞または狭窄のため，脳虚血をきたして脳組織が酸素，または栄養の不足のため壊死することをいう．

糖原(グリコーゲン)
肝臓や筋肉に含まれている，動物性のでんぷん多糖類の一種である．グリコーゲンは直接ブドウ糖に分解できる

インスリン
体内で唯一血糖を下げるホルモンで，食後に血糖が上がらないように調節する．

尿糖
血液中のブドウ糖(血糖)が尿中に漏れ出てきたもの．

反応性が低下しているため，高血糖をきたしている状態で，遺伝的な要因と肥満などの後天的な要因の両者が関与している．そのため，食事療法や運動療法が基本となる．一般に，糖尿病といわれるのは，多くは2型糖尿病を指し，生活習慣病の一つとして考えられている．

（2）糖原病

糖原（グリコーゲン）の分解に関係する酵素に先天的欠損があり，グリコーゲンが心臓，肝臓，骨格筋などに異常に沈着する遺伝性疾患を糖原病という．代表的なものに肝臓や腎臓にグリコーゲンが蓄積するフォンギールケ病や心筋，骨格筋，肝臓など全身諸臓器に蓄積するポンペ病などがある．

4）石灰変性（石灰沈着，石灰化）

カルシウムは小腸で吸収され，大半は骨や歯に存在している．カルシウムの代謝は副甲状腺ホルモンやカルシトニン，ビタミンDによって調節されている．血中のカルシウム濃度が増加した状態を高カルシウム血症といい，副甲状腺ホルモンの分泌過剰や骨の腫瘍で骨が破壊されてカルシウムが血中に移行したり，あるいはビタミンDを摂りすぎてカルシウムが過剰に吸収された場合に生じる．

高カルシウム血症の状態では，尿細管上皮，肺胞壁，胃粘膜，血管壁などにカルシウムが沈着する転移性石灰化を起こす．

血清カルシウム濃度が正常であっても，変性や壊死に陥った組織にはカルシウムが沈着しやすく，これを異栄養性石灰化という．古い結核結節や粥状硬化症を起こした動脈壁，子宮筋腫などの石灰化がある．石灰沈着部はヘマトキシリンに濃染し，青色を呈する．

5）色素変性（色素沈着）

色素変性には，炭粉や珪酸など体外から入ってきた体外性色素が沈着した場合と，体内でつくられたヘモジデリン，ビリルビン，リポフスチン，メラニンなどの体内性色素が沈着した状態とがある．

（1）炭粉沈着症

排気ガスやタバコの煙には黒褐色の炭粉が含まれており，それらに長期間さらされた人や，喫煙を長期間持続している人の肺には炭粉が沈着して黒褐色となっている．

（2）珪肺症

吸入された珪酸 SiO_2 が肺組織内に沈着すると，慢性進行性の結節状線維化をきたす．石工や彫刻家など岩石を加工する職業の人，鉱山労働者に多い．

（3）刺青（いれずみ）

人為的に墨や朱などの色素を皮膚に注入したもので，色素は真皮組織やマクロファージ内に沈着している．

生活習慣病
食習慣，運動習慣，休養，喫煙，飲酒などの生活習慣が，その発症・進行に関与する疾患群．糖尿病，脂質異常症，高血圧，高尿酸血症などがある．

副甲状腺ホルモン
副甲状腺から分泌され，カルシウムおよびリン酸を調整するホルモン

カルシトニン
甲状腺が分泌するペプチドホルモン．血漿のカルシウム濃度を低下させる活性を持つことから，骨のカルシウム損失を防ぐ作用がある．

ビタミンD
体内でのカルシウムやリンの吸収を調節し，骨・歯の発達と成長に不可欠な脂溶性ビタミン

転移性石灰化
高カルシウム血症になって異常のない臓器・組織にカルシウムが沈着すること．

異栄養性石灰化
血中カルシウム濃度は正常値であるが，壊死組織や病的産物にカルシウムが沈着すること．

結核結節
結核菌の感染により形成される結節

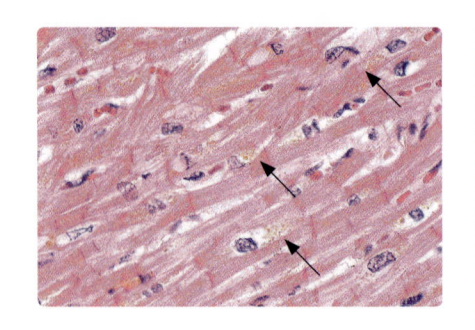

図5-5　リポフスチン(消耗性色素)
心筋の核の周囲に黄褐色のリポフスチン(矢印)がみられる．

(4) ヘモジデリン(血鉄素)

ヘモジデリンは，ヘモグロビン由来の褐色の鉄を含む色素で，溶血性貧血や大量の輸血などで多くの赤血球が破壊されると，多量のヘモジデリンが全身の諸臓器に沈着する．この状態をヘモジデローシス(血鉄症)という．

(5) ビリルビン(胆汁色素)

ビリルビンは，ヘモグロビン由来の鉄を含まない黄色の色素で，老廃赤血球から脾臓などの網内系細胞内で形成される．血中のビリルビンが異常に増加すると，全身の諸臓器に沈着し，黄色調を呈する．この状態を黄疸という．

(6) リポフスチン

リポフスチンは，消耗性色素とも呼ばれる黄褐色の色素で，加齢や悪性腫瘍などの消耗性疾患で心筋細胞や肝細胞などに沈着する(図5-5)．リポフスチンが高度に沈着した臓器は褐色調を呈し萎縮し，褐色萎縮とも呼ばれる．

(7) メラニン

メラニンは，生理的には皮膚，毛髪，網膜，中枢神経などに存在する黒褐色の色素で，メラニン産生細胞によって形成される．メラニンの過剰産生や病的な沈着は，日焼け，色素性母斑，悪性黒色腫，アジソン病などの皮膚でみられる．

6) 角質変性

皮膚の表皮や口腔粘膜上皮の最表層を形成する角質層が異常に肥厚した状態で，白板症や疣贅にみられる．

5-2　萎縮

いったん成熟した組織，臓器が，種々の原因によって後天的にその容積の減少をきたすことを萎縮という．細胞の容積の減少による萎縮を単純萎縮，細胞の数の減少による萎縮を数的萎縮という．多くの場合はこれらが混在して生じる．

萎縮は，原因によってつぎのように分類されている．

溶血性貧血
赤血球が破壊されて起こる貧血

輸血
血液成分の不足を自他の血液から補う治療法

消耗性疾患
体力を消耗する病気の総称

色素性母斑
黒色の色素斑で，いわゆるほくろ

悪性黒色腫
悪性度の高い皮膚がんで，"ほくろのがん"

アジソン病
慢性的に副腎皮質ホルモンの分泌が低下する病気

白板症
肉眼的に粘膜が白色を呈することを示し，上皮の角化が亢進している状態

疣贅
いぼのこと．

1）生理的萎縮

加齢による萎縮で，胸腺の思春期以降の萎縮や，老化により全身の臓器に萎縮が生じた老人性萎縮がある．老人性萎縮では，皮膚は萎縮し，結合組織の膠原化や弾性線維に断裂が起こり，基質の水分も減少する．そのため，皮膚は弾力性を失い乾燥する．骨は骨質が減少して（骨粗鬆症），骨折を起こしやすくなる．中枢神経系では大脳皮質や小脳皮質の神経細胞が減少して，脳重量の低下，脳回の萎縮，脳室の拡大がみられる．

2）病的萎縮

（1）栄養障害性萎縮

栄養摂取の障害による萎縮で，全身的および局所的に生じる．全身的に生じる萎縮は，飢餓や癌の末期にみられる悪液質の際にみられ，脂肪組織や筋肉の萎縮が著明である．局所的萎縮としては腎動脈硬化による腎萎縮がある．

（2）圧迫萎縮

長期にわたり機械的に圧迫加わった場合に起こる萎縮である．水頭症にみられる脳脊髄液の流れの障害による脳実質の萎縮や，水腎症の際の尿貯留による腎実質の萎縮などがある．

（3）無為萎縮（廃用性萎縮）

長期間使用しなくなった状態の際に生じる組織や臓器の萎縮である．長期臥床（病気で床につくこと）やギブス固定でみられる骨格筋の萎縮や，歯が喪失して咬合機能が失われた歯槽骨でみられる．

5-3 壊死（ネクローシス）

細胞や組織が高度に損傷を受けた場合にみられる局所的な細胞や組織の病的な死を壊死という．

壊死には，凝固壊死，液化壊死（融解壊死），および壊疽がある．

1）凝固壊死

凝固壊死は壊死が生じると細胞や組織のタンパク質が凝固して均質に変化したもので，貧血性梗塞（白色梗塞）を起こした心臓や腎臓でみられる．乾酪壊死はチーズ様の外観を示す凝固壊死の特殊な型で，結核病巣にみられる．

2）液化壊死（融解壊死）

液化壊死はリソソーム酵素によって自己融解が高度に起こって壊死組織が融解し，液状となったものである．タンパク質が少なく脂質の多い組織に生じ，脳軟化症などが典型的である．

胸腺
T細胞の分化，成熟など免疫系に関与する臓器

骨粗鬆症
骨がスカスカになり骨折しやすくなる病気

悪液質
癌を原因とする栄養失調により衰弱した状態

水頭症
脳脊髄液の産生・循環・吸収などいずれかの異常により髄液が頭蓋腔内に貯まり，脳室が正常より大きくなる病気

水腎症
腎臓で作られた尿が下流に順調に流れないために，腎盂が膨らんだ状態

貧血性梗塞
何らかの原因で血管がつまり，梗塞の起こる部位に血液が流れずに血液が乏しくなったことにより，肉眼的に白く見える梗塞である．白色梗塞とも呼ばれる．終動脈のある臓器に起こりやすく，脳，心臓，腎臓，脾臓でみられる．

乾酪壊死
肉眼的にチーズ（乾酪）のような外観を呈することから名づけられている．結核のときにみられる．

脳軟化症
脳血流障害によって脳梗塞を起こしたときの脳の組織変化で，脳組織が軟らかくなることによる名称

3）壊疽

壊死組織が乾燥や腐敗菌の感染で二次的に変化したものをいい，乾性壊疽と湿性壊疽がある．乾性壊疽は，壊死部が乾燥し，収縮して硬化したもので，ミイラ化と呼ばれる．湿性壊疽は，壊死部に腐敗菌が感染して腐敗をきたし，悪臭を放つ．壊死組織に嫌気性菌の感染が起こることをガス壊疽という．

（1）壊死組織の転帰

壊死に陥った組織は，異物として処理される．小さな壊死巣は，好中球やマクロファージによって貪食されて取り除かれる．大きな壊死巣は，肉芽組織で置き換えられ，のちに瘢痕組織となる．器質化できないような大きな壊死巣は，肉芽組織によって被包され，健常組織から隔離・分界された状態となる．この肉芽組織はやがて線維性組織の被膜となる．

5-4 アポトーシス

細胞死には，壊死のほかに，アポトーシスと呼ばれる細胞死がある（図5-6）．壊死は傷害刺激によって細胞機能が維持できなくなって起こる受動的な死であるが，アポトーシスは生体が積極的に不要な細胞を除去する能動的な細胞死であり，しばしば，プログラム化された細胞死などとも表

腐敗菌
窒素を含む有機物，とくにタンパク質を分解して，アンモニア，アミン，硫化水素などにする細菌の総称

肉芽組織
毛細血管と線維芽細胞で構成される組織

器質化
肉芽組織で置き換えられること．

アポトーシス小体
アポトーシスにより細胞はくびれてちぎれて断片化が起こったもの．

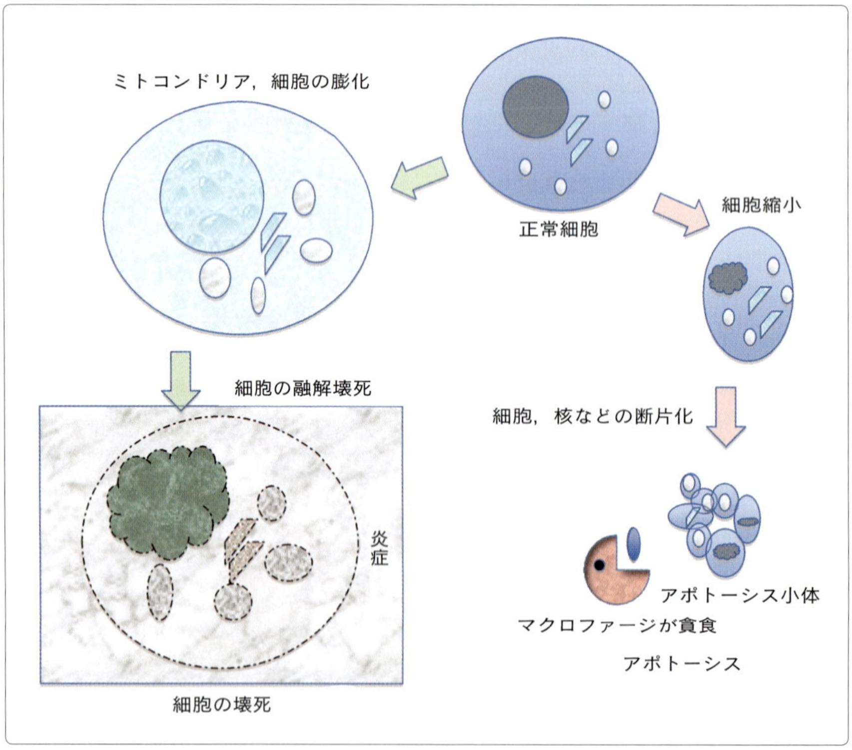

図5-6 アポトーシスと壊死の違い

現される．アポトーシスは個体の発生における形態形成や恒常性の維持に重要な役割を担っており，アポトーシスの異常によって，奇形や癌，自己免疫疾患などさまざまな疾患が発生する．

アポトーシスでは，生理的な原因によって個々の細胞の細胞質および核が断片化してアポトーシス小体に分割され，それらが周囲のマクロファージなどによって貪食処理されるので，周囲組織に炎症反応を起こさず影響を及ぼさない．一方，壊死では，病的な原因によって一定範囲の細胞の細胞質が変化し，細胞膜が破壊されて細胞内容物が排出されるので，周囲組織に炎症反応を引き起こす．

奇形
先天的に形態上の異常を持っていること．

自己免疫疾患
異物を認識し排除するための役割を持つ免疫系が，自分自身の正常な細胞や組織に対してまで過剰に反応し，攻撃を加えてしまうことで症状をきたす疾患の総称

貪食
外来物を細胞内に取り込み破壊すること．

復習しよう！

1 アミロイドを同定する染色法はどれか．
a ヘマトキシリン・エオジン染色
b ベルリン青染色
c コンゴー赤染色
d グロコット染色

2 黄疸に関与する色素はどれか．
a ヘモジデリン
b ビリルビン
c リポフスチン
d メラニン

3 糖尿病に関与する物質はどれか．
a フィブリン
b カルシトニン
c インスリン
d コレステリン

〈解答〉
1：c
2：b
3：c

chapter 6 増殖と修復

学習目標

- □ 肥大について分類できる.
- □ 単純肥大について説明できる.
- □ 数的肥大について説明できる.
- □ 再生について説明できる.
- □ 化生について説明できる.
- □ 肉芽組織について説明できる.
- □ 創傷治癒について説明できる.
- □ 異物処理の仕方について説明できる.

＜増殖と修復の概説＞

 生体には治癒能力が備わっているので，種々な刺激に対して生体は反応し，適応する．生体が適応する現象として細胞の増殖が起こり，生体の反応が完成すると，細胞はそれ以上，増えない．これが無制限に増殖する腫瘍と大きく異なる点である．細胞の増殖の仕方によって，肥大，過形成（増生），再生および化生に分かれ，細胞の増殖の結果，肉芽組織の形成，創傷治癒，および異物の処理に分けられる．修復は失われた組織が細胞の増殖によって元どおり回復する現象であり，再生によって修復した場合は，形態的・機能的に完全修復になり，そうでない場合は肉芽組織によって回復し，形態的・機能的に不完全修復となる．

6-1 肥大と増生（過形成）

 肥大および増生ともに組織または臓器全体の容積を増すことであり，肥大は個々の構成細胞（実質細胞）の大きさが増大することによって，増生は実質細胞の数が増加することによって組織または臓器の大きさが増す現象である（図6-1）．肥大と増生（過形成）は厳密に区別すべきであるが，実際

実質細胞
臓器・組織の固有の機能を営む細胞

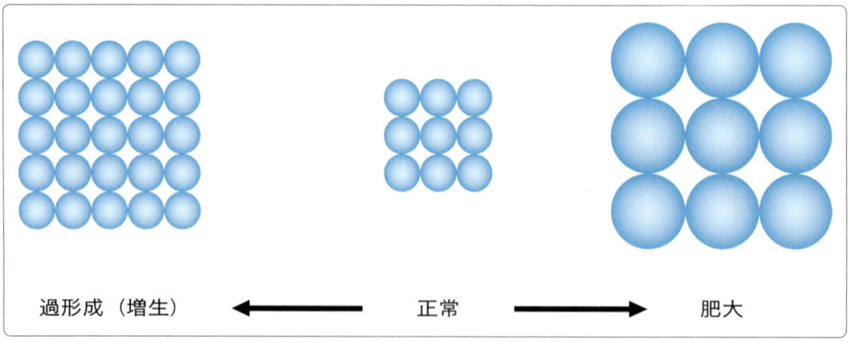

過形成（増生） ← 正常 → 肥大

図6-1 肥大と過形成（増生）の模式図
肥大は個々の実質細胞の大きさが増大して全体の容積が増加することである．一方，過形成（増生）は個々の実質細胞の数が増加して，全体の容積が増加することである．

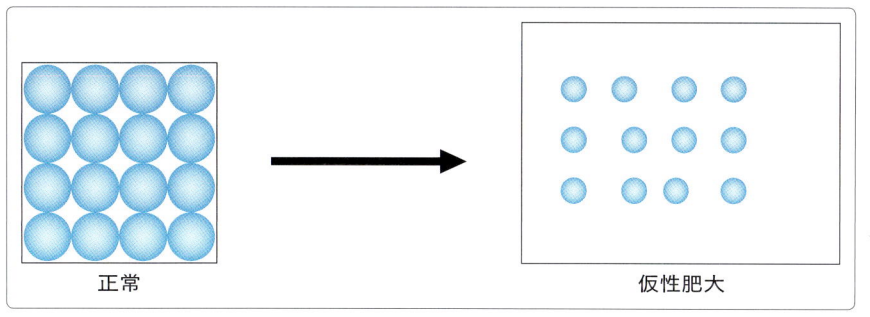

図6-2 仮性肥大の模式図
組織や臓器を構成している実質細胞は萎縮して小さくなるが，間質の組織が増大するので，全体として容積が増加することを仮性肥大という．

は両者が混在していることが多い．

　組織または臓器を構成している実質細胞の大きさが増大，あるいは数が増加して起こる肥大を真性肥大といい，実質細胞は萎縮し，間質の組織（脂肪組織，結合組織）が増加することによって見かけ上，肥大することがあり，これを仮性肥大という（図6-2）．仮性肥大には慢性硬化性唾液腺炎，シェーグレン症候群の唾液腺腫脹，耳下腺の脂肪性肥大がある．

1）肥大
（1）生理的および病的に起こる肥大
□**生理的肥大**
　組織・臓器は種々の刺激に対し適応して機能を高めるために生理的に個々の実質細胞の大きさが増加して，容積を増すことがある．例として運動選手の骨格筋や心臓はトレーニングにより肥大し，妊婦では子宮や乳腺が肥大する．

□**病的肥大**
　病的状態に応じて組織・臓器の機能が亢進することがある．たとえば，高血圧症では高血圧に打ち勝って血液を送り出すために心臓は機能を亢進する必要がある．そのために心筋細胞は大きさを増し肥大して強い力を発揮するようになる．これが高血圧患者にみられる心肥大である．

（2）肥大の起こり方による分類
□**作業性肥大**
　作業性肥大とは組織や臓器に負荷がかかることにより，生体が適応して生じる肥大である．作業性肥大は前述のように生理的肥大と病的肥大に分けられる．スポーツ選手の骨格筋や高血圧症患者の心臓などにみられる．

□**代償性肥大**
　代償性肥大とは，左右対になっている臓器の片方が，疾病などにより摘出されると，残っている片方の臓器に負荷がかかるために生じる肥大である．左右対になっている腎臓，肺，性腺，甲状腺などにみられる．

慢性硬化性唾液腺炎
慢性炎症により結合組織の増生が顕著になり，無痛性の硬い腫瘤を触れる状態の炎症で，主に顎下腺に生じる．

シェーグレン症候群
唾液腺，涙腺など外分泌線の腺房細胞がリンパ球浸潤によって破壊され，唾液・涙腺の分泌が低下する疾患．口腔乾燥症，乾燥性角結膜炎がみられる．

Part I 病理学

□ホルモン性肥大
ホルモン性肥大はホルモンの過剰分泌によって標的器官に起こる肥大である．成長ホルモンが思春期前に過剰に分泌すると巨人症になる．思春期以降に成長ホルモンが過剰に分泌すると末端肥大症になる．

□炎症性肥大
軽度の刺激が長期間，持続した場合，刺激局所に肥大を起こすことがある．例として胼胝(たこ)がある．

2）増生（過形成）
増生とは組織・臓器の個々の実質細胞の数が増加して，組織・臓器の容積が増大することであるが，広義の肥大に含まれていることが多い．生理的，反応性に明らかに細胞の増生としてみられることがある．その細胞は血液細胞である．生理的酸素分圧の低い高山などで生活している人(高地居住者)では，酸素を効率よく利用するために赤血球が増え，酸素の少ない状況に適応している．また，細菌感染症では白血球(好中球)の核型の左方移動がみられる．これは幼若な好中球が増加することによって生じる現象である．

6-2 再生

再生とは部分的に欠損した組織・臓器が残存する細胞と同じ細胞の増殖によって元の状態に復元されることである．完全に元どおりに復元される状態は完全再生，元どおりに復元されない場合は不完全再生と呼ぶ．前者の完全再生は生理的に生じ，完全修復ともいい，不完全再生は病的に生じるのが一般的であり，不完全修復ともいえる．

1）再生の種類
再生には生理的に生じるものと病的に生じるものがある．

（1）生理的再生
生体内では表皮および粘膜の上皮細胞，毛髪，血球などは絶えず再生を繰り返し，寿命で消滅する細胞の補充が行われている．このような補充は完全に元どおりに復元されているので，完全再生になり，生理的再生と呼ぶ．

（2）病的再生
組織の欠損が大きい場合や細胞の増殖力が弱いとき，および欠損部の感染時には，治癒しても組織・臓器は完全に元に復元しない．この場合には不完全再生となり，病的再生と呼ぶ．

2）再生能力
組織の再生能力は，細胞が持っている増殖能や局所の物理的因子や化学

巨人症
身長が標準値を大きく越え，異常な高身長になる疾患．下垂体から成長ホルモンが小児期に過剰に分泌され，骨端線の閉鎖が遅れ，骨の発育が促進して生じる．

末端(先端)肥大症
骨端線の閉鎖以降に下垂体からの成長ホルモンの過剰分泌が起こり，骨，軟骨，皮膚，臓器の肥大を起こす疾患．

胼胝
皮膚に圧迫や摩擦が長期にわたり加わる結果，限局的に角質層が肥厚して生じたもの．たとえばスポーツ選手の手掌にみられる．

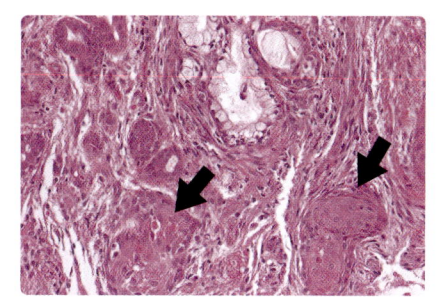

図6-3 小唾液腺の扁平上皮化生
小唾液腺の導管の円柱上皮が重層扁平上皮（矢印）に変化して扁平上皮化生を起こしている．

的因子，生物学的因子などに左右される．

(1) 再生能力の強いもの（不安定細胞）

絶えず分裂・増殖する細胞で，表皮，粘膜上皮，骨髄の細胞（赤血球，白血球，血小板）などが相当する．

(2) 再生能力の弱いもの（安定細胞）

通常は細胞分裂や増殖は起こさないが，創傷などの刺激が加わった場合に分裂・増殖する細胞で，肝臓，腎臓，線維芽細胞，平滑筋細胞，骨芽細胞，血管内皮細胞などが相当する．

(3) 再生能力のないもの（永久細胞）

分裂・増殖することがない細胞で中枢神経細胞や心筋細胞がある．

6-3 化生

化生とは，いったん分化，成熟した細胞・組織が何らかの刺激に適応して他の細胞・組織に変化する現象である．変化には一定の原則があり，上皮組織は別系統の上皮組織に，間葉組織は別系統の間葉組織にそれぞれ変化する．したがって，上皮組織が間葉組織に，逆に間葉組織が上皮組織に変化することはない．

気管支（線毛円柱上皮），唾液腺の導管（円柱上皮，図6-3）などの各上皮に扁平上皮化生がみられ，胃粘膜（円柱上皮）は小腸型上皮に変化して腸上皮化生が生じることがある．

間葉組織の線維性結合組織は軟骨や骨組織へ変化し，軟骨組織は骨組織へ化生する．

6-4 肉芽組織

肉芽組織とは，肉眼的に赤みを帯びた増殖力の旺盛な幼若な結合組織である．肉芽組織の形成初期には炎症細胞や血管が豊富であるが（図6-4），経時的に血管および炎症細胞が減少し，線維芽細胞が主となり，コラーゲン線維が形成され，線維化が進み，瘢痕組織となる（図6-5）．

間葉組織
臓器や組織を構成する実質細胞の間隙を満たしている組織で，結合組織，脂肪組織，血管，リンパ管などからなる．

上皮組織
身体の表面，消化管や呼吸器系などの管腔，副鼻腔などの表面を覆う細胞からなる組織．重層扁平上皮，線毛円柱上皮，移行上皮などがある．

腸上皮化生
胃粘膜上皮が，小腸粘膜上皮の杯細胞やパネート細胞で置換すること

コラーゲン線維
膠原線維ともいい，結合組織を構成する線維成分で，線維芽細胞が産生する．

線維化
コラーゲン線維の多い結合組織が増加した状態

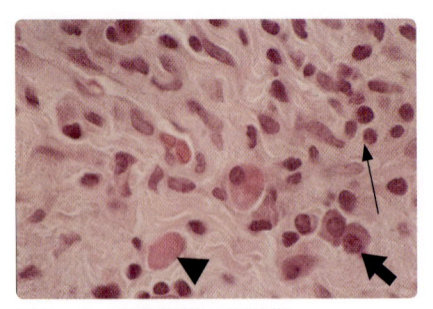

図6-4　肉芽組織の組織像
形質細胞(太矢印)，リンパ球(細矢印)，ラッセル小体(矢頭)がみられる．

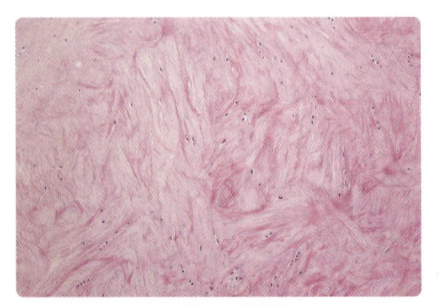

図6-5　瘢痕組織の組織像
炎症細胞，毛細血管は消失し，線維芽細胞も減少して線維化が顕著にみられる．

1) 肉芽組織の構成成分

　肉芽組織の主成分は，炎症細胞，毛細血管，線維芽細胞である．炎症細胞は好中球やマクロファージなどの貪食細胞，リンパ球，形質細胞などである．貪食細胞は病原微生物や組織の壊死物質を貪食し，排除する．損傷部の刺激因子が除去されると線維芽細胞は増殖し，コラーゲン線維を産生して欠損部を修復する．毛細血管は炎症細胞や線維芽細胞に酸素や栄養を供給する役目を持っている．肉芽組織が赤みを帯びるのは毛細血管が豊富で，多くの赤血球を含むためである．

2) 肉芽組織が形成される場合

　肉芽組織が形成されるのは，①創傷治癒，②壊死組織の器質化，③異物の被包化，④炎症，⑤組織の修復(不完全再生)のときである．

3) 肉芽組織の転帰

　修復が進むにつれて滲出物や壊死物質の減少とともに，毛細血管や炎症細胞の数は減り，線維芽細胞が増生し，コラーゲン線維が産生され，線維性結合組織が形成され，線維化が起こる．線維化がみられる組織を瘢痕組織という．

6-5　創傷治癒

　外力の作用によって創傷が生じる．創傷の創は開放性の損傷(切創，刺創など)であり，傷は閉鎖性の損傷(挫傷など)である．創傷が治癒するには，破壊された組織が修復され，元どおり回復する必要がある．肉芽組織の産生量の程度により，一次治癒と二次治癒に分けられる．

1) 治癒過程

　創傷が起こると，出血がみられ，かさぶたができ，治っていくことを経験的に知っている．この過程を詳しくみていくと，まず，①損傷部から出

瘢痕組織
肉芽組織は最初，細胞や毛細血管を多く含むが，しだいに細胞や毛細血管が減少し，コラーゲン線維が増加した状態，すなわち線維化が起こる．この組織を瘢痕組織という．

好中球
白血球の一種で，炎症時に血管内から血管外へ浸潤する．炎症時に浸潤するので炎症細胞と呼ばれ，化膿性炎症の場合に浸潤し，細菌を貪食する．好中球は死滅すると膿球と呼ばれる．

マクロファージ
白血球の一種で，血管内では単球と呼ばれ，血管外へ浸潤するとマクロファージと呼ばれる．炎症細胞の一つで細菌，壊死物質，抗原抗体複合物などを貪食するとともに抗原提示を行う．

血し，止血が起こり，凝血（血餅）が形成され，その部の細胞は変性・壊死に陥っている．②血管の反応が起こり，滲出現象がみられ，炎症が生じる．好中球やマクロファージが遊走し，細菌，凝血物質，壊死物質が貪食され，排除されるとともに肉芽組織の形成が進行する．③ついで凝血塊は肉芽組織によってすべて置換される．これを器質化という．④肉芽組織の形成初期には炎症細胞や毛細血管が多いが，創傷治癒が進行するに伴い炎症細胞や毛細血管は減少し，線維芽細胞が増え，コラーゲン線維が産生されて，上皮の形成も進み，創傷は治癒する．

2）一次治癒

外科的切創のように無菌的で組織の欠損が少なく創面が密着できる場合，肉芽組織がほとんど形成されないで治癒し，瘢痕組織（傷跡）をほとんど残さない．このような治癒形態を一次治癒という．

3）二次治癒

組織の欠損が大きい場合や，感染を伴っている場合，大量の肉芽組織が形成され，治癒するので，瘢痕組織が残る．このような治癒形態を二次治癒という．

4）ケロイド

熱傷では治癒後，瘢痕組織が過剰に形成される．この過剰に形成された状態をケロイドという．

ケロイド
瘢痕組織で太いコラーゲン線維が瘤状に過剰に増殖した状態

6-6　器質化

体内に生じた壊死組織や血栓などの異物が，肉芽組織で置換される現象を器質化という．疾患によって生体内には種々の異物が生じる．異物は生体にとっては良くない物質であるので，それを排除する機能が生体には備わっている．異物は融解・貪食によって処理されるが，その処理ができない異物に対して起こるのが器質化である．器質化の主体は肉芽組織である．異物処理の項にも記載している．

6-7　異物処理

外界から生体内に入ってくる物質（金属粉や縫合糸など）や生体内で形成された物質（壊死物質や血栓など）は異物である．異物の種類によって処理の仕方が異なり，肉芽組織が形成されない場合とされる場合がある．

1）肉芽組織を伴わない場合の異物処理

比較的処理しやすい液体や微小なものは，肉芽組織を伴わない方法で処理される．

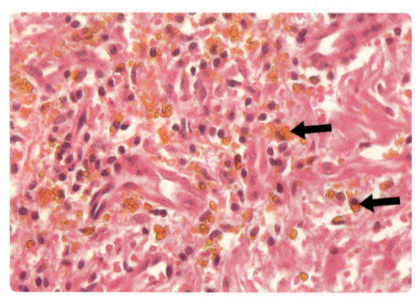

図6-6 ヘモジデリンの沈着(矢印)の組織像
出血が起こり，赤血球に含まれる鉄含有タンパクであるフェリチンがマクロファージに貪食され，変性して，茶褐色に見える．

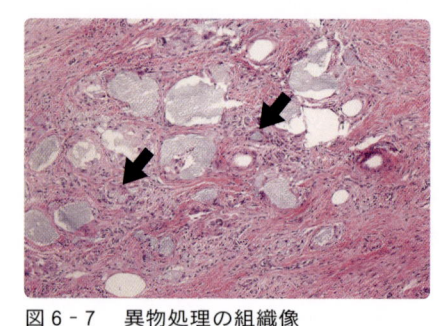

図6-7 異物処理の組織像
灰色の物質が異物である．異物の周囲に異物巨細胞(矢印)が出現している．その他は線維性結合組織で構成されている．マクロファージは融合して多核になり異物巨細胞として存在している．

（1）吸収

　注射液や可溶性の物質が組織中に注入されると，それらは体液に混ざり，リンパ管や血管に吸収される．

（2）貪食

　細菌，塵埃，細胞・組織の破壊産物，出血した赤血球などは貪食細胞が貪食し処理する（図6-6）．貪食細胞は好中球やマクロファージである．細菌は好中球やマクロファージ，その他はマクロファージが貪食して細胞内で消化する．マクロファージで対処できない異物に対してはマクロファージが融合して多核の異物巨細胞となり貪食する（図6-7）．

（3）融解

　線維素などの異物はそのままでは吸収されないので，好中球やマクロファージが放出するタンパク分解酵素によって融解される．

2）肉芽組織を伴う場合の異物処理

　簡単に処理できない異物の場合は，肉芽組織を伴う方法で処理される．

（1）器質化

　前述のように，器質化とは，壊死組織が肉芽組織によって置換される現象である．損傷によって生じた壊死組織，凝血塊(血栓)，炎症の滲出物などを除去するために肉芽組織が形成される．肉芽組織が貪食によって処理できない異物の排除に重要な役割を持っている．器質化が起こる例として膿瘍の吸収，心筋梗塞にみられる壊死組織の排除などである．

（2）被包

　吸収，貪食および器質化によっても処理できない異物は，異物の周囲を肉芽組織が取り囲む．肉芽組織は瘢痕化して異物は線維性の被膜で包まれる．

異物巨細胞
複数の核を持つ大型の細胞で，吸収できない異物が存在するときに異物反応として出現する細胞．異物巨細胞は多核巨細胞の一種である．

参考文献

武田泰典．スタンダード病理学，下野正基（編集），東京：学建書院，2009：42-62.

🌸 **復習しよう！**

1 代償性肥大がみられるのはどれか．

a 心　臓
b 肝　臓
c 腎　臓
d 膵　臓

2 永久細胞はどれか．

a 肝細胞
b 粘膜上皮
c 線維芽細胞
d 中枢神経細胞

3 瘢痕組織の主な成分はどれか．

a 炎症細胞
b 毛細血管
c 脂肪細胞
d コラーゲン線維

4 肉芽組織を伴う異物の処理はどれか．

a 吸　収
b 貪　食
c 融　解
d 被　包

＜解答＞
1：c
2：d
3：d
4：d

chapter 7 炎症

学習目標

- □ 炎症の定義を説明し，5大徴候を列挙できる．
- □ 炎症に関与する細胞を分類できる．
- □ 炎症のケミカルメディエーターを説明できる．
- □ 急性炎症と慢性炎症の組織学的な特徴を説明できる．
- □ 変質性炎について説明できる．
- □ 滲出性炎について説明できる．
- □ 増殖性炎について説明できる．
- □ 肉芽腫性炎について説明できる．

＜炎症の概説＞

　私たちの体は外界からつねにさまざまな刺激を受け続けている．風が顔に当たるのも刺激であるし，冬のストーブの暖かさも熱による刺激である．通常，このような刺激により私たちの体がダメージを受けることはない．しかし，動物による咬傷や病原性のある細菌の感染，夏の炎天下の強い日差しは体を傷害する刺激となりうる．このように私たちの体を傷付けるような刺激を傷害性刺激という．一方で，私たちの体は，傷害性刺激から身を守り，ダメージを受けた場所を修復するシステムを有している．本章のテーマとなる炎症とは，傷害性の刺激に対して起こる局所ならびに全身的な防御反応のことである．例に挙げたように炎症を引き起こす原因にはさまざまなものがあり，炎症という体の防御反応は，病理組織学的にみるならば，組織や細胞の傷害，局所循環障害，細胞増殖という現象が組み合わさったものである．

傷害性刺激
体組織を傷つけるような刺激

炎症
炎症とは傷害性の刺激に対する体の防御反応

循環障害
血液やリンパの循環が障害され，細胞や組織に障害を起こす病態

7-1　炎症の臨床的5大徴候

　臨床的とは実際の医療の現場に即したという意味であり，炎症の臨床的徴候とは，炎症が生じている患部を診査することにより知ることのできる徴候である．炎症の生じている局所を観察すると代表的な5つの特徴を知ることができる．すなわち，①発赤(赤くなる)，②熱感(熱を持つ)，③腫脹(腫れる)，④疼痛(痛みがある)，⑤機能障害(局所の体の機能がうまく働かなくなる)などで，これらを炎症の臨床的5大徴候といい，後述する急性炎症で著明にみられる症状である(図7-1)．ハチに刺されたときのことを考えてみよう．刺された皮膚はたちまちのうちに①赤く，②熱を持って，③腫れ上がり，④ズキズキと痛むであろう．刺された場所が指ならば⑤指がうまく動かなくなるであろう．ちなみに，炎症の臨床的5徴候が生じる背景には局所循環障害が密に関係している．具体的には局所の充血，血管透過性亢進に伴う滲出，滲出に伴う浮腫，腫脹などが5大徴候の原因となる．5大徴候と病理組織学的変化との関係を表7-1に示す．

機能障害
体の機能がうまく働かなくなる状態

局所循環障害
傷害性の刺激を受けた局所で生じる循環障害

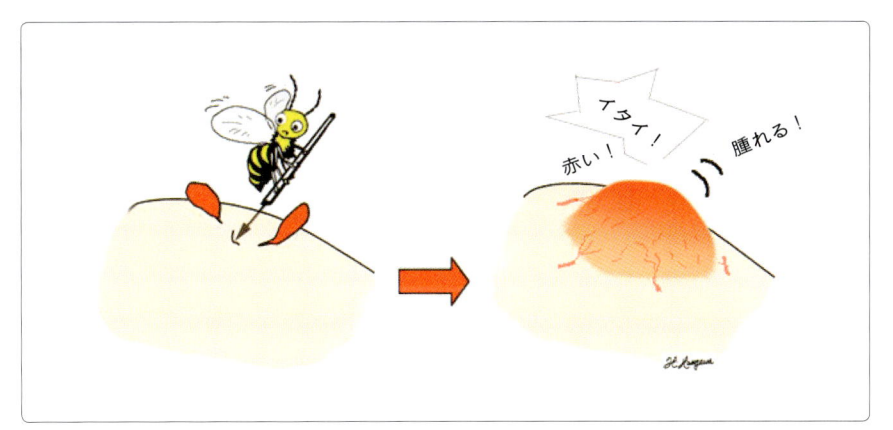

図7-1　炎症の5大徴候
ハチに刺されると刺された場所が熱を持って赤く腫れ上がり，痛みと機能障害を生じる．

表7-1　炎症の5大徴候と組織学的変化の関係

発　　赤：局所の充血
熱　　感：局所の充血
腫　　脹：血管透過性亢進による滲出と浮腫
疼　　痛：組織傷害や充血，浮腫による組織圧迫，疼痛性物質の産生
機能障害：腫脹や組織傷害

7-2　炎症の原因

　先にも述べたように，炎症とは組織傷害に対する防御反応である．組織を傷害する原因があってはじめて炎症を引き起こすのである．ところで，組織傷害を引き起こす原因のことを傷害因子と呼ぶが，それらを分類すると大きく3つのカテゴリーに分けることができる．

1）物理学的因子
　物理学的なエネルギーが傷害因子となる場合である．具体的には，機械的外力，電気，高温，低温，放射線，紫外線，赤外線などが該当する．

2）化学的因子
　化学物質が傷害因子となる場合である．強酸，強アルカリ，有機溶剤，動物が産生する毒素，植物毒，有毒ガス，重金属などが該当する．

3）生物学的因子
　生物による刺激が傷害因子となる場合であり，一般的に病原体の侵入によって起こる感染症を意味する．具体的にはウイルス，リケッチア，細菌，真菌，原虫，寄生虫などが該当する．

ハチ刺され
ハチに刺されたときの炎症はハチ毒によるものだが，重篤な症状を起こし死亡することもある（アナフィラキシーショック）．

7-3 炎症に関与する細胞

　細胞傷害が加わった部位には幾種類もの細胞が集まってくる．炎症という現象はさまざまな細胞が関与し進行していくが，これらの細胞は血液系の細胞と，組織間葉系の細胞に大きく分けることができる．ここでは炎症に関与する重要な細胞とその役割を解説する．

1）好中球

　好中球は白血球の仲間で，全白血球の60〜70％を占めている．細胞内に多数のアズール顆粒を持っているが，これらの顆粒は通常のヘマトキシリン・エオジン染色では観察できない．主な機能は貪食とタンパク質の分解である．細菌や組織の残骸を貪食したり，細胞外へタンパク質分解酵素を有するリソソームを放出し組織を分解，融解させる．好中球は細胞質内に顆粒を有することから後述の好酸球，好塩基球とあわせて顆粒白血球と呼ばれる．好中球は急性期の炎症にみられる代表的な炎症性細胞である（図7-2）．

2）好酸球

　好酸球は白血球の仲間で，全白血球の1〜5％を占める．細胞質内にエオジン色素によく染まるオレンジ色の顆粒を有している．過敏症や寄生虫感染時に多く出現する．Ⅰ型アレルギーによる炎症巣にも出現し，アレルギーを抑える働きを有していることが知られている（図7-3）．

3）好塩基球，肥満細胞

　好塩基球は白血球の仲間で，全白血球の約1％を占めている．細胞質内にヒスタミン，ヘパリン，セロトニンなどを含有する大きな好塩基性の顆粒を有している．細胞に刺激が加わると，細胞外へ顆粒を放出する脱顆粒という現象が起こる．同様の細胞が組織中にも存在しており，これは肥満細胞と呼ばれている．好塩基球も肥満細胞もⅠ型アレルギーと深く関係している（図7-4）．

4）リンパ球

　リンパ球は白血球の仲間で，全白血球の約25〜30％を占めている．一般的にT細胞とB細胞に分類され，T細胞は主に細胞性免疫や免疫の働きのコントロールに関わっており，B細胞は形質細胞に分化して抗体（免疫グロブリン）を産生し，液性免疫に関与する．その他のリンパ球にはナチュラルキラー細胞などがあり，これも細胞性免疫に関与している（図7-5）．

5）形質細胞

　形質細胞はB細胞が形質転換という現象を経て生じるB細胞由来の細胞

組織間葉系の細胞
結合組織を構成している細胞（線維芽細胞や血管内皮細胞など）

貪食
細胞の食作用のこと．

アズール顆粒
白血球が持っている顆粒．アズール色素に染まるのでこの名前がある．

リソソーム
小さな袋状の構造をした，消化作用を行う細胞内小器官

アレルギー
体を傷害する免疫の働き．

好塩基球の顆粒
ヒスタミンを始めとする局所循環障害に関わる物質を含んでいる．

T細胞
胸腺で分化成熟するリンパ球

B細胞
骨髄で分化成熟するリンパ球

ナチュラルキラー細胞
主に腫瘍免疫に関与するリンパ球

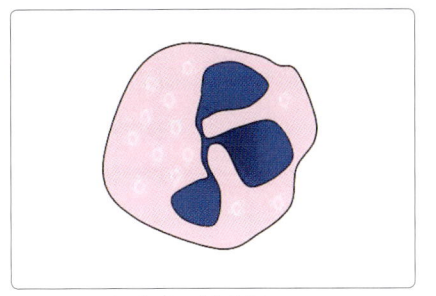

図7-2 好中球の模式図
核が分かれた葉のような形(分葉核)をしており,細胞質内には微細な顆粒(アズール顆粒,特殊顆粒)を含んでいる.

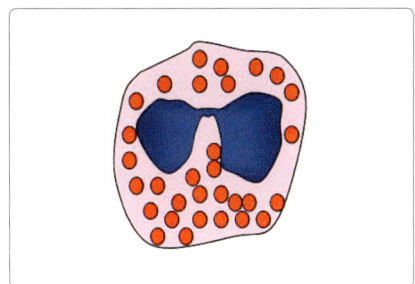

図7-3 好酸球の模式図
分葉核を有しており,細胞質内には多数の好酸性の顆粒(赤〜ピンク色)がある.

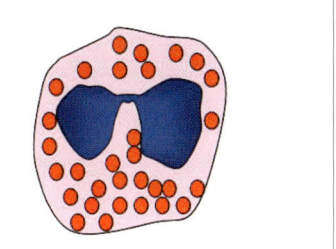

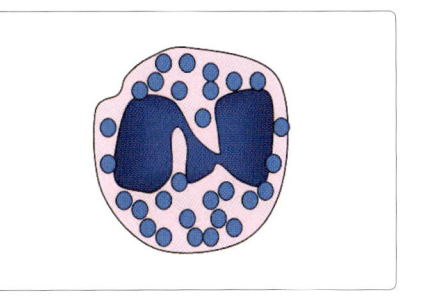

図7-4 好塩基球の模式図
細胞質内に多数の好塩基性の顆粒(青色)を有している.顆粒内にはヒスタミンなどを含んでいる.

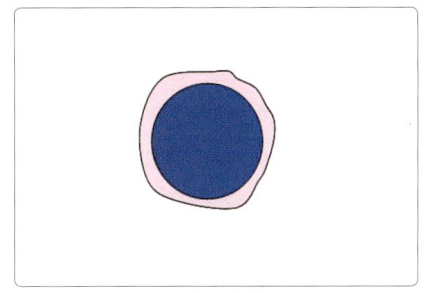

図7-5 リンパ球の模式図
円形の核を有する.細胞の大部分を核が占めており,他の白血球に比べ細胞質はわずかである.

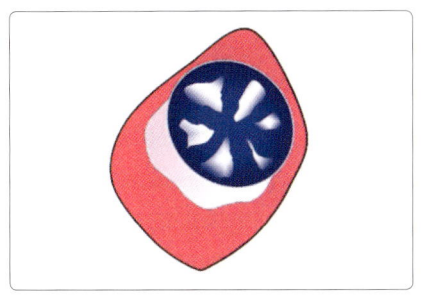

図7-6 形質細胞の模式図
核は細胞の隅の方にあり,車輪核と呼ばれる特徴ある核の構造を有する.核の周りには明るく見える部位(明庭)が存在する.

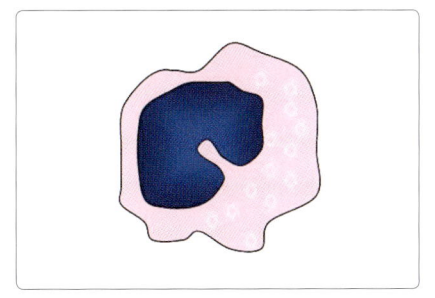

図7-7 単球の模式図
湾曲した核と豊かな細胞質を持つ大型の細胞.細胞質内には貪食空胞がみられる.

分葉核
分かれた葉のような形をした核

好酸性
酸性色素によく染色される性質

好塩基性
塩基性色素によく染色される性質

明庭
核周囲に明るく見える領域.ゴルジ装置が発達している.

抗体
抗原と特異的に結合するタンパク質

抗原
体に免疫反応を起こさせる物質

で,その主な働きは抗体の産生である.形質細胞は慢性炎症時に著明に現れる.細胞の核の構造は車軸状を呈し,細胞質内に偏在している.細胞内では抗体タンパクを多量に産生しているので,好塩基性で,ゴルジ装置が発達しているため核周囲が明るく見える核周明庭が観察される(図7-6).

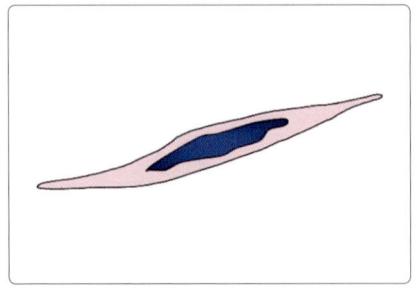

図7-8 線維芽細胞の模式図
細胞全体が特徴ある細長い形(紡錘形)を呈している．膠原線維を産生する．

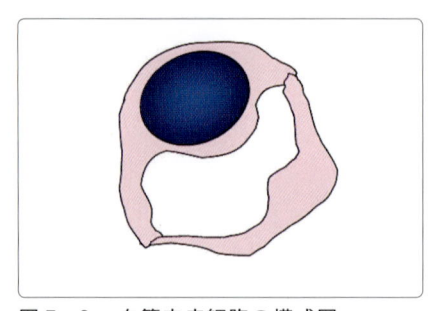

図7-9 血管内皮細胞の模式図
毛細血管は血管腔を取り巻く一層の内皮細胞で構成されている．

6）単球，マクロファージ

単球は白血球の仲間で，全白血球の約2%を占めている．単球は血管の中から組織へ遊走して行き，マクロファージもしくは組織球と呼ばれる細胞となる．これらの細胞は旺盛な貪食能を有しており，いわば組織の掃除を行う細胞である．マクロファージは，細胞内に取り込んだ抗原の処理や抗原提示を行い，広く炎症と免疫に関与する細胞である(図7-7)．

7）線維芽細胞

炎症においては，傷害性刺激により損傷を受けた組織を修復するために現れる細胞で，全身のいたるところに存在している．膠原線維(コラーゲン)をはじめとする細胞外基質を産生する能力を持っており，肉芽組織の主要な構成成分である．慢性炎症で多く出現する(図7-8)．

8）血管内皮細胞

血管内皮細胞は血管の内腔を覆っている細胞である．炎症においては傷害性の刺激や炎症性サイトカインの働きによりさまざまに変化し，局所循環障害発生に関与する．また，炎症における組織修復過程で毛細血管網を形成し，肉芽組織の主要な構成要素として働く(図7-9)．

7-4 炎症のケミカルメディエーター

炎症を生じている部位では先に説明したように，多種多様な炎症性細胞が活躍する．これらの細胞は，人間社会と同じように互いに連絡を取り，自分の役割を果たしていく．このように細胞間の情報のやり取りに使われる化学物質のことを一般にケミカルメディエーター(化学伝達物質)と呼ぶ．炎症に関わるケミカルメディエーターはその性質によって，①血管作動性アミン(ヒスタミン，セロトニン)，②血漿プロテアーゼ(キニン，補体関連因子，血液凝固関連因子)，③アラキドン酸代謝産物(プロスタグランジン，ロ

膠原線維
結合組織を構成する主要な成分(コラーゲン線維)

ヒスタミン，セロトニン，キニン
血管透過性や疼痛に関与する物質

補体
血液中にある免疫の働きに関与するタンパク

イコトリエン），④急性期反応物質，⑤サイトカインなどに分類される．これらの炎症性ケミカルメディエーターの主な働きは，血管透過性の亢進，白血球の遊走，白血球の活性化，組織傷害，組織の発熱，疼痛の発生などである．傷害因子により刺激を受けたり，破壊された細胞や組織などから放出された炎症性ケミカルメディエーターは，続く炎症反応の引き金となり，炎症反応の進展や調節など，炎症そのものに深く関与する．

7-5 急性炎症と慢性炎症

　炎症は，その経過により急性炎症と慢性炎症に分類される．一般的に急性炎症とは，その経過が速やかで早期に終息する炎症である．一方慢性炎症とは，細胞もしくは組織傷害の原因がなかなか取り除かれず，長期にわたり持続する炎症である．炎症巣を病理組織学的にみるならば，そこにさまざまな組織学的変化を観察することができる．細胞傷害を受けた後，それが治癒するまでの間，炎症巣を経時的に観察したならば，炎症の進展に伴って特徴のある組織像の移り変わりをみることができる．急性炎症を病理組織学的にみると，炎症の原因となる細胞傷害や組織傷害に対して生じる，局所での微小循環の変化と炎症性細胞反応であることがわかる．その結果，炎症の5大徴候が著明に観察される．すなわち，急性炎症とは炎症巣における循環障害が著明な炎症である．慢性炎症を病理組織学的にみると，炎症巣におけるリンパ球や形質細胞などの単核球の浸潤，線維芽細胞や毛細血管の増生が著明なことがわかる．すなわち，慢性炎症とは炎症巣での細胞増殖と修復反応が著明な炎症といえる．

　このように炎症とは段階的に進行する現象であり，病理組織学的に炎症巣をみた場合，その局面の主体をなす組織学的変化をもって急性もしくは慢性と判断するのである．図7-10に急性炎症と慢性炎症の模式図を示す．

プロスタグランジン
血管拡張など局所循環障害に関与する物質

ロイコトリエン
血管透過性や白血球の走化性に関与する物質

急性期反応物質
炎症の初期につくられ血清中に増加するタンパク（IL-1，C反応タンパクなど）

サイトカイン
免疫細胞がつくるケミカルメディエーター

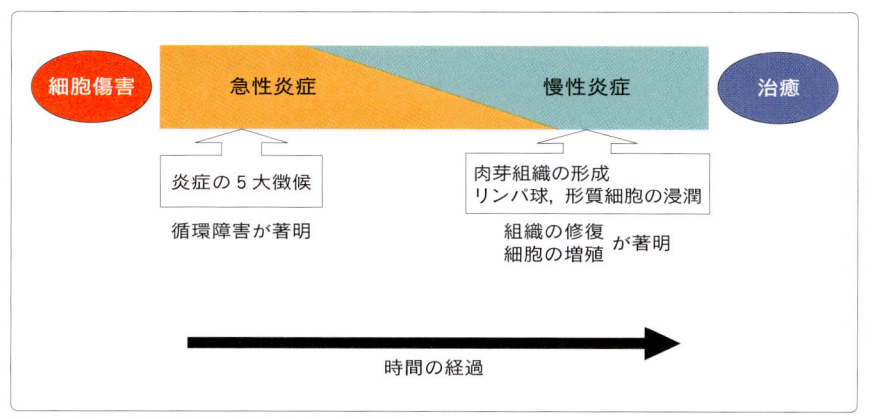

図7-10　急性炎症と慢性炎症の模式図
急性炎症は循環障害が著明，慢性炎症は組織の修復と細胞増殖が著明である．

7-6 炎症の経時的変化と組織学的変化

急性炎症と慢性炎症の項でも触れたように，炎症はつぎのような段階を経て進行する．すなわち，①細胞傷害，②局所循環障害，③細胞の増殖である．

以下，それぞれの段階の炎症巣における基本的な病理組織学的変化について解説する．

経時的変化
時間の進行に伴って生じる変化

1）細胞傷害

組織に何らかの傷害因子が作用しなければ炎症は始まらない．傷害因子によって傷害を受けた組織では，その傷害性刺激に対して細胞がなんとか適応しようとする．細胞は生きていくためにつねに細胞内外への物質の輸送，細胞内での物質の合成と分解を行っている．この細胞の営みのことを代謝という．傷害性刺激を受けることで細胞の代謝が阻害されると代謝異常が生じ，その結果，細胞内外での異常な物質の沈着など，形態的な変化が現れてくる．これを変性という．さらに傷害性刺激が強く，細胞がその刺激に適応できずに細胞死を生じた場合，これを壊死という．細胞傷害を受けた組織ではこのような組織学的変化がみられる．また，傷害因子により刺激を受けた細胞や組織，破壊された細胞などから炎症性ケミカルメディエーターが放出され，その後の細胞反応や循環障害を引き起こしていく．

代謝異常
代謝が障害された状態

壊死とアポトーシス
壊死は細胞が細胞傷害により「殺される」のに対し，アポトーシスはプログラムされた細胞死であり，いわば細胞の自殺である．

2）循環障害

傷害性刺激に対する組織の反応は，変性，壊死に続いて，微小循環系で生じる循環障害として現れてくる．微小循環系の構成は①細動脈，②前毛細血管，③毛細血管，④後毛細血管，⑤細静脈からなっており，ここが局所循環障害の舞台となる（図7-11）．

（1）血流と血管の変化

傷害因子が局所に作用すると血管応答が生じる．具体的には血管拡張，充血，血管内皮細胞の変化，血管透過性の亢進，滲出，血行停止などの変化が起こる．これらの反応は傷害された組織や炎症性細胞から放出されるケミカルメディエーターの作用のほか，血管を支配している神経，傷害因子そのものの働きなどにより生じる．

血管透過性
血管壁が持っている血液成分を通過させる性質

図7-11 微小循環系を示す模式図
微小循環系で細胞傷害に伴う循環障害が生じる．

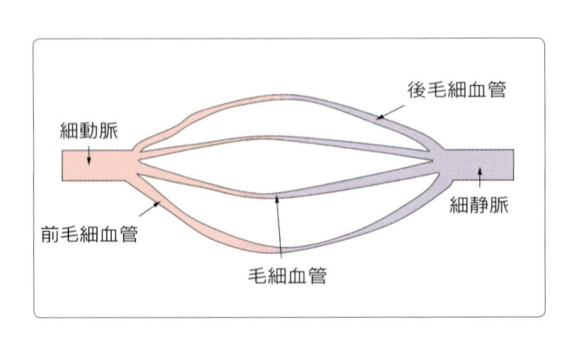

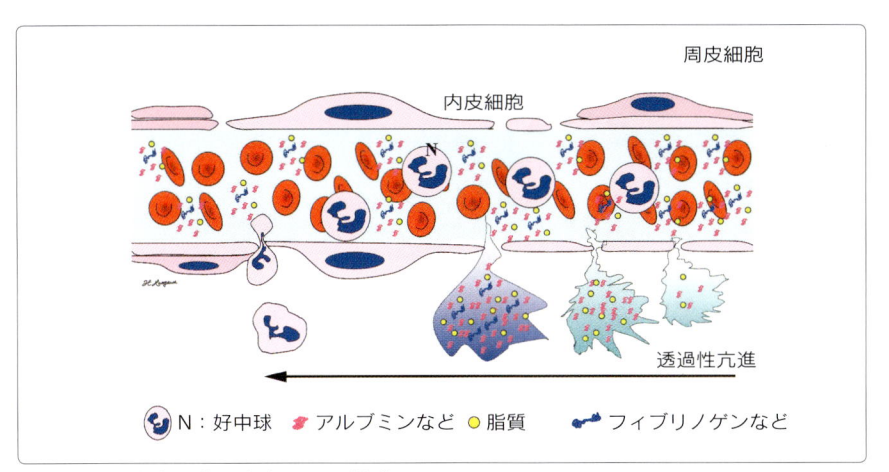

図7-12　炎症に伴う滲出を示す模式図
血管透過性が亢進するにつれタンパク質含有量が多く，大きな分子を含む滲出液に変化していく．液状成分とともに細胞成分も滲出する．

> **フィブリノゲン**
> 止血に関与する血液凝固因子の一つ
>
> **アルブミン**
> 血漿タンパクの6割を占める重要なタンパク

(2) 血管の透過性亢進と滲出

　通常，末梢の血管において血液成分は多少とも血管外へ滲み出ていく．血管の透過性亢進とは，血管内の液状成分や細胞成分が，通常の状態に比べ容易に滲み出していく状態を指す．これは血管腔を取り囲んでいる内皮細胞が変化して細胞間隙が拡大したり，血管内皮細胞が破壊されたりすることで生じる．また，滲出とは炎症により血液成分が微小血管系から周囲組織へ流出する現象を指す．血管外へ滲出した液体を滲出液，滲出した物質は滲出物と呼ばれている(図7-12)．血管の透過性が亢進するにつれ，水液状の滲出液から，血漿の滲出とタンパク質濃度の高い，多くの成分を含む滲出液に変化していく．さらに透過性の亢進が進むと，血球などの巨大な成分の滲出も生じる．炎症巣に液状成分が滲出すると浮腫が生じる．炎症による血管透過性亢進に伴う水腫(浮腫)を炎症性水腫という．

(3) 白血球の遊走

　血管の透過性が亢進してくると，液状成分とともに白血球も血管外へ滲出してくる．白血球は炎症巣などへ向かって自ら移動していくが，このような能力を遊走能という．炎症巣に到達した白血球は，炎症の原因や異物除去に働く(図7-13)．白血球の中でも好中球はその占める数が多く，急性期の炎症巣に出現する白血球の主体をなすものである．好中球は細胞質の顆粒内に活性酸素やタンパク質分解酵素を有しており，これを細胞外に分泌する(脱顆粒)ことにより，炎症巣に生じた壊死組織や細菌などを強力に融解・貪食する．同時に白血球は脱顆粒によりさまざまな炎症性ケミカルメディエーターを細胞外へ放出する．白血球は特定の化学物質や細菌などに向かって移動していくが，この能力を走化性といい，走化性を引き起こす物質を走化性因子という．

> **滲出液と漏出液(濾出液)**
> 滲出液は炎症に伴って血管の透過性が亢進し血管外へ漏れ出した液体であるのに対し，漏出液は炎症以外の原因で漏れ出した液体である．一般に滲出液のほうがタンパク含有量が多い．
>
> **炎症性浮腫**
> 滲出液が細胞間隙や体腔内に過剰に貯留した状態

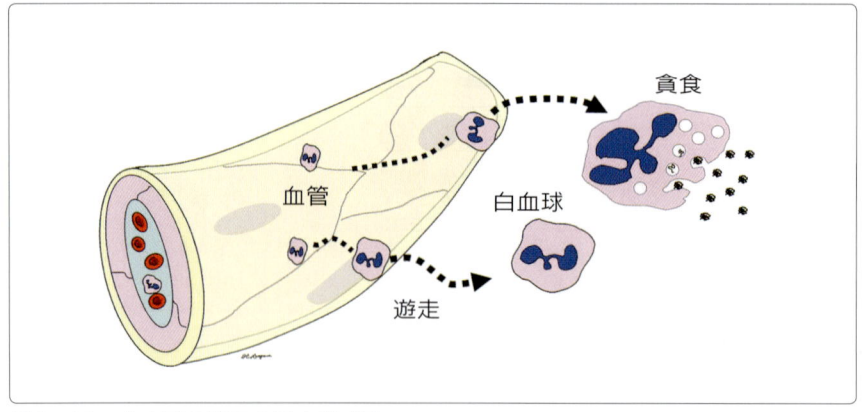

図7-13　白血球の遊走を示す模式図
白血球は走化性因子に導かれ，血管外へ滲出し炎症巣へと遊走する．

3）細胞の増殖

　細胞傷害，循環障害に続き，炎症巣では細胞の増殖が生じる．急性炎症と慢性炎症の項で説明したように，病理組織学的には細胞増殖が著明な炎症を慢性炎症という．すなわち，細胞傷害や炎症の過程で破壊された組織の修復反応がみられる段階である．慢性炎症における病理組織学的特徴は，リンパ球，形質細胞を主体とする円形細胞の浸潤と肉芽組織の形成である．リンパ球や形質細胞は炎症巣における免疫反応（細胞性免疫と液性免疫）を担う．単球，マクロファージも炎症の場に出現し，異物，壊死組織，細菌などの貪食処理を行うほか，免疫機構において重要な抗原提示を行う．また，巨細胞と呼ばれる多数の核を持つ大型の細胞の出現をみることがある．炎症の際にみられる巨細胞には，ラングハンス巨細胞，異物巨細胞などがある．肉芽組織は線維芽細胞，毛細血管，リンパ球などの炎症性細胞からなる幼若な血管結合組織で，炎症の過程で生じた組織の残骸，壊死物質，滲出物などの異物を処理し，欠損した組織の修復を行う．図7-14に肉芽組織の組織像と模式図を示す．

7-7　炎症の分類

　炎症を基本病態によって分類すると，変質性炎，滲出性炎，増殖性炎に分類することができる．変質性炎は細胞傷害が強く，組織の変性や壊死が著明であるが，組織の循環障害や細胞の増殖などはほとんどみられないものをいう．滲出性炎は循環障害に伴う滲出が著明な炎症である．いわゆる急性炎症の多くは滲出性炎である．増殖性炎は細胞の増殖が著明な炎症であり，慢性炎症と呼ばれるものはこれに該当する．また，ある特殊な疾患では肉芽腫と呼ばれる特殊な組織構築の形成を伴う炎症巣がみられる．これを肉芽腫性炎あるいは特異性炎という．

細胞性免疫
細胞成分が主体となる免疫反応

液性免疫
抗体が主体となる免疫反応

抗原提示
自分が貪食した異物の一部をTリンパ球に提示すること

肉芽腫
類上皮細胞（マクロファージに由来）という特殊な細胞が出現する結節状の肉芽組織

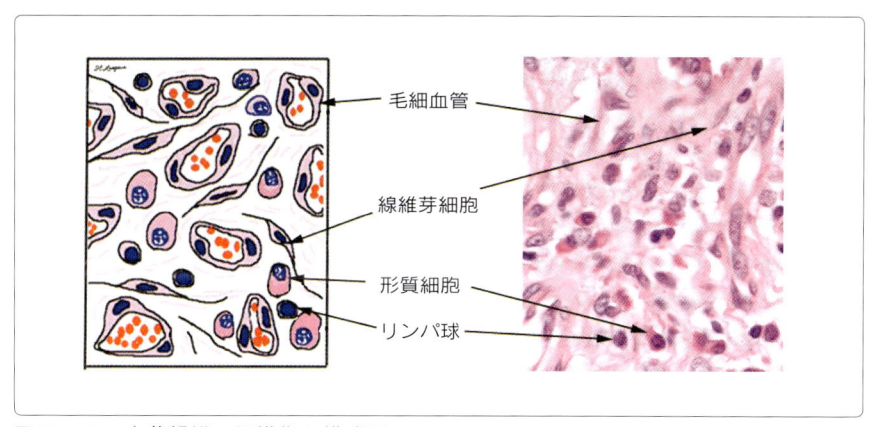

図7-14 肉芽組織の組織像と模式図
肉芽組織は毛細血管，線維芽細胞，リンパ球，形質細胞などの炎症性細胞からなる．

1）変質性炎

傷害を受けた細胞や組織の変性，壊死などの組織損傷が著明に現れて，炎症性細胞の滲出や細胞の増殖に乏しい炎症である．実質臓器によくみられるため，実質性炎とも呼ばれる．変質性炎は，劇症肝炎，プリオン病，中毒などでみられる．

2）滲出性炎

滲出性炎とは炎症に伴う血管の透過性亢進により，血管からさまざまな血液成分が滲み出してくる滲出という現象が著明な炎症である．滲出物の性状によって，漿液性炎，カタル性炎，線維素性炎，化膿性炎，出血性炎，壊疽性炎に分類されている．

（1）漿液性炎

漿液の滲出を主体とする滲出性炎を漿液性炎という．漿液性滲出物は血漿由来のタンパクを含んでいるが，線維素や細胞成分は乏しい．熱傷の際に生じる水疱や虫さされの腫れ，アレルギー性鼻炎などが漿液性炎に含まれる．

（2）カタル性炎

損傷を伴わない粘膜表層で生じる滲出性炎をカタル性炎といい，漿液の滲出が著明なものは漿液性カタル，滲出物中に粘液を多く含むものを粘液性カタル，好中球の滲出が著明なものを膿性カタルという．

（3）線維素性炎

滲出液中に多量の線維素を含む滲出性炎を線維素性炎という．炎症巣では線維素の析出がみられる．線維素の析出と壊死物などによって偽膜を形成する場合は偽膜性炎と呼ばれる．この炎症は粘膜，漿膜，肺などでよく認められる．

劇症肝炎
ウイルス性肝炎などでみられる非常に症状の激しい肝炎

プリオン病
病原性プリオンと呼ばれるある種のタンパク質が原因で起こる疾患

偽膜
線維素と壊死物質などが加わってできた膜状の物質

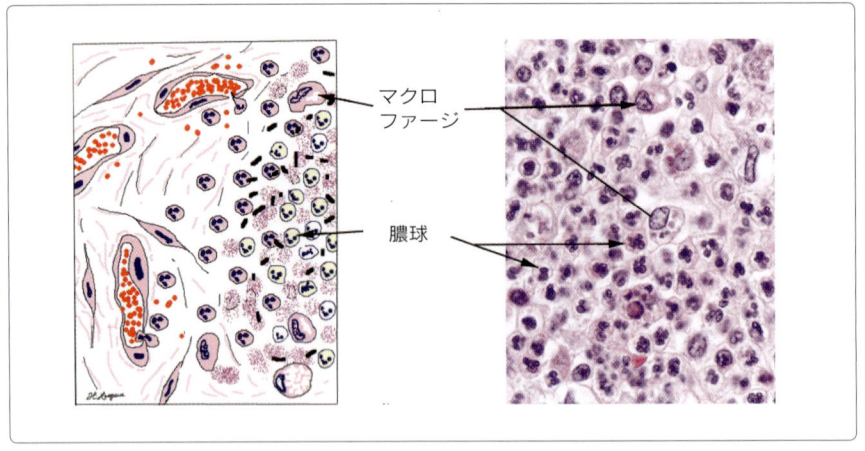

図7-15　化膿性炎の組織像と模式図
化膿性炎では著明な好中球の滲出がみられる．膿中には多量の変性した好中球が存在し，マクロファージが壊死に陥った細胞を貪食している．

膿球
脂肪変性した好中球

（4）化膿性炎

滲出液中に多量の好中球を含む滲出性炎を化膿性炎という．滲出物はアルカリ性で，細菌など異物を貪食して脂肪変性を生じた好中球と血清を含んでいる．化膿性炎は化膿菌（ブドウ球菌，連鎖球菌，肺炎双球菌，緑膿菌，淋菌など）の感染により生じる場合が多い．図7-15に化膿性炎の組織像と模式図を示す．化膿性炎は病理組織学的につぎの3つに分けられる．

□膿瘍

好中球はその細胞質内に組織や細胞を分解するような物質（タンパク質分解酵素など）を持っているが，これらは細菌などの異物のみならず，周囲の正常組織へも作用する．多数の好中球が組織内に限局して浸潤すると，その部位が融解壊死を起こして空洞を形成し，その部位に膿が溜まった状態となる．これを膿瘍という．

また，貯留した膿を体外へ排出するための通路が形成されることがあり，体表などに生じたその出口を瘻孔という．

□蓄膿症

副鼻腔や胸腔など，私たちの体にあらかじめ備わっている解剖学的な腔内に膿が貯留した状態を蓄膿症という．

□蜂巣炎（蜂窩織炎）

化膿性炎のうち，好中球が組織中にびまん性に浸潤する特徴を有するものを蜂巣炎という．炎症巣を教室の床，好中球をビー玉に例えると，教室に大バケツ一杯のビー玉をばら撒いたような状態である．組織構造は保たれているが，広い範囲に好中球の浸潤と浮腫を伴う．

（5）出血性炎

文字どおり，滲出物中に多量の赤血球を含んでいる滲出性炎を出血性炎

という．微小循環系の漏出性出血や破綻性出血により生じ，滲出液は出血のために赤色を呈する．

(6) 壊疽性炎

炎症巣の組織や細胞が壊死した部位に，腐敗菌の感染などの二次的な修飾が生じたものである．このような特殊な壊死の形を壊疽と呼ぶ．腐敗菌が感染すると硫化水素を主体とするガスを産生するため強い悪臭を放つ．

3）増殖性炎

細胞の増殖を特徴とする炎症が増殖性炎で，具体的には肉芽組織の増殖が主体となる炎症である．炎症性の刺激が長く持続している場合に起こる．炎症巣では多数の毛細血管，線維芽細胞，リンパ球，形質細胞，マクロファージが炎症性肉芽組織を形成する．代表的な疾患として肝硬変症などがある．

4）肉芽腫性炎（特異性炎）

炎症巣に肉芽腫と呼ばれる特殊な肉芽組織を形成する炎症を肉芽腫性炎という．肉芽腫とは類上皮細胞と呼ばれる細胞が多く集合して，リンパ球の浸潤を伴った結節状の構造を形成したものである．類上皮細胞とはマクロファージが病原体や異物の処理に際し，その細胞の形を変えたものである．また，これらの細胞は融合し多核巨細胞を形成する．

以下，肉芽腫性炎を生じる疾患について概説する．

(1) 結核症

結核症は結核菌（*Mycobacterium tuberculosis*）の感染によって生じる．結核菌に感染すると炎症巣に結核結節と呼ばれる肉芽腫を形成する．その構造は中心部に乾酪壊死巣と呼ばれる壊死組織の形成があり，その周囲に類上皮細胞と多核巨細胞を交えた類上皮細胞層が形成される．ここに出現する巨細胞はラングハンス巨細胞と呼ばれる，特徴のある巨細胞である．この類上皮細胞層は特異肉芽組織と呼ばれる．さらにその周囲にはリンパ球浸潤を伴った通常の肉芽組織の形成がみられる．これは非特異肉芽組織と呼ばれる．

□ 乾酪壊死

乾酪とはチーズのことである．結核結節のほぼ中央部に形成される．これは結核菌の感染が生じた組織で激しい戦いが起こり，好中球や単核球，周囲組織が壊死を生じた結果生じる．肉眼的にはチーズのように見える．

□ 特異肉芽組織

乾酪壊死巣の周囲に形成される類上皮細胞層は通常の肉芽組織とは異なり，類上皮細胞が主体をなすので特異肉芽組織と呼ばれる．類上皮細胞は類円形から紡錘形で，上皮細胞に類似している．また，ここに出現するラングハンス巨細胞は多数の核を持つ多核巨細胞で，核が細胞体の周辺部に

漏出性出血
血管透過が亢進した結果生じる出血

破綻性出血
文字どおり血管が破れて生じる出血

腐敗菌
主にタンパク質を分解してアンモニアや硫化水素などを産生する菌

肝硬変症
慢性肝炎が進行した結果，肝臓が線維組織によって置換され硬く変化した状態

結核菌
結核菌を同定する特殊な染色法としてチール・ネルゼン（Ziehl-Neelsen）染色がある．

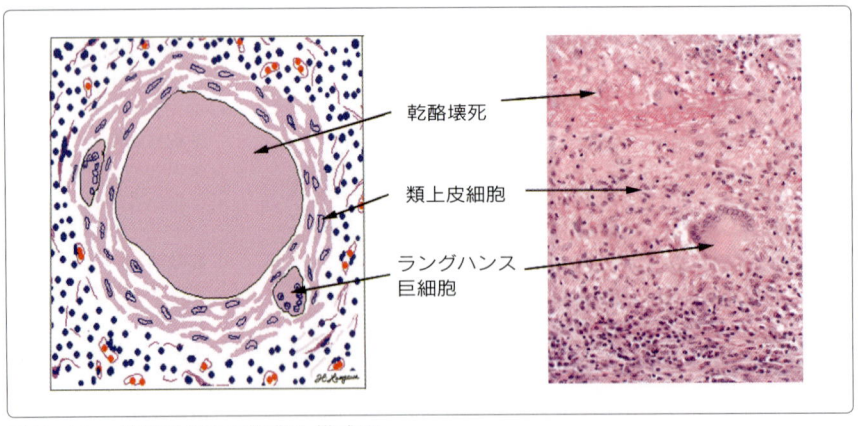

図7-16 結核結節の組織像と模式図
結核結節の中央部に乾酪壊死巣があり，その周囲を取り囲むように類上皮細胞層，非特異的肉芽組織がある．類上皮細胞層には馬蹄形の核の配列を有するラングハンス巨細胞がみられる．

馬蹄形（馬のひずめのような形）に並ぶ特徴を持っている．

□非特異肉芽組織

　類上皮細胞層の外側に形成される肉芽組織は，毛細血管，線維芽細胞，リンパ球を主体とする通常の肉芽組織であり，肉芽腫性疾患に特異的にみられるものではないので非特異的肉芽組織と呼ばれる．図7-16に結核結節の組織像とその模式図を示す．

(2) 梅毒

　梅毒はスピロヘータに属するトレポネーマ・パリダム（*Treponema pallidum*）という病原体の感染によって起こり，特異性炎を生じる．その感染経路から先天性梅毒と後天性梅毒に分けることができる．

□先天性梅毒

　梅毒に罹患している母親の胎盤を通して胎児が感染するものを先天性梅毒という．母体内の胎児がいつ感染するかにより，病態は異なる．出生後2年を経過して症状があらわれるものを晩期型といい，ハッチンソン（Hutchinson）の三徴候（実質性角膜炎，ハッチンソンの歯，迷路性聾）という特徴的な症状がみられる．

□後天性梅毒

　多くは性行為によって感染する．後天性梅毒は病状の進行からつぎの4期に分けられる．

①第1期

　感染後約3週間で感染部局所に硬い無痛性の丘疹が生じる．これを初期硬結という．男性では陰茎の表皮，女性では外陰部などに現れる．初期硬結を生じた部位に潰瘍が形成されたものを硬性下疳という．さらに，所属リンパ節の腫脹もみられ，これを無痛性横痃という．

ハッチンソンの歯
永久歯の上顎切歯にみられる歯の異常

②第2期

　感染後3か月を経過すると局所に感染していたスピロヘータは血液中に侵入し，感染は全身へと拡大する．皮膚の梅毒疹，全身倦怠感，悪寒，頭痛，リンパ節腫脹などの症状が現れる．第2期になると梅毒血清反応が陽性となる．

③第3期

　感染後3年を経過するとスピロヘータにより全身の臓器が侵される臓器梅毒と呼ばれる状態になる．臓器梅毒では梅毒に特異的な肉芽腫であるゴム腫の形成がみられる．

（3）ハンセン病

　癩菌の感染により発病し，肉芽腫性炎を生じる．長い潜伏期間の後，リンパ行性もしくは血行性に広がり，全身の皮膚や神経を侵す．

（4）チフス症

　チフス菌の感染により肉芽腫性炎を生じる．チフス菌は腸粘膜から体内に侵入しリンパ管を経て腸間膜リンパ節などに病巣を形成する．また，早期に菌血症を発症する．

（5）ブルセラ症

　ブルセラ菌の感染により発病し，肉芽腫性炎を生じる．体のさまざまな臓器に肉芽腫が形成される．もとはヤギやウシなどにみられた感染症であるがまれにヒトにも感染する．

（6）野兎病

　野兎病菌の感染により発病し，肉芽腫性炎を生じる．野兎から感染することが多い．菌の侵入部に潰瘍の形成がみられ所属リンパ節が腫脹する．

（7）真菌症

　真核生物である真菌類の感染による感染症を真菌症という．真菌症は表在性のものと内部臓器にまで及ぶ深在性のものに分けることができる．真菌症には，カンジダ症（モリニア症），アスペルギルス症，クリプトコッカス症などがある．口腔カンジダ症は口腔内の常在菌である *Candida albicans* の日和見感染によって生じる．免疫力の低下した高齢者などに発症する．

ハンセン病
癩菌は感染力が弱く，健康な人はほとんど感染しない．

アスペルギルス症
Aspergillus fumigatus の感染で起こり，主に呼吸器を侵す

クリプトコッカス症
Cryptococcus neoformans の感染で起こる．

日和見感染
個体の免疫力が低下したときに生じる感染症

> 復習しよう！
>
> **1　急性炎症で著明な組織変化はどれか．**
> a　滲　出
> b　変　性
> c　増　殖
> d　壊　死
>
> **2　化膿性炎で滲出が著明なのはどれか．**
> a　好中球
> b　好酸球
> c　好塩基球
> d　マクロファージ
>
> **3　肉芽腫に特徴的に出現する細胞はどれか．**
> a　好中球
> b　肥満細胞
> c　類上皮細胞
> d　マクロファージ

＜解答＞
1：a
2：a
3：c

chapter 8 免疫と免疫異常

学習目標
- □ 免疫について説明できる．
- □ 免疫反応について分類できる．
- □ 液性免疫と細胞性免疫について説明できる．
- □ アレルギー反応について分類できる．
- □ 免疫不全について説明できる．
- □ 自己免疫疾患について説明できる．
- □ 自己移植と同種同系移植について説明できる．
- □ 同種異系移植と異種移植について説明できる．

＜免疫と免疫異常の概説＞

麻疹など病気に一度かかるとふたたび発病しないか症状が軽度で治る．これは生体に免疫というシステムが備わっていることによる．免疫とは，生体へ侵入した物質（タンパク質，糖タンパク，多糖類，糖脂質などの抗原）が自身の構成成分であるか否か，すなわち自己（self）であるか非自己（not self）かを認識して，非自己である場合にはこれを特異的に排除する仕組みである．細菌，ウイルスなどの病原体をはじめ，花粉，食物，薬物，腫瘍細胞，他人の移植臓器などは非自己の構成成分を有しており免疫反応が生じる．これに対し，自己の構成成分に対しては，通常，免疫反応は生じない．これを免疫寛容という．

免疫異常としてはアレルギー，免疫不全，自己免疫疾患がある．免疫反応が過剰に発現することで生体が炎症などにより傷害されることがある．これをアレルギーといい，種々のアレルギー性疾患が引き起こされる．また，先天的あるいは後天的に免疫機構に欠陥があると，免疫不全となる．免疫不全では非自己を排除できず種々の感染症や悪性腫瘍などに罹患しやすくなる．さらに，通常は自己の構成成分に対する免疫反応は生じないが，ときに自己の構成成分を非自己と認識して免疫反応が生じ，自身の組織，臓器が破壊されることがある．このような疾患を自己免疫疾患という．

8-1 免疫反応

生体に侵入した抗原（非自己）に対して生体が感作され，抗原と特異的に結合する抗体を産生したり，反応性にリンパ球が増殖することにより抗原（非自己）を排除することを免疫反応という．抗原と結合する抗体はIgG，IgM，IgA，IgD，IgEの5種類があり，Bリンパ球から分化した形質細胞が産生，分泌する．

免疫反応は，たとえば細菌（抗原を含む）が侵入するとマクロファージや樹状細胞がこれを貪食し，抗原を明らかにして，抗原をナイーブTリンパ球（Th0：抗原刺激を受ける前のヘルパーTリンパ球）に提示する．抗原に感

マクロファージ（大食細胞，組織球）
貪食作用を有する大型の細胞で，大食細胞ともいう．血中にある単球が炎症などで血管外に遊走してきたものである．組織中の組織球とは同義語．細胞質内に食胞を持ち，細菌や異物を貪食，消化する．また抗原情報をTリンパ球に伝える抗原提示細胞としても機能している．

樹状細胞（DC：dendritic cell）
枝のような細胞突起を持った細胞で，抗原提示細胞として機能する免疫細胞の一種である．皮膚や粘膜（鼻腔，肺，胃，腸）などに広く存在し，表皮にある樹状細胞はランゲルハンス細胞と呼ばれる．抗原を取り込み，活性化してリンパ球に抗原を提示する抗原提示細胞である．

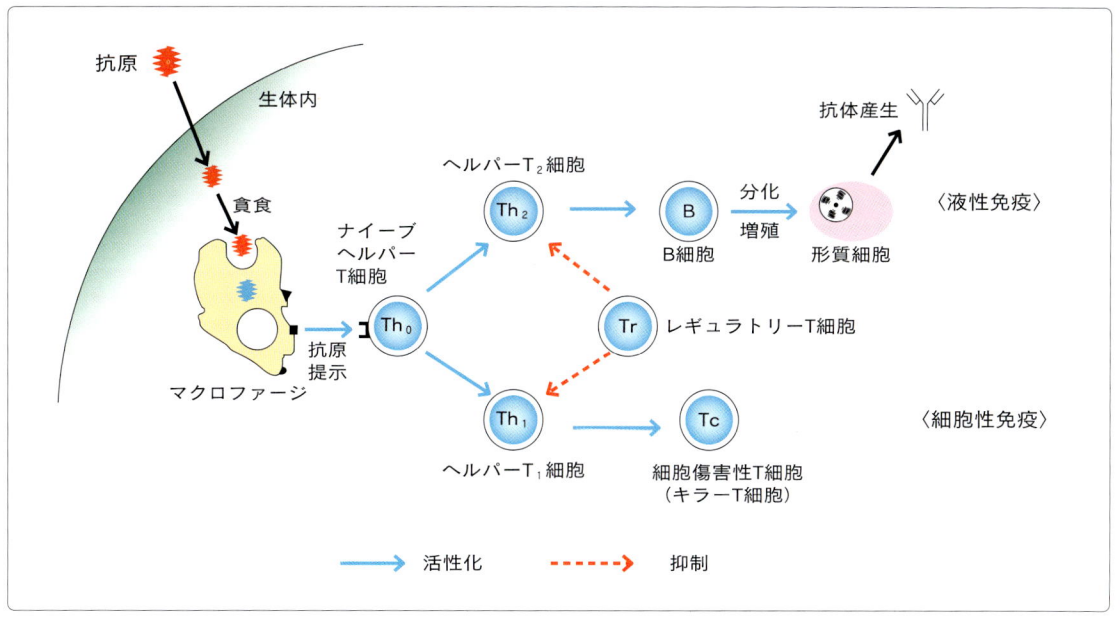

図8-1 免疫機構

作された感作Tリンパ球はTh1とTh2の2種類に分化する．Th1は細胞傷害性Tリンパ球(キラーT細胞：Tk)を刺激して細胞性免疫を調整し，またTh2はBリンパ球を刺激して液性免疫を調整する．一方，レギュラトリーTリンパ球(Tr)があり，ヘルパーTリンパ球に対し抑制的に作用する．またTh1とTh2は互いを抑制する．免疫反応には抗体が関与する液性免疫と抗体が関与しない細胞性免疫がある(図8-1)．

8-2 アレルギー

免疫反応(液性免疫，細胞性免疫)は，ときに生体組織を障害し，病的状態を引き起こす場合がある．このような免疫反応をアレルギーという．アレルギー反応にはⅠ型～Ⅳ型の4つがある．Ⅰ型からⅢ型は即時型アレルギーで，抗体が関与する液性免疫が主体をなし，Ⅳ型は遅延型アレルギーで，細胞性免疫が主体をなす．また特異抗体が細胞のレセプターに結合して細胞の増殖や機能亢進ないし低下を引き起こすものをⅤ型に分類している．

1) Ⅰ型アレルギー(アナフィラキシー型過敏反応)(図8-2)

生体に侵入した特異抗原(花粉，粉塵，食物，薬物)などによりIgEが産生されると，IgE(Fc部)は肥満細胞や好塩基球の表面のFcレセプターに結合する．そこにふたたび同じ特異抗原が侵入すると，抗原とIgEが結合し，そのとき肥満細胞や好塩基球に脱顆粒が生じ顆粒内のヒスタミン，セロトニンなど化学伝達物質が放出され，炎症など種々の病的状態を引き起

液性免疫
特異抗体(免疫グロブリン)による免疫をいう．免疫グロブリンはIgG, IgM, IgA, IgD, IgEの5種類がある．

細胞性免疫
リンパ球による免疫で，抗体は関与しない．抗原により感作されたヘルパーTリンパ球(CD4陽性)からサイトカインが放出され，キラー細胞，細胞傷害性Tリンパ球による標的細胞の障害が生じる．

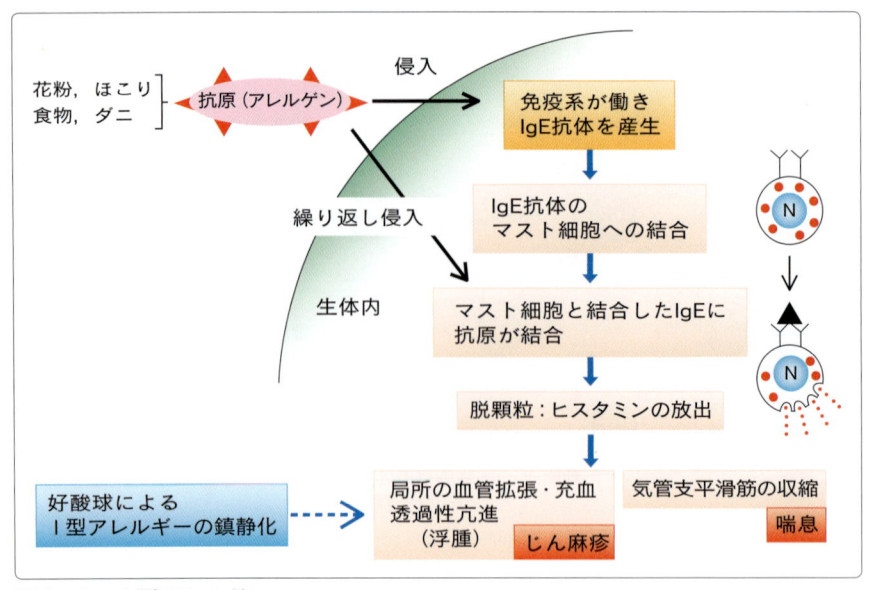

図8-2 Ⅰ型アレルギー

こす．この化学伝達物質の一つであるヒスタミンは充血，血管の透過性亢進，平滑筋の収縮などの作用を有しており，その結果，アレルギー性炎症や気管支収縮による喘息，呼吸困難などを引き起こす．じん麻疹，花粉症，アトピー性皮膚炎，気管支喘息などはⅠ型アレルギーによる．また，反応が激しく，急激な循環障害，呼吸困難を引き起こす場合をアナフィラキシーといい，ペニシリン過敏症，食物アレルギー，スズメバチ毒などではアナフィラキシーショックにより死に至ることもある．

2）Ⅱ型アレルギー（細胞傷害型過敏反応）（図8-3）

標的細胞（赤血球，白血球，血小板など）の表面抗原に対する抗体の結合によって引き起こされる細胞傷害反応で，IgGまたはIgMが関わっている．細胞傷害の機序として，補体の活性化が起こり細胞溶解反応による標的細胞の破壊（補体依存性細胞溶解反応）や，標的細胞表面抗原に結合した抗体のFc部にTc細胞（細胞傷害性T細胞）が結合することによる標的細胞の傷害（抗体依存性細胞媒介性細胞傷害）あるいはマクロファージなど食細胞による標的細胞の貪食などが考えられている．

このⅡ型アレルギー反応には血液型不適合輸血，Rh型不適合による新生児溶血性貧血（胎児赤芽球症），特発性血小板減少性紫斑病，薬剤アレルギーやグッドパスチャー症候群などが挙げられる．

3）Ⅲ型アレルギー（免疫複合体型過敏反応）（図8-4）

抗原と抗体が結合した抗原・抗体複合体（免疫複合体）が小血管壁や周囲組織に沈着することによって血管炎など組織傷害が引き起こされる．すな

マスト細胞
マスト細胞は肥満細胞ともいい，細胞内にヒスタミンを含む顆粒を多数有している．同じような細胞に好塩基球（白血球の一種）がある．これらの細胞はIgEのFc部のレセプターを有している．

血液型不適合輸血
ABO型の不適合輸血の場合，血清中の抗A，抗B自然抗体が不適合赤血球に結合して溶血が生じる．

Rh型不適合による新生児溶血性貧血
Rh血液型でRh陰性の母親がRh陽性の胎児を妊娠した場合，母親に抗Rh抗体が産生されると第2子以降の胎児の赤血球の抗原と反応し，溶血を起こす．

グッドパスチャー症候群
基底膜に対する自己抗体により，肺の血管や腎糸球体の基底膜を破壊することによって生じる．肺出血や腎炎を主症状とする症候群である．

chapter 8　免疫と免疫異常

図8-3　Ⅱ型アレルギー

図8-4　Ⅲ型アレルギー

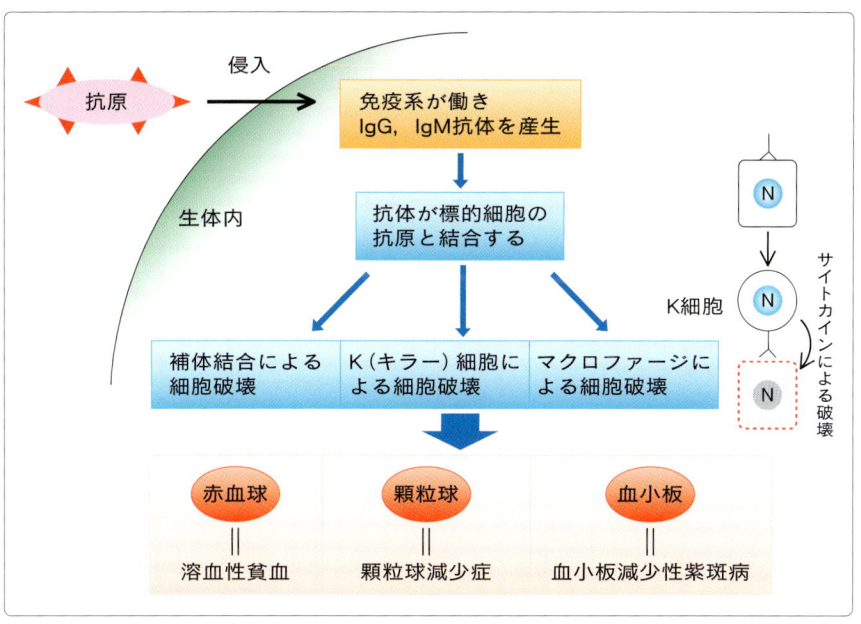

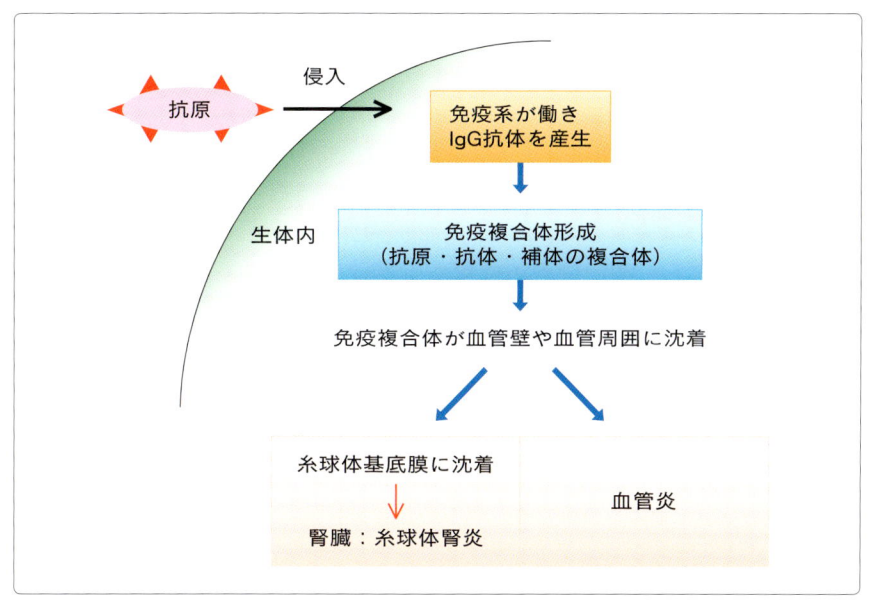

Ⅱ型アレルギー
Ⅱ型アレルギーにより血管(肺)の基底膜が標的となり破壊されると，グッドパスチャー症候群を生じる．また，標的細胞が精子の場合は，男性不妊症となる．

Ⅲ型アレルギー
①アルサス型：補体活性能が強く血管透過性の亢進や好中球の浸潤を引き起こし組織で傷害する．
②血清型では抗原過剰の状態で免疫複合体が形成されている．分子量が小さく可溶性であるため血液中で循環しつづけることが多く腎糸球体基底膜に沈着しやすい→糸球体腎炎を発症
③その他，化学薬品，B型肝炎ウイルスの外被タンパク，自己の核成分，サイログロブリンなどが免疫複合体の抗原成分となりうる→甲状腺炎，関節炎，間質性肺炎の発症

わち，免疫複合体により補体系の活性化が生じ，さらに肥満細胞や好塩基球から化学伝達物質が放出され，血管透過性の亢進や好中球の浸潤を起こす．また，免疫複合体は血小板を凝集させ，微小血栓を形成する．さらに，免疫複合体が補体系を活性化して細胞溶解作用による組織破壊が起こる．アルサス反応や血清病，糸球体腎炎などがある．

69

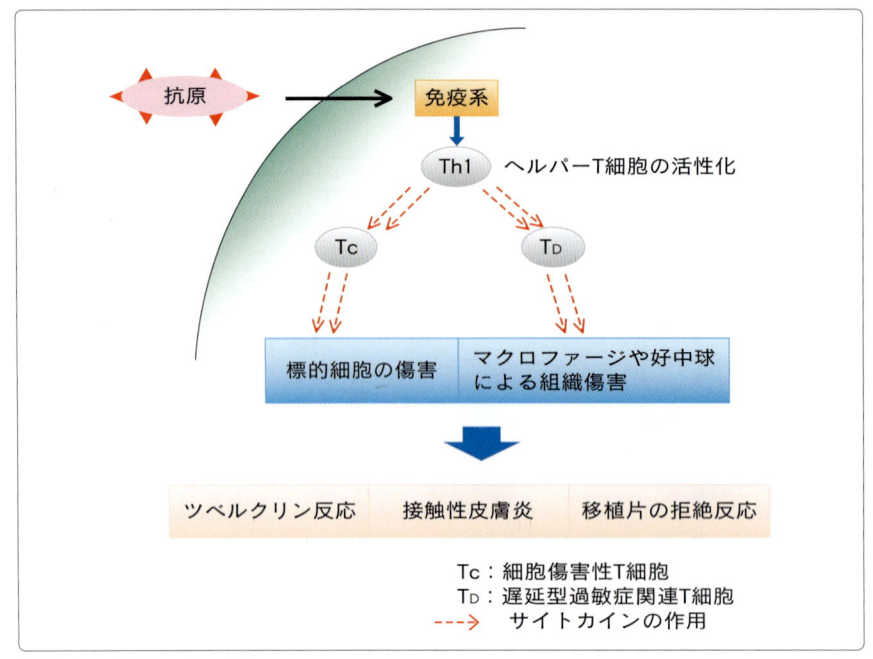

図8-5 Ⅳ型アレルギー

4）Ⅳ型アレルギー（遅延型過敏反応）（図8-5）

Tc細胞（細胞傷害性T細胞）とT_D細胞（遅延型過敏症関連T細胞）が関与する細胞性免疫機序による組織障害がみられる．抗原情報を受けたTc細胞やT_D細胞は種々のサイトカイン（インターロイキン，マクロファージ活性化因子，インターフェロンγなど）を分泌し，標的細胞の傷害やマクロファージや好中球を介した組織傷害を引き起こす．ツベルクリン反応，接触性皮膚炎（金属アレルギー），腫瘍免疫，移植免疫などがある．

5）Ⅴ型アレルギー（抗受容体型過敏反応）（図8-6）

自己の細胞に対する自己抗体が作られ，細胞膜のレセプターと自己抗体とが反応して細胞の機能が異常に亢進または低下するアレルギー反応である．異常亢進する代表的な疾患にはバセドウ病があり，異常低下するものには重症筋無力症がある．

8-3 免疫不全症

免疫機構（液性免疫，細胞性免疫）に欠陥があり，免疫機能が低下したり，機能しない状態を免疫不全という．先天性免疫不全と後天性免疫不全がある．免疫不全では，感染や腫瘍発生に対する抵抗力が著しく低下する．

先天性免疫不全では先天性に胸腺欠損がありTリンパ球の成熟障害により細胞性免疫不全が生じる場合や遺伝子異常によりBリンパ球の成熟が傷

バセドウ（Basedow）病
体内に甲状腺を刺激する抗体が生じ，甲状腺刺激ホルモンの代わりに甲状腺を過剰刺激する．そのため甲状腺ホルモンが過剰に分泌され，甲状腺のびまん性腫大，眼球突出などの症状を呈す．

重症筋無力症
筋肉収縮に関連するニコチン性アセチルコリン受容体に抗アセチルコリン受容体抗体（自己抗体）が結合するため，アセチルコリンの神経・筋伝達を阻害し筋肉が収縮できなくなる自己免疫疾患である．特定疾患に指定されている難病

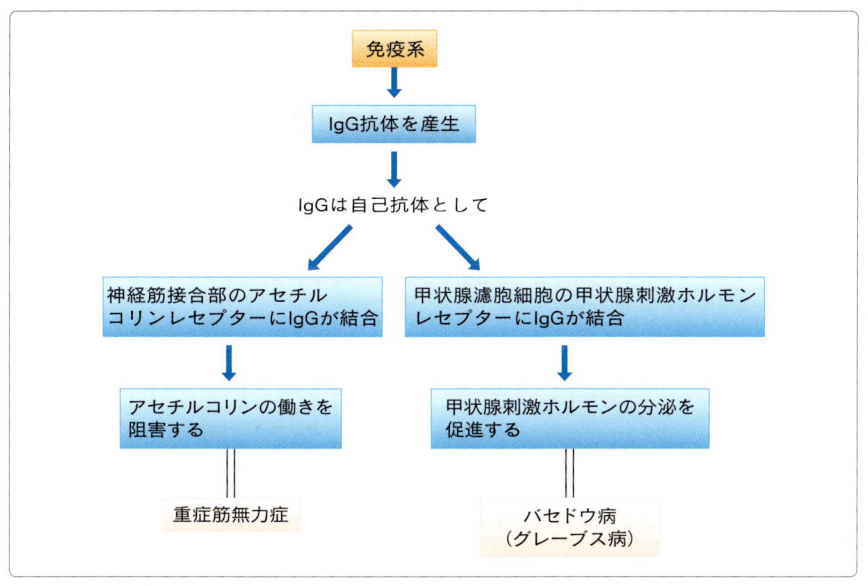

図 8-6　Ⅴ型アレルギー

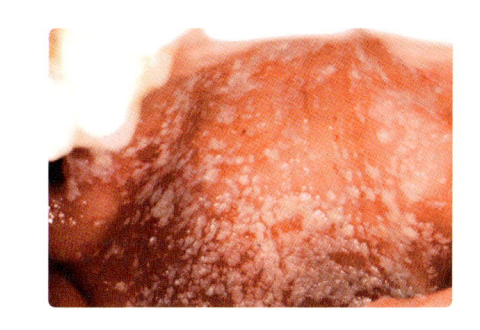

図 8-7　AIDS の口腔カンジダ症

害され，液性免疫不全が生じる場合がある．

　後天性免疫不全ではウイルス感染，免疫抑制剤の投与や放射線照射などにより生じる．HIV（ヒト免疫不全ウイルス）の感染により引き起こされる免疫不全症候群を AIDS という．HIV は血液や性的接触により感染し，とくに免疫反応に重要なヘルパー T リンパ球（CD4 リンパ球）に感染し，これを破壊する．そのため免疫機構が傷害され，種々の感染症や悪性腫瘍が発症する．カンジダ症（図 8-7）やニューモシスチス肺炎などの感染症やカポジ肉腫や悪性リンパ腫などがしばしばみられる．

8-4　自己免疫と疾患

　免疫反応では自己と非自己の抗原は明確に区別されるが，通常，自己の抗原に対しては免疫寛容により自己抗体や自己反応性 T 細胞は形成されず，自己の細胞は破壊，排除されない．しかし，ときに自分自身の細胞（構成要素）に対して液性免疫や細胞性免疫が働き，組織傷害による特有の疾

ニューモシスチス肺炎
ニューモシスチスは免疫力が低下すると，活性化して肺炎を起こす．HIV 感染者は免疫力が低下し，CD4 細胞数が減少（100/mm³）すると発病しやすい．エイズ指標疾患のうちもっとも多い日和見感染症である．口腔カンジダ症も AIDS にしばしばみられる日和見感染症である．

患を生じる．この疾患を自己免疫疾患という．
　自己免疫疾患には
①全身性エリテマトーデス
②慢性関節リウマチ
③シェーグレン(Sjögren)症候群
④Ⅰ型糖尿病(インスリン依存性)
⑤特発性血小板減少性紫斑病
⑥溶血性貧血
⑦橋本病
⑧バセドウ(Basedow)病
⑨天疱瘡
⑩ベーチェット(Behçet)病
⑪多発性筋炎
⑫リウマチ熱
など多数がある．

8-5　移植と免疫

　移植とは病気などで機能障害に陥った臓器を自分自身や他の個体の健全な臓器で置き換えることである．

　移植される臓器，組織を移植片(グラフト)といい，移植片を提供する個体をドナー，移植片を受ける個体をレシピエントという．

　他の個体の移植片に対しては移植免疫が働き，拒絶反応により排除される．移植が成功するか否かに強い影響を与える抗原として，主要組織適合抗原複合体(MHC：major histocompatibility complex)がある．ヒトの場合，その抗原に白血球がよく用いられることからヒト白血球抗原(HLA：human leukocyte antigen)という．移植片の持つMHCがレシピエントの持つMHCと一致するほど移植は成功しやすい．

<移植の種類>
□自己移植
　自己の体内で行われる移植で，欠損した組織(骨や皮膚など)を別の部位から移植する場合をいう．拒絶反応はない．
□同種同系移植
　一卵性双生児間での移植の場合をいう．個体は違うが，ドナーとレシピエントの遺伝子が同一で，拒絶反応はない．
□同種異系移植
　同じ種であるが，異なった個体間で行われる移植をいう．遺伝的に異なっている個体間での移植であり，親子間の移植や他人の臓器を移植する場合である．拒絶反応がある．

交差反応
ある抗原がまったくべつの抗原に対してつくられた抗体と結合することをいう．たとえば，急性リウマチ熱(自己免疫疾患)では口峡咽頭炎などで化膿性レンサ球菌に対する抗体が産生され，それが宿主の心筋の抗原(自己抗原)と交差反応し，そのため心筋炎，心弁膜症を引き起こす．

拒絶反応(移植免疫)
免疫反応により移植片の生着を阻止する現象をいう．提供された移植片細胞の抗原が受容者(宿主)のものと異なると拒絶反応を生じる．

□ **異種移植**

豚の臓器をヒトに移植する場合のように異なった種の個体間で行われる移植をいう．強い免疫拒絶反応がある．

＜移植片対宿主病（GVHD）＞

宿主の免疫能が低下している場合に移植を受けると，移植片に存在する免疫担当細胞により宿主の細胞，組織が攻撃される．これを移植片対宿主病という．造血幹細胞移植の際にみられ，移植された宿主に障害が生じる．障害を受ける標的臓器として消化管，皮膚・口腔粘膜，肝臓などがある．

復習しよう！

1 抗体を産生する細胞はどれか．

a Tリンパ球
b 形質細胞
c 肥満細胞
d マクロファージ

2 Ⅳ型アレルギーの特徴でないのはどれか．

a 遅延型アレルギーである．
b 抗体は関与しない．
c 細胞性免疫による．
d アレルギー性鼻炎が生じる．

3 AIDS の特徴でないのはどれか．

a 後天性免疫不全症候群である．
b HIV感染により発症する．
c Bリンパ球が著しく減少する．
d 口腔カンジダ症を起こしやすい．

＜解答＞
1：b
2：d
3：c

chapter 9 腫瘍

学習目標
- ☐ 腫瘍の概念を説明できる.
- ☐ 腫瘍の発育形式を説明できる.
- ☐ 腫瘍の広がり方を説明できる.
- ☐ 腫瘍発生の原因を説明できる.
- ☐ 腫瘍の疫学を説明できる.
- ☐ 良性腫瘍と悪性腫瘍の違いを説明できる.

＜腫瘍の概説＞

　腫瘍とは,「身体を構成する細胞の自律的な過剰増殖」であり, とくに細胞増殖の自律性と無目的性に特徴がある. 自律性とは, 他からの制限を受けずに独自に増殖することであり, したがって腫瘍の増殖は一般的に無秩序, 無目的で, しばしば無制限である. 腫瘍がいったんできてしまうと, 原因が取り除かれても腫瘍細胞の増殖は衰えることはない. 腫瘍は発育に必要な栄養を個体すなわち宿主に依存するが, その個体からの制約を受けることなく, 自律的に増殖し, 宿主である個体に死が訪れて栄養供給が絶たれない限り永続的に増殖する能力を有している.

9-1 形態

　腫瘍の形態は多様で, 発生する部位や腫瘍細胞の種類によっても異なる. 皮膚や粘膜などから発生すると外表に向かって突出した形態をとる. このような増殖形態を外向性増殖といい, 丘状, ポリープ状, 乳頭状, 茸状, 樹枝状, 疣贅状, 潰瘍状, 噴火口状（図9-1）などがある. ポリープ状, 乳頭状, 茸状の形態をとるものは良性腫瘍であることが多く, 被覆上皮の壊死による潰瘍状, 噴火口状などの形態は悪性腫瘍の特徴でもある. 肝臓, 膵臓などの実質臓器あるいは軟部組織に生じる腫瘍では, 組織内に結節状, 小塊状などの形態をとる. また, 造血系腫瘍は血管や骨髄あるいは浸潤した組織には結節などの腫瘍塊を形成せず, びまん性に増殖することが多い.

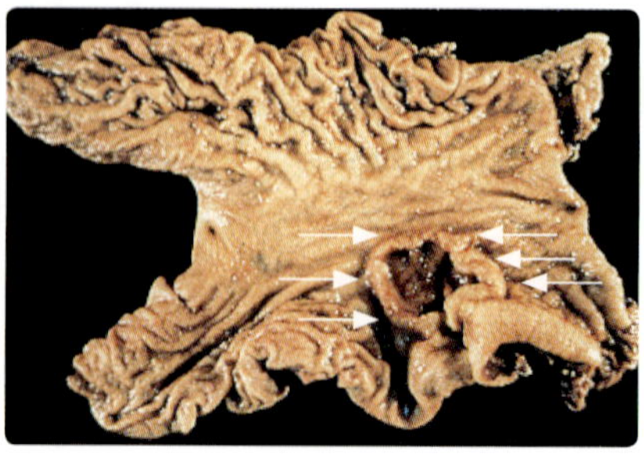

粘膜
消化器, 呼吸器, 泌尿生殖器などの管腔臓器の内腔面を覆う部位の総称であり, その自由面は粘液腺からの分泌物で常に湿潤している.

良性腫瘍
腫瘍の増殖が遅く, 転移はしない.

悪性腫瘍
急速に増殖し, リンパ節や他の臓器に転移し, 最終的には患者を死亡させる.

びまん性
病変がはっきりと限定することができずに, 広範囲に広がっている状態

図9-1　胃癌
胃全摘出標本. 小弯部に噴火口状の病変（矢印）がみられる.

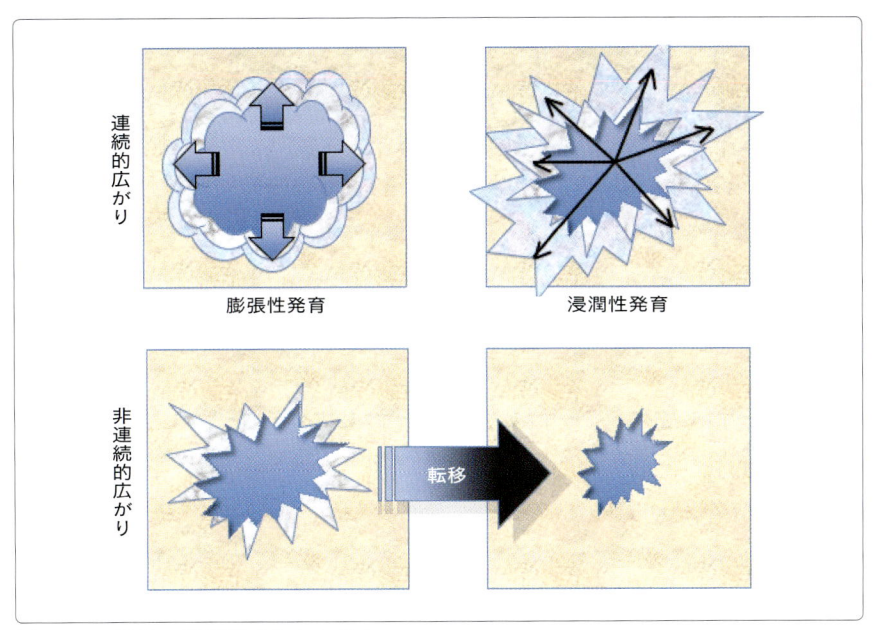

図9-2 腫瘍の発育形式と広がり方

9-2 発育形式

腫瘍の発育形式には，膨張性と浸潤性とがある（図9-2）．

膨張性発育とは，腫瘍が一塊として周囲組織を圧排しながら発育する形式で，被膜に包まれて境界は明瞭であり，良性腫瘍でみられる．

浸潤性発育とは，腫瘍が周囲組織へ侵入しながら発育する形式で，組織破壊を伴う．周囲組織との境界は不明瞭で被膜を欠き，悪性腫瘍にみられる．浸潤はしばしば神経周囲や脈管へもみられる．

9-3 広がり方

1）連続的広がり（図9-2）

原発部位の腫瘍の連続的広がりとは，膨張性発育と浸潤性発育である．

2）非連続的広がり（転移）

悪性腫瘍は浸潤性発育により周囲組織に広がると，一定の経路により原発巣から遠く離れた部位に運ばれ，そこで新たに増殖するようになる．このことを転移といい，新たな増殖巣を転移巣と呼ぶ（図9-3）．転移は経路の種類によってリンパ行性，血行性，播種性に分類され，悪性腫瘍の大きな特徴の一つと考えられる．

(1) リンパ行性転移

癌細胞がリンパ管の中に侵入し，リンパ液の流れによって運ばれ，遠隔部位に転移することである．リンパ行性転移は癌腫に多く，原則的には解

被膜
被い包んでいる膜

リンパ
リンパ管，その中を流れているリンパ液，わきの下などにあるリンパ節を総称したものをいう．

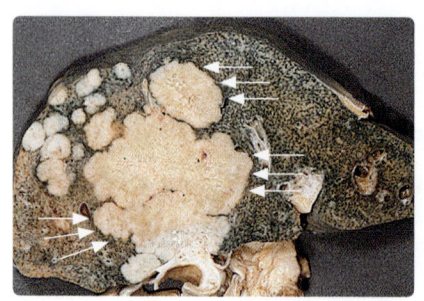

図9-3 肺癌の肝への転移
肝組織内に白色の転移巣(矢印)が認められる.

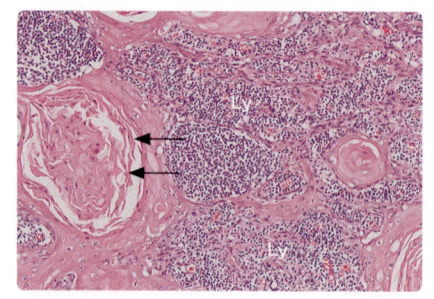

図9-4 扁平上皮癌のリンパ節転移の組織像
リンパ組織(Ly)内に高分化型の扁平上皮癌がみられる.角化物がタマネギ状にみられる癌真珠(矢印)が認められる.

剖学的なリンパの流れに沿って進んでいく.つまり,はじめに悪性腫瘍が発生した臓器のすぐ近くの所属リンパ節に転移巣を形成する(図9-4).肺癌では肺門リンパ節,乳癌では同側の腋窩リンパ節や内胸リンパ節,胃癌では胃周囲リンパ節に転移する.所属リンパ節に転移した腫瘍細胞は,やがてより遠隔のリンパ節へと転移を繰り返しながら進展する.

癌が最初に転移するリンパ節がどれかわかり,そこへの転移の有無が正確に把握できれば,癌の進行度合いがわかり,必要以上のリンパ節の切除を避けることができる.このように最初に転移するリンパ節をセンチネルリンパ節と呼び,手術による切除範囲の決定に利用されている.

我が国に多い胃癌などの消化器癌が左鎖骨上窩リンパ節に転移する場合があり,ウィルヒョウ転移と呼ばれている.このリンパ節は胸管が大静脈に合流する静脈角近くにあり,そこに転移がみられるということはかなり進行した状態を意味する.

(2) 血行性転移

癌細胞が静脈内に侵入し,血流によって流れることにより遠隔部位に転移することである.血行性転移は一般に肉腫に多いが,癌でも起こる.胃癌,大腸癌,膵癌などの消化器系癌は癌細胞が門脈を経て肝臓に運ばれ,そこで転移巣を形成する.また,口腔癌,皮膚癌,乳癌,子宮頸癌などでは,癌細胞は大循環系を経て肺に転移巣をつくりやすい.そのほか,特定の臓器に転移しやすい腫瘍があり,前立腺癌は骨に転移しやすい.

(3) 播種性転移

癌細胞が体腔(腹腔,胸腔など)にあたかも"種をまくように"広がり,体腔表面(漿膜面)や体腔内に転移巣を形成することである.播種の程度がひどくなると,腹水,胸水が貯留し,癌性腹膜炎や癌性胸膜炎などと呼ばれる.

ダグラス窩と呼ばれる,直腸膀胱窩(男性)あるいは直腸子宮窩(女性)に

所属リンパ節
腫瘍の発生した部位のすぐ近くにあるリンパ節

センチネルリンパ節
見張り役リンパ節.このリンパ節を必ず通って遠隔部に転移する.

腹水
腹腔内に異常に多量の液体が貯留した状態もしくはその液体をいう.

胸水
胸腔内に異常に多量の液体が貯留した状態もしくはその液体をいう.

癌性腹膜炎
主に腹部原発の癌が播種性に腹膜転移した結果,腹水貯留,腸閉塞,尿管閉塞などを引き起こすもの.

癌性胸膜炎
肺癌,乳癌,卵巣癌,胃癌,悪性リンパ腫,悪性黒色腫などの,胸膜への直接浸潤や,腫瘍による静脈,リンパ管の圧迫,閉塞により発症する.とくに癌性胸水を認める場合の予後は不良とされている.

図9-5　クルーケンベルグ腫瘍
a：充実性の転移性卵巣腫瘍；胃癌のリンパ行性転移が考えられる．
b：組織所見；明るく腫大した細胞質を持つ印環細胞（矢印）がみられる．粘液で充満しているので，核が辺縁に偏在している．

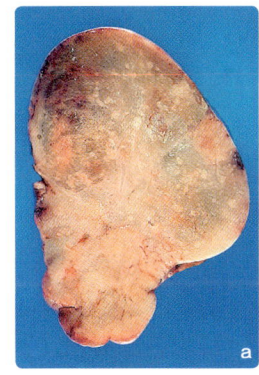

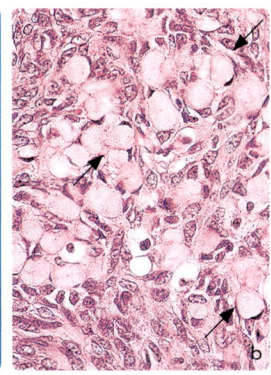

転移巣を形成した場合を，シュニッツラー転移という．また，胃腸管などに発生した悪性腫瘍が両側の卵巣に転移して転移巣を形成する場合をクルーケンベルグ腫瘍（図9-5a,b）と呼ぶ．

9-4　原因

1）外因（環境要因）

化学的発癌物質の体内への取り込み，放射線曝露などの物理的因子，ウイルス感染などの生物学的因子によって癌が引き起こされる．

（1）化学的発癌因子

体内に取り込まれた化学物質が癌を引き起こす原因となる．化学的発癌物質の発見は，イギリスの煙突掃除夫に陰嚢皮膚癌が多いことをきっかけに石炭のタールが発癌因子として作用していることが発見されたのをはじめとして，現在では数多くの発癌物質が同定されている．また，喫煙が肺の扁平上皮癌の発癌因子であることや，断熱材として用いられていたアスベストが肺癌，悪性中皮腫を引き起こすことがあるなどが知られている．

（2）物理的発癌因子

持続的で機械的な刺激が発癌の原因となることがある．たとえば，う蝕歯が舌に絶えずあたって潰瘍を生じる人では舌癌が発生しやすい．また，放射線刺激が細胞を傷害することによって腫瘍が発生することがある．紫外線刺激も放射線刺激と同様に発癌因子になりうる．一般的に，白人は日光に過敏な人が多く，有色人種に比べて悪性黒色腫の発生頻度が高いことなどがその例である．

（3）生物的因子

生物的因子としてウイルスによる発癌がよく知られている．エプスタイン・バー（EB）ウイルスは，バーキットリンパ腫，ホジキンリンパ腫，鼻咽頭癌などの多くの発癌と関連している．また，ヒトパピローマウイルス（HPV）とくにHPV16型，18型は子宮頸癌や口腔癌の発生に関与していることが報告されている．

> **エプスタイン-バーウイルス**
> ヘルペスウイルスに属する．
>
> **ヒトパピローマウイルス**
> 子宮頸癌の原因ウイルス．悪性型の16, 18が癌発生に関与している．

2）内因

癌の発生には，外部から加わる刺激としての外因以外に年齢，性別，人種などの内因も関与している．

（1）年齢

癌の発生は一般的に年齢が上がるに従い頻度が高くなり，40歳以上，とくに60歳代が頻度が高い．

（2）性別

性別によって発生しやすい癌の種類が異なる．たとえば，食道癌，肺癌は男性に多く，甲状腺癌は女性に多い．男性・女性間に発生しやすい癌の種類が異なる理由として，生体内のホルモン環境の違いが関連していると考えられる一方，飲酒，喫煙の有無など生活習慣の違い，生活環境などの要因も影響していると考えられる．

（3）人種

日本人は欧米人に比べて胃癌の発生頻度が高く，乳癌，前立腺癌の頻度は低い．この理由として，人種の違いといった遺伝的な要因が関与している一方，食生活の違いなどの人種間の生活環境の違いが大きく影響していると考えられている．

（4）遺伝的要因

遺伝的要因と腫瘍発生の関与については研究が進み，今までに多くの癌抑制遺伝子の異常が証明されている．網膜芽細胞腫（Rb遺伝子），ウィルムス腫瘍（WT1遺伝子），家族性乳癌（BRCA-1, 2遺伝子），家族性大腸ポリポーシス（APC遺伝子）などでは関連する癌抑制遺伝子の先天的な異常と，対立するもう一方の遺伝子に突然変異が生じると腫瘍が発生することが明らかになっている．また，色素性乾皮症におけるDNA修復酵素の欠損による皮膚癌の発生や，ダウン症候群にみられる白血病の発生もよく知られている．

9-5 腫瘍の発生

1）発生機序

現在では，発癌の発生機序は，多段階説が有力視されている．すなわち，発癌物質（イニシエーター）が標的細胞のDNAに突然変異を誘発し，その結果変異細胞が形成され（イニシエーション），つぎに他の非発癌物質（プロモーター）の作用により増殖が促進し，前癌病変が発生し（プロモーション），さらに癌細胞の増殖と悪性化が進行し，浸潤や転移を引き起こす（プログレッション）という考えである．

2）癌遺伝子

癌発生の促進に作用する遺伝子を癌遺伝子という．癌遺伝子はその局在と機能で分類され，現在までに100種類ほど同定されている．増殖因子群

Rb遺伝子
癌抑制遺伝子の一つであり，網膜芽細胞腫の原因遺伝子としてはじめて発見された．

WT1遺伝子
小児の腎腫瘍であるウイルムス腫瘍の原因遺伝子の一つとして単離された遺伝子で，癌抑制遺伝子である．

APC遺伝子
癌抑制遺伝子（APC）の異常によって大腸の正常細胞がポリープ化を起こす．

色素性乾皮症
常染色体劣性遺伝性の光線過敏性皮膚疾患である．この患者では，皮膚癌が発生する確率が，健常者の約2千倍といわれている．

DNA修復酵素
損傷を受けたDNAを修復する酵素

ダウン症候群
常染色体異常（21番染色体が3本になる）による先天異常である．

癌遺伝子
車でいうアクセルの働きをする遺伝子．この遺伝子が活性化することで細胞増殖が亢進する．

(sis, hst-1 など)，増殖因子受容体型チロシンキナーゼ群(c-erbB-1，c-erbB-2 など)，非受容体型チロシンキナーゼ群(src，yes など)，ras 遺伝子群(H-ras，K-ras など)などがその一例である．

3）癌抑制遺伝子

正常細胞には癌化を抑制する遺伝子があり，これらを癌抑制遺伝子という．癌細胞では，本来あるはずのこれらの癌抑制遺伝子が変異または欠損していることがある．現在，癌化には癌遺伝子の活性化と癌抑制遺伝子の不活性化が必要であると考えられている．

代表的な癌抑制遺伝子として，網膜芽細胞腫の原因遺伝子である Rb 遺伝子，大腸癌，胃癌をはじめとする全身の多くの癌にみられる p53遺伝子，Wilms 腫瘍における WT1遺伝子，家族性大腸ポリポーシスにおける APC 遺伝子，神経線維腫における NF1遺伝子などがある．

9-6 腫瘍の疫学

疾患を集団的もしくは社会的にとらえて計量的に把握する方法を疫学という．我が国の死因別死亡率は1981年以来，悪性腫瘍が第1位である．年齢階級別がん死亡率では，加齢とともに増加している．40歳以上の年代で上昇するので，この年代以上をがん年齢という．

臓器別で癌の発生率をみると，かつては我が国のもっとも多い癌は胃癌であったが，近年では減少傾向を示しており，むしろ肺癌や大腸癌が増加している．性別でみると，女性では子宮癌が減少し，乳癌が増加している．男性では，肝癌や前立腺癌および口腔癌が増加している．

9-7 分類

腫瘍の分類には，発生した臓器(部位)による分類，悪性度による分類，組織発生による分類がある(表9-1)．

1）発生した臓器(部位)による分類

子宮筋腫，胃癌，肺癌，骨肉腫などのように，臓器名や身体の部位が名称に含まれるもので一般的によく使われる分類である．しかしながら，同じ名称で呼ばれる腫瘍の中にはさまざまな組織型を含むため，腫瘍の性質は考慮されていない．

2）腫瘍の悪性度による分類(表9-2)

腫瘍の生物学的，臨床的にみた悪性度による分類で，良性腫瘍と悪性腫瘍とに分けられる．腫瘍の宿主に対する影響が限局的で，宿主の生命に危険のないものを良性腫瘍といい，宿主に対する影響が全身的で，宿主が死に至る可能性が高いものを悪性腫瘍と呼んでいる．

チロシンキナーゼ
タンパク質の中のチロシンをリン酸エステル化する反応を触媒する酵素．細胞内での信号伝達系で重要な機能をはたし，遺伝子の変異によって基質となるチロシンを変異させると，信号伝達に重大な障害が出ることが多い．

癌抑制遺伝子
車でいうブレーキの働きをする遺伝子．この遺伝子が異常になり不活化することでアポトーシスなどの細胞増殖の抑制がきかなくなり，細胞増殖が亢進する．

p53遺伝子
癌抑制遺伝子の一つであり，アポトーシスを誘導する．

表 9-1　主な腫瘍の分類

分類	発生母地	良性	悪性
上皮性			
	表皮，口腔粘膜	扁平上皮乳頭腫	扁平上皮癌
	唾液腺，消化管	腺腫	腺癌
	肝臓	肝細胞腺腫	肝細胞癌
	膀胱	尿路(移行)上皮乳頭腫	尿路(移行)上皮癌
	甲状腺	濾胞腺腫	乳頭癌
非上皮性			
	線維細胞	線維腫	線維肉腫
	脂肪細胞	脂肪腫	脂肪肉腫
	血管内皮細胞	血管腫	血管肉腫
	平滑筋細胞	平滑筋腫	平滑筋肉腫
	骨細胞	骨腫	骨肉腫
	軟骨細胞	軟骨腫	軟骨肉腫
	末梢神経	神経鞘腫	悪性末梢神経鞘腫瘍

表 9-2　良性腫瘍と悪性腫瘍の違い

相違点	良性腫瘍	悪性腫瘍
細胞異型	軽度	高度
構造異型	軽度	高度
分化度	高い	低い
発育速度	遅い	速い
細胞分裂	少ない	多い
発育形式	膨張性	浸潤性
被膜の有無	あり	なし
脈管への侵入	ない	多い
転移	ない	多い
再発頻度	少ない	多い
全身への影響	小さい	大きい

　良性腫瘍は一塊となった腫瘍をつくり，周囲正常組織を圧排しながら膨張性発育をするため，正常部分との境界が明瞭で被膜に包まれており，手術による摘出も比較的容易である．一方，悪性腫瘍は周囲組織に染みこむように浸潤性発育をし，組織破壊を伴い，正常部分との境界が不明瞭で被膜を欠き，手術による摘出がしばしば困難である．また，悪性腫瘍は転移，再発の頻度が高く，宿主に対する影響が大きい．

3）組織発生による分類

　腫瘍が発生した組織の種類に基づいた分類をいい，上皮性腫瘍と非上皮性腫瘍の2つに大別される．上皮性腫瘍は身体の表面を覆う皮膚，粘膜，消化管，肝臓，腎臓などから発生する腫瘍であり，非上皮性腫瘍は脂肪組

細胞異型
細胞が正常とは異なり，色々な形をとること．

構造異型
組織の構造が，正常の構造とは異なることをいう．

分化度
分化とは，細胞が成熟していくことをいう．この度合いを示すもの．

転移
腫瘍細胞が原発病変とは違う場所に到達し，そこでふたたび増殖し，同じ種類の腫瘍を二次的に生じること．

再発
一度治療などにより改善された癌がふたたび起こること．

織，線維性組織，筋組織，造血組織，骨組織などから発生する腫瘍をいう．実際には，前述した悪性度による分類と組織発生による分類を組み合わせた分類が用いられることが多い．

（1）良性上皮性腫瘍

□乳頭腫

重層扁平上皮，移行上皮などの被覆上皮が外向性，乳頭状に増殖する腫瘍である．口腔粘膜では扁平上皮性乳頭腫が，腎盂から膀胱では移行上皮性乳頭腫が発生しやすい．

□腺腫

腺上皮の特徴を持った腫瘍で，管状構造をつくる管状腺腫が代表的である．

（2）良性非上皮性腫瘍

□線維腫

線維芽細胞と膠原線維によってつくられる腫瘤形成性病変である．真の腫瘍ではなく，反応性の線維性組織の増生と考えられている．

□脂肪腫

良性軟部腫瘍の一つで，皮下に生じることが多い．薄い被膜を持ち，正常の脂肪組織と同様の分葉状成熟脂肪組織の増生がみられる腫瘍である．

□平滑筋腫

子宮や消化管に発生する頻度の高い腫瘍で，筋原性腫瘍の中でもっとも多い．肉眼的に腫瘍部分は唐草模様を呈する．

□血管腫

皮膚，軟部組織に好発し，肝臓などの臓器にも発生する．増生した血管の種類により，毛細血管腫，海綿状血管腫，静脈性血管腫に大別される．真の腫瘍というよりは過誤腫と考えられている．

□神経鞘腫

シュワン細胞由来の腫瘍で，腫瘍細胞核の柵状配列ないし観兵式配列を示す Antoni A 型（図 9-6）と腫瘍細胞がまばらな Antoni B 型を特徴とした組織像を呈する．

□色素性母斑

メラニン産生細胞（メラノサイト）が真皮内や表皮真皮接合部に増殖するもので，肉眼的には皮膚の黒色斑もしくは隆起性病変としてみられる．

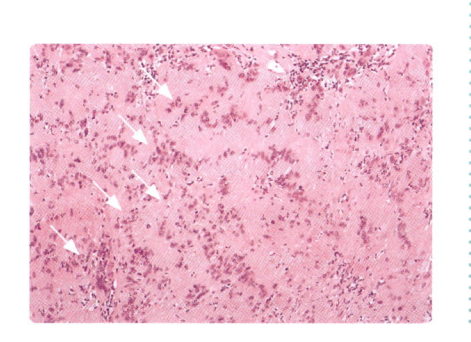

図 9-6　神経鞘腫 Antoni A 型
腫瘍細胞の核が観兵式配列（矢印）を示す．

乳頭状
組織が乳首状に小さく突起している状態

移行上皮
腎盂・腎杯から内尿道口までを覆う粘膜上皮．膀胱の移行上皮細胞は生理機能に応じて変化し，尿で満たされた状態では扁平に，空の収縮した状態では立方形に移行することからこの名前がある．

軟部腫瘍
全身のあらゆる軟部組織に発生する腫瘍．軟部組織には，筋肉，脂肪，線維性組織，血管，その他の体の支持組織がある．

唐草模様
つる草がはったり，からんだりしているようすを図案化した模様

過誤腫
臓器や器官に固有の細胞や組織成分が，臓器内で過剰に発育または過剰増殖することである．

シュワン細胞
末梢神経系のグリア細胞の一つ．神経細胞の軸索をいくつか束ねたり，軸索の周囲に髄鞘を形成する．

図9-7 移行上皮癌(尿管癌)
a：尿管癌；尿管に疣状の腫瘍(矢印)がみられる．
b：組織所見；移行上皮の腫瘍性増殖が認められる．

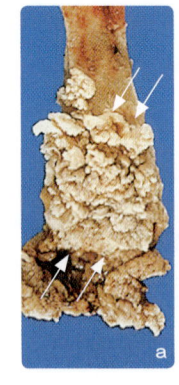

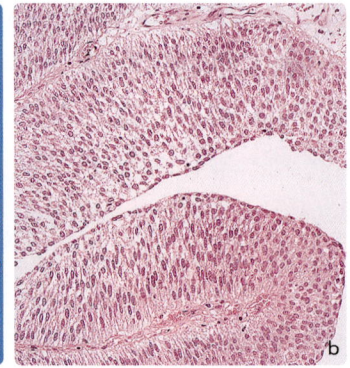

(3) 悪性上皮性腫瘍［癌腫］

悪性上皮性腫瘍を癌腫とも呼ぶ．発生母組織の違いにより，扁平上皮癌，腺癌，移行上皮癌などに分類される．また，これらのいずれの正常組織の特徴も示さない癌腫の場合，未分化癌と呼ばれる．

□扁平上皮癌

扁平上皮で被覆されている皮膚，口腔粘膜，喉頭，咽頭，食道，子宮頸部に発生することが多く，扁平上皮の特徴である角化の程度によって分化度が異なり，WHOでは分化度の違いにより3段階(Grade 1～3)に分類している．高分化型では癌胞巣中心部に角化物が同心円状に堆積した「癌真珠」がみられるが，低分化型では角化傾向はみられない．

□腺癌

胃，大腸，膵臓，肺，乳腺，子宮体部，前立腺などにみられる腺上皮由来の腫瘍で，腺管構造を持ち，粘液の産生を示す．管腔構造，乳頭状構造が目立つものを高分化型，それらの構造がはっきりしないものを低分化型と分類する．

□移行上皮癌(図9-7 a, b)

腎盂，尿管，膀胱などの尿路上皮を発生母組織とする腫瘍で，多くが乳頭状癌の形態をとり，膀胱では多発性にみられることも少なくない．

(4) 悪性非上皮性腫瘍

悪性非上皮性腫瘍を肉腫とも呼ぶ．肉腫には線維肉腫，脂肪肉腫，平滑筋肉腫，血管肉腫，骨肉腫などがある．

□線維肉腫

成人型と乳児型があり，成人型では比較的形や大きさのそろった紡錘形細胞が杉綾模様に配列することが特徴である．

□脂肪肉腫

成人では頻度の高い軟部肉腫で，高分化型，粘液型，多形型などがある．組織学的には脂肪芽細胞の存在が特徴である．

□平滑筋肉腫

子宮，消化管，後腹膜に発生する腫瘍である．組織学的には好酸性の紡

分化度
分化とは，細胞が成熟していくことをいい，高分化とは成熟した細胞となる．逆に低分化とは未熟な細胞をいう．

杉綾模様
ヘリングボーン模様ともいう．魚のニシンの骨のような模様

錘形細胞が束をなして交錯するのが特徴である．

□血管肉腫
高齢者の皮膚に好発する，血管内皮細胞への分化を示す腫瘍である．血管肉腫の一亜型に AIDS で好発するカポジ肉腫がある．

□骨肉腫
発現頻度の高い骨原性の悪性腫瘍で，10歳代の膝関節近くの長管骨骨幹端に好発する．組織学的には腫瘍細胞が類骨を産生するのが特徴で，早期に血行性に肺転移を起こしやすく，予後不良である．

□悪性黒色腫
メラニン産生細胞（メラノサイト）由来の悪性腫瘍で，皮膚に好発する．また，口腔粘膜にも発生する．肉眼的に黒色を呈する．転移しやすく，予後不良である．

□悪性リンパ腫
リンパ組織に発生するリンパ球由来の悪性腫瘍で，ホジキンリンパ腫と非ホジキンリンパ腫に大別される．B 細胞性，T 細胞性などの分類を含めて多くの亜型が存在する．

□白血病
造血細胞由来の悪性腫瘍で，末梢血中に多くの腫瘍細胞がみられる．骨髄性白血病とリンパ性白血病に大別され，さらに臨床経過から急性と慢性の分類がある．また，骨髄の機能が低下する．血小板の形成が悪くなり，歯肉出血を起こす．

（5）混合腫瘍
上皮系と間葉系組織が同一腫瘍内にみられるものを総称していう．

□奇形腫
外胚葉，中胚葉，内胚葉の複数の胚葉成分を併せ持つ腫瘍である．好発部位は卵巣，精巣で，縦隔にも発生する．良性の成熟奇形腫と悪性の未熟奇形腫がある．

AIDS
エイズ（Acquired Immunodeficiency Syndrome；後天性免疫不全症候群）は，ヒト免疫不全ウイルスによる感染症で，免疫力が低下する病気

カポジ肉腫
ヒトヘルペスウイルス8型により引き起こされる肉腫で，エイズ患者の末期にみられる．

類骨
石灰化する前の新生骨組織

外胚葉
皮膚，皮膚付属器，神経組織など．

中胚葉
骨組織，軟骨組織など．

内胚葉
消化管，呼吸器など．

復習しよう！

1 悪性腫瘍にみられる特徴はどれか．2つ選べ．
a 転　移
b 被膜形成
c 浸潤性増殖
d 膨張性発育

2 癌抑制遺伝子はどれか．
a p53
b ras
c sis
d src

3 悪性上皮性腫瘍はどれか．
a 乳頭腫
b 線維腫
c 平滑筋肉腫
d 扁平上皮癌

＜解答＞
1：a, c
2：a
3：d

Part II
口腔病理学

chapter 1 **歯の異常**

学習目標
- □ 歯の異常について分類し，説明できる．
- □ 歯の大きさの異常について説明できる．
- □ 歯の形の異常について説明できる．
- □ 歯の数の異常について説明できる．
- □ 歯の構造の異常について説明できる．
- □ 歯の色の異常（歯の着色）について説明できる．
- □ 歯の萌出の異常について説明できる．
- □ 歯の咬合の異常について説明できる．

1-1　歯の大きさの異常

1）巨大歯
正常歯よりも異常に大きい歯のこと．
①特定の歯にみられる場合は，上顎中切歯や上顎犬歯にみられることが多い．②顎およびすべての歯が大きい場合や，③顎の大きさは正常で，全部の歯が大きい場合がある．

2）矮小歯
正常歯よりも異常に小さい歯のこと．
①特定の歯にみられる場合は，上顎側切歯に円錐歯や栓状歯（図1-1）として，上顎第三大臼歯には蕾状歯として出現し，過剰歯は矮小歯になることが多い．②顎およびすべての歯が小さい場合や，③顎の大きさは正常で，歯のみが小さい場合がある．

1-2　歯の形の異常

1）融合歯（癒合歯）
近接して発生した複数の歯胚が融合し成長発育したもの（図1-2）で，

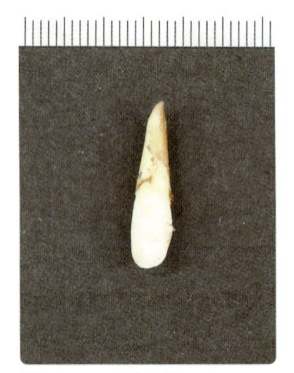

円錐歯
歯冠が円錐形を呈する歯

栓状歯
歯冠がコルクの栓の形を示す歯

蕾状歯
歯冠が結節状または蕾状を示す歯

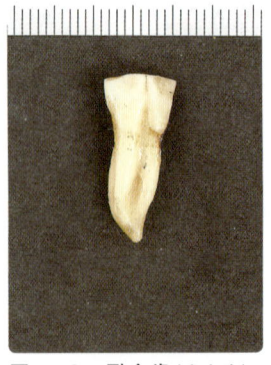

図1-1　矮小歯　　図1-2　融合歯（癒合歯）　　図1-3　双生歯

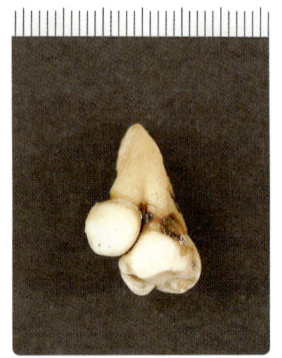

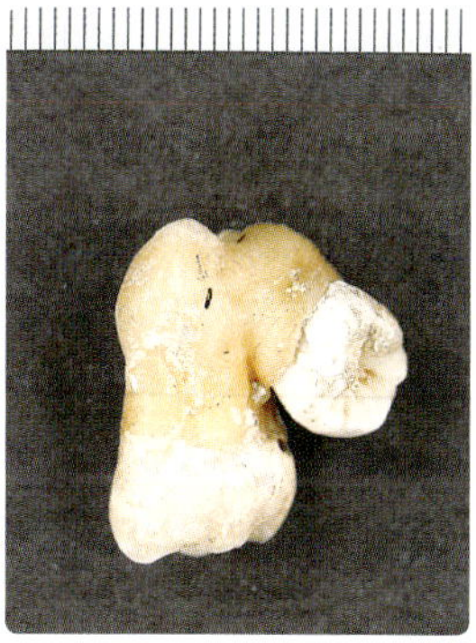

図1-4　癒着歯 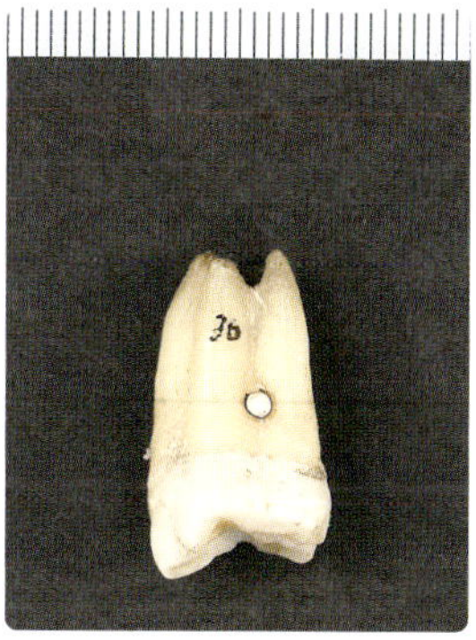　　　　　　図1-5　エナメル滴

融合の時期によって結合する組織は異なる．しかし，象牙質は必ず結合している．下顎の前歯間に好発する．

2）双生歯
1個の歯胚が発育途上で2つに分離して成長発育したもの（図1-3）．通常，1つの歯根に2つの歯冠がみられる．

3）癒着歯
歯の萌出後，隣接歯の相互のセメント質が増生して結合したもの（図1-4）．上顎の第二大臼歯と第三大臼歯間に好発する．

4）陥入歯（歯内歯）
歯胚の段階で，歯冠部の細胞が歯髄側へ陥入したため，歯冠の象牙質の一部がエナメル質を伴って歯髄腔内に深く入り込んでいるもの．上顎側切歯に好発し，深い舌面窩（盲孔）と異常髄室角を伴う．

5）エナメル滴
根分岐部あるいは歯根中央部に生じる異所性の滴状エナメル質（図1-5）．エナメル滴中に象牙質や歯髄腔を有することがある．下顎大臼歯に好発する．

6）異常結節
☐ **切歯結節および犬歯結節**
上顎の切歯あるいは犬歯の基底結節が肥厚して大きくなったもの
☐ **中心結節**
臼歯咬合面中央部に棒状あるいは円錐状に突出した結節
☐ **カラベリーの結節**
上顎大臼歯歯冠の近心舌側咬頭の舌側にみられる結節（図1-6）

盲孔
上顎側切歯舌側面窩と基底結節との境界の陥凹が著しく，歯頚部に向かっている孔

結節
切縁や咬頭以外に歯冠部に突出しているもの

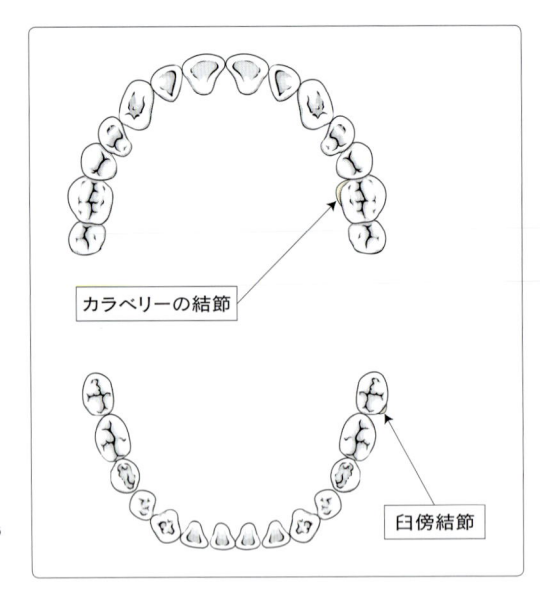

図1-6 カラベリー結節と臼傍結節

□ 臼傍結節
　大臼歯歯冠の近心頬側咬頭の頬側にみられる結節（図1-6）

1-3　歯の数の異常

1）過剰歯
　正常の歯数より過剰に形成された歯．上顎中切歯間にみられるものが多く，これを正中歯と呼ぶ．また，上顎大臼歯の頬側にみられるものを臼傍歯，第三大臼歯の遠心部にみられるものは臼後歯といい，第四大臼歯に相当する．

2）無歯症
　正常歯列の中で欠如している歯のことを欠如歯という．なお，歯数不足は無歯症という．
　①すべての歯が欠如している場合を完全無歯症と呼ぶ．②部分的に歯が欠如している場合を部分的無歯症といい，各歯群の最後方歯に多い．

1-4　歯の構造の異常（歯の形成不全）

1）局所的原因
　局所的原因による形成不全歯は1～数歯に限られる．

□ 外傷によるもの
　打撲や転倒などにより，外力が乳歯を介して発育中の永久歯に加わると，永久歯に形成不全を起こす．

□ 炎症によるもの
　乳歯の根尖性歯周炎が後継永久歯の歯胚に波及して形成不全を起こす．

臼傍歯
上顎大臼歯の頬側にみられる過剰歯

臼後歯
第三大臼歯の遠心にみられる過剰歯

無歯症
正常の歯数より少ない状態

小臼歯に多い．理由は，乳臼歯がう蝕にかかりやすいため，歯髄炎が生じ，根尖性歯周炎に移行しやすいからである．このような機序による形成不全歯をターナーの歯(Turner's tooth)という．

2）全身的原因

全身的原因による形成不全歯は左右対称性に，歯の全周性に現れる．

□**全身的疾患や栄養障害**

特殊な遺伝性疾患あるいは下垂体，甲状腺および上皮小体などの内分泌腺に異常があると歯の形成不全を生じやすい．麻疹，水痘，猩紅熱，ジフテリアなど，高熱を発して栄養障害を起こしやすい疾患に罹患しても歯の形成不全になりやすい．カルシウム，リンおよびタンパク質などの栄養不足状態で歯の形成不全が生じる．ビタミンの欠乏時に歯の構造異常(**表1-1**)を認める．

□**先天梅毒**

胎芽期から胎児期において母体が梅毒スピロヘータに感染すると，その子は先天梅毒になり，特徴的な形成不全の歯が認められる．永久歯の切歯は，切端が半月状に欠損し，歯頸部の幅経が切端より大きくなるため，唇側面観でビヤ樽状を示す．これをハッチンソンの歯(Hutchinson's tooth，**図1-7**)という．臼歯は，歯冠が不規則な小結節で構成され，桑実状ないし蕾状を呈する．これをフルニエの歯(Fournier's tooth)またはムーンの歯(Moon's tooth)と呼ぶ．先天梅毒の患者には，ハッチンソンの三徴候(**表1-2**)がみられる．

梅毒スピロヘータ
グラム染色陰性の細長いらせん状の細菌

□**フッ素**

過剰なフッ素の摂取(全身応用)により，エナメル質の形成不全と石灰化不全が起こる．これを歯のフッ素症という．1 ppmを超えるフッ素が飲料水中に含まれると慢性中毒に陥り，歯のフッ素症になる．歯冠表面に白い斑点としてみえる軽度なものから黒褐色の着色を伴う実質欠損を示す高度なものまである．永久歯の前歯唇面に好発する．

エナメル質形成不全
エナメル質の構造や形成障害

表1-1 ビタミンの欠乏と歯の構造異常

欠乏したビタミン	歯の構造の異常
ビタミンA	エナメル質形成不全
ビタミンC	象牙質形成不全
ビタミンD	歯の石灰化不全

表1-2 ハッチンソンの三徴候と障害される臓器

ハッチンソンの三徴候	障害される臓器
①ハッチンソンの歯	歯(口)
②実質性角膜炎	角膜(目)
③内耳性聾(難聴)	内耳(耳)

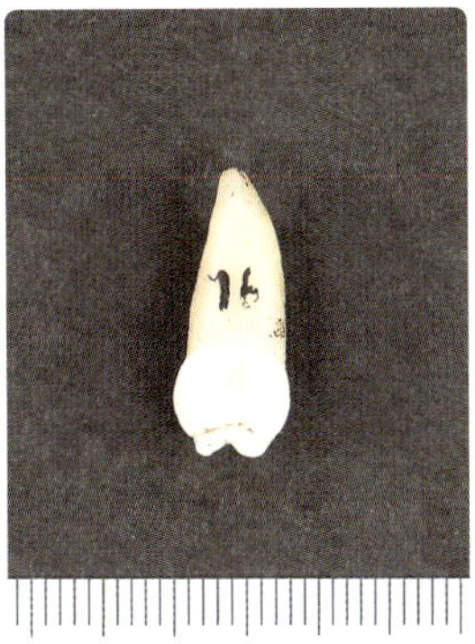

図1-7 ハッチンソンの歯

フッ素を含む歯はう蝕にかかりにくい．そのため，フッ素の局所応用(洗口剤や歯磨剤への配合，歯面塗布など)によるう蝕予防が行われている．理由はフルオロアパタイトが耐酸性を持つためである．

> **フルオロアパタイト**
> フッ素がアパタイト結晶中に入ったもの

1-5 歯の色の異常(歯の着色)

歯を着色させる物質の由来により内因性と外因性とに分類される．

1) 内因性着色

生体内でつくられた物質により着色する場合をいう．

☐ **ポルフィリン**
先天性ポルフィリン症では，ポルフィリン代謝障害によりポルフィリンが歯や骨に沈着する．歯は桃色から暗赤褐色を呈する(赤色歯)．

☐ **ビリルビン**
異常に増加した血中ビリルビンが諸臓器に沈着する病変を黄疸という．黄疸では，ビリルビンが歯に沈着して黄色から緑色を示す．

☐ **ヘモジデリン**
消化管出血により下血をきたす新生児メレナでは，赤血球由来の色素により歯は青色から灰色を呈する．

> **ポルフィリン**
> 4個のピロール環が結合した有機化合物
>
> **ビリルビン**
> 赤血球に含まれるヘモグロビンの分解産物
>
> **ヘモジデリン**
> 赤血球に含まれるヘモグロビンに由来する色素(血鉄素)

2) 外因性着色

体外に由来する物質が歯面に沈着したり，一度体内に取り込まれた外来性物質により着色する場合をいう．

☐ **歯面に沈着**
タール：たばこに含まれるタールにより歯は黒褐色に着色する．

☐ **血液を介した沈着**
テトラサイクリン：歯の形成期間中にテトラサイクリン系抗生物薬を多量に服用すると血中に入ったテトラサイクリン色素が形成中の歯に沈着し，歯は黄色から茶褐色に着色する．

1-6 歯の位置異常

1) 転位

正常歯列から歯が転位(移動)している状態(図1-8)．唇(頬)側転位，舌側転位，近心転位，遠心転位などという．

2) 捻転

長軸を中心として歯が回転している状態(図1-8)．

3) 傾斜

歯軸が傾斜している状態(図1-9)．唇(頬)側傾斜，舌側傾斜，近心傾斜，

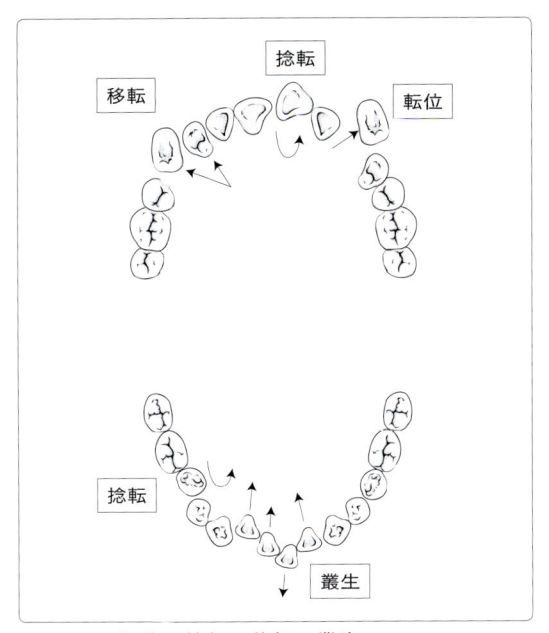

図 1-8　転位，捻転，移転，叢生

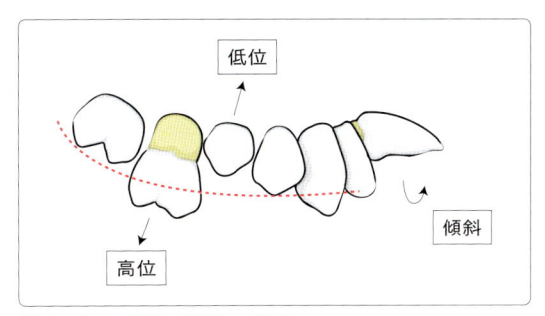

図 1-9　傾斜，高位，低位

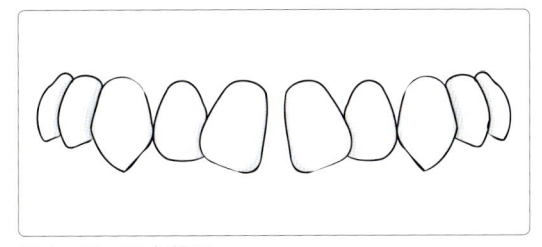

図 1-10　正中離開

遠心傾斜などという．

4）高位
咬合平面を越えて対顎側へ歯が突出（挺出歯）している状態（図 1-9）．

5）低位
咬合平面に達せず，不完全萌出または半埋伏の状態（図 1-9）．

6）移転
隣接歯が，互いに萌出位置が逆になっている状態（図 1-8）．

7）逆生
正常な萌出方向とは反対方向（鼻腔や上顎洞内，下顎管や下顎角）に歯が発育，萌出する状態．上顎前歯，下顎の臼歯にみられる．

8）正中離開
上顎中切歯間に間隙がみられる状態（図 1-10）．正中歯の埋伏や側切歯の欠如などが原因となる．

9）叢生
歯がジグザグ状に不正配列している状態（図 1-8）．一般に乱杭歯と呼ばれている．

咬合平面
下顎左右中切歯の近心隅角間の中点（切歯点）と下顎左右側第二大臼歯の遠心頬側咬頭頂を含む平面

1-7 歯の萌出の異常

1）乳歯の萌出異常

□乳歯の早期萌出

出生時に萌出している歯を出生歯，出生後1か月以内に萌出してくるものを新生歯といい，出生歯と新生歯を先天歯と呼ぶ．下顎の乳中切歯に多く，授乳時に母親の乳首への咬傷や乳児の舌小帯あるいは舌尖部への外傷性潰瘍（リガ・フェーデ病）の原因となる．

□乳歯の萌出遅延

正常な萌出時期がきても乳歯が萌出しない状態で，1年以上遅れる場合は全身的発育障害をきたす疾患を疑う必要がある．

2）永久歯の萌出異常

□永久歯の早期萌出

正常な萌出時期よりも永久歯が早く萌出する状態．乳臼歯がう蝕にかかりやすく，早期に抜去されることが多いため，小臼歯に好発する．

□永久歯の萌出遅延

永久歯の萌出が非常に遅れる状態．歯胚の位置異常や乳歯の晩期残存あるいは全身疾患が原因で起こる．

3）埋伏歯

正常な萌出時期を過ぎても萌出せず，歯肉下あるいは顎骨内に留まっている歯のこと．下顎第三大臼歯に好発し，水平に埋伏している場合があり，水平埋伏智歯と呼ぶ．

1-8 咬合異常

正常咬合では上顎が下顎を被蓋する関係にある（図1-11のA）．

1）上顎前突

下顎前歯に対して上顎前歯が著しく前方に突出している咬合状態

2）下顎前突（反対咬合）

上顎前歯に対して下顎前歯が前方に突出している咬合状態

3）切端咬合（切縁咬合）（図1-11のB）

上下顎の前歯部が互いに切端（切縁）で接触している咬合状態

4）開咬（図1-11のC）

上下顎の歯が臼歯部では咬合しているのに，小臼歯部から前歯部にわたって接触せずに開いたままになっている咬合状態

リガ・フェーデ病
乳児の舌尖や舌小帯にみられる外傷性潰瘍．原因は早期に萌出した下顎乳中切歯

乳歯の晩期残存
乳歯と永久歯の交換時期（通常，7～12歳）を過ぎても乳歯が残存している状態

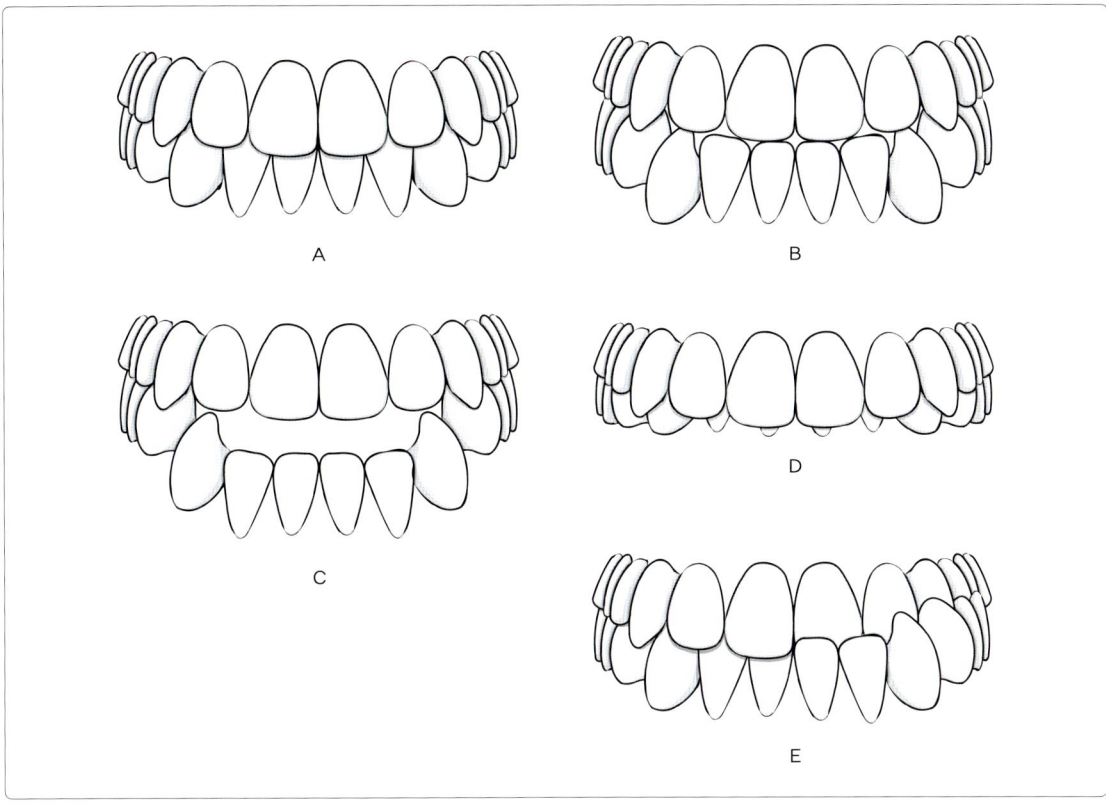

図 1 - 11 咬合異常
A：正常咬合，B：切端咬合，C：開咬，D：過蓋咬合，E：交叉咬合

5）過蓋咬合(図 1 - 11 の D)
　上下顎の前歯の被蓋咬合の関係が垂直的に著しく深くなった咬合状態

6）交叉咬合(図 1 - 11 の E)
　上顎歯列弓が下顎歯列弓に対して左側または右側に偏位し，上下顎歯列弓が正中線で交叉している咬合状態

復習しよう！

1 歯の形の異常で正しいのはどれか．
a 円錐歯
b エナメル滴
c フルニエの歯
d ターナーの歯

2 上下顎の前歯の被蓋咬合関係が垂直的に深くなった状態はどれか．
a 開　咬
b 過蓋咬合
c 上顎前突
d 切端咬合

3 埋伏歯が好発する歯種はどれか．
a 上顎正中歯
b 上顎側切歯
c 下顎犬歯
d 下顎第三大臼歯

＜解答＞
1：b
2：b
3：d

chapter 2 歯の機械的損傷

学習目標
- ☐ 歯の機械的損傷を説明できる．
- ☐ 機械的損傷により生じる病態を列挙できる．
- ☐ 咬耗について説明できる．
- ☐ アブフラクションを説明できる．
- ☐ 摩耗について説明できる．

＜歯の機械的損傷の概説＞

　歯はエナメル質，象牙質，セメント質などの硬組織によって構成される非常に硬い組織である．また，食べ物を食べたり呼吸をしたりと，さまざまな刺激が日々加わっている．その中で，歯の接触や外部からの物理的な力によって歯を構成する硬組織に損傷が与えられる．歯に機械的な力が加わることで損傷を起こすものに咬耗，アブフラクション，摩耗，外傷がある．

2-1 咬耗

　咬耗は，咬合によって歯が削れて磨り減る状態のことである（図2-1）．つまり，咬合の際に上下の歯や隣り合う歯が互いに接触し，摩擦することによって歯の硬組織が少しずつ減少する病変である．

1）咬耗の原因

　咬耗の多くは上下顎の歯が咬合することによって生じる．また，不正咬合，過度な咬合力，歯ぎしりなどが原因となって生じる．

2）咬耗の病態

　咬耗の好発部位は，前歯部では切歯の切縁に多く，臼歯部では，咬頭に

咬合
上下顎の歯の接触関係のことをいう．

歯ぎしり
ブラキシズムともいう．非機能的な歯の擦り合わせ運動である．グラインディング，クレンチング，タッピングがある．

図2-1　咬耗
咬耗は，咬合や咀嚼によって咬頭部が磨り減る状態である．

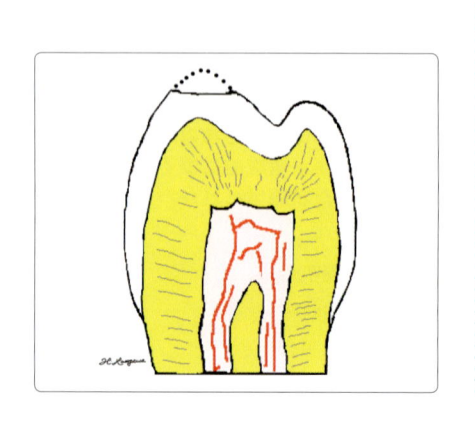

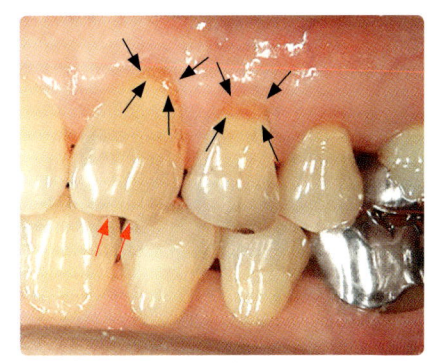

図2-2 咬耗とアブフラクションの口腔内所見
上顎犬歯尖頭が平坦化した咬耗がみられる(赤矢印). 上顎犬歯および第一小臼歯の歯頸部にアブフラクションがみられる(黒矢印).

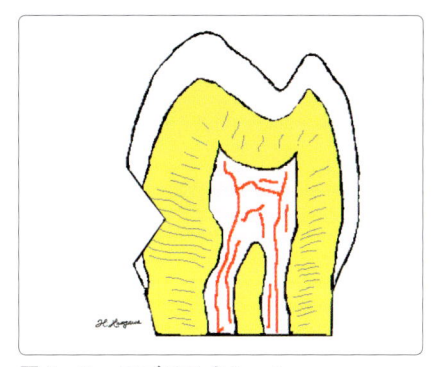

図2-3 アブフラクション
過度な咬合力が加わることで歯頸部の歯質に欠損が生じる.

起こりやすい. 肉眼的に咬耗面は滑沢で光沢を呈する. また, 咬合や咀嚼によって隣接面(接触点)にも生じる. 一般的には, 加齢変化に伴いみられることが多く生理的な現象であり, 高齢者に多い. 咬耗部の歯は平坦化し進行するとエナメル質が消失し, 象牙質が露出する(図2-2). 露出象牙質は皿状に陥凹する.

2-2 アブフラクション

アブフラクションとは, 異常な咬合圧による歯頸部歯質の破壊である(図2-3). 過度に高い咬合圧によって歯の硬組織が破壊されてしまう病変である.

1) アブフラクションの原因

アブフラクションの原因は, 過度な咬合力である. 異常に高い咬合圧によって歯の構造上弱い歯頸部に力が加わることによって欠損が生じる.

2) アブフラクションの病態

アブフラクションは, 歯頸部のエナメル質や象牙質に亀裂が生じることから始まり, 症状が進むと鋭いくさび状の歯の実質欠損が生じる(図2-2). 歯ブラシによるくさび状欠損との異同が問題となるが, 現在ではくさび状欠損の多くはアブフラクションとも考えられている.

2-3 摩耗

摩耗とは, 咬合以外の機械的な外力による表在性の歯の実質欠損のことである(図2-4).

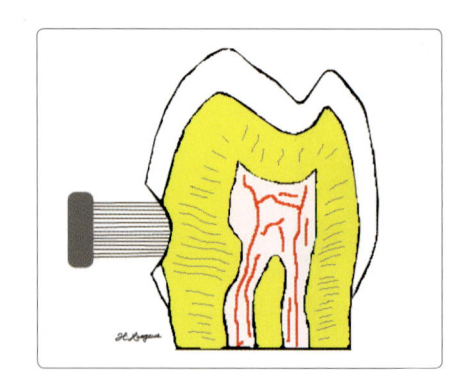

図2-4 摩耗
歯ブラシの持続的な摩擦によって歯質に損耗が生じる．摩耗部の歯髄に修復象牙質が形成される．

1) 摩耗の原因
摩耗の原因は，歯ブラシ，部分床義歯のクラスプや床縁，吹奏楽のマウスピース，パイプなどが挙げられる．

2) 摩耗の病態
摩耗は，歯ブラシの不適切な力による歯面清掃によって生じる実質欠損で歯頚部に多くみられる．過去には，くさび状欠損の原因とされたが，現在では否定的である．また，部分床義歯の床縁やクラスプが咀嚼時に動くことによっても摩耗が起こる．習慣性摩耗としては，吹奏楽者，パイプ喫煙者，硝子職人などにそれぞれ特徴的にみられる．

2-4 咬耗・摩耗に伴う組織変化

慢性的な機械力によって歯の損傷を起こす咬耗や摩耗に伴う歯の組織変化は同じである．主な組織変化は，①象牙細管の露出に伴う象牙質知覚過敏症，②第三象牙質の形成（図2-4），③不透明帯（死帯）の出現，④硬化象牙質の出現がみられる．

2-5 外傷

1) 歯の破折
歯に物理的な外力が加わった際に歯が折れることがあり，これを歯の破折という．

(1) 歯の破折の原因

□**外傷性歯の破折（外傷性歯折）**
交通事故，転倒や打撲などによる急激な物理的外力によって歯の破折が生じる．

□**病的歯の破折（病的歯折）**
歯頚部のくさび状欠損，大きなう蝕などによって歯質の強度が低下した状態で，正常であれば損傷を起こさない程度の外力で歯の破折が生じる．

第三象牙質
⇒ p.112参照

硬化象牙質
象牙細管内などへ石灰沈着が起こり硬化した象牙質

不透明帯
歯を薄く研磨して顕微鏡で観察すると暗く見える．

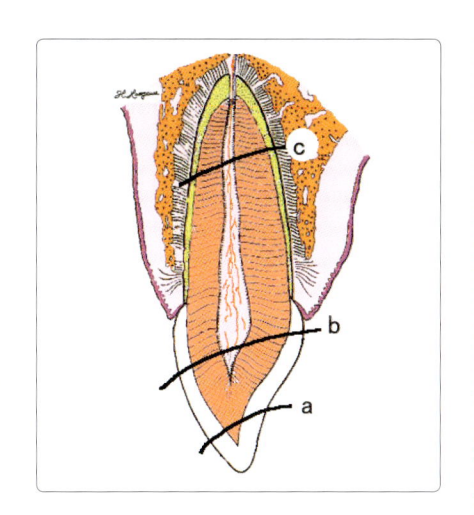

図 2-5　歯の破折の模式図
a：エナメル質と象牙質に限局する破折で露髄を認めない．
b：歯髄にまで達する破折
c：歯根部に生じた破折

（2）歯の破折の病態
　歯の破折は，破折部位によって歯冠破折，歯根破折がある．歯冠破折は，硬組織のみに限局する不完全破折と歯髄まで達する完全破折があり，歯根破折は根尖側 1/3 に多くみられる（図2-5）．完全破折では歯髄の治療が必要となり，ときに保存不可能となる．

2）脱臼

　歯に強い力が加わることによって歯根膜を介する歯槽骨との結合を失ってしまうことを脱臼という．一部が脱落したものを不完全脱臼といい，完全に脱落したものを完全脱臼という．

復習しよう！

1　正しい組合せはどれか．
a　外傷 ——————— 破折
b　咬耗 ——————— 出血
c　摩耗 ——— 歯髄石灰化
d　アブフラクション ——— 萌出遅延

2　歯の咬耗や摩耗によって現れる変化はどれか．
a　歯髄の石灰化
b　エナメル質の脱灰
c　第三象牙質の形成
d　セメント質の肥厚

3　咬合圧が原因となるのはどれか．
a　摩　耗
b　歯髄炎
c　酸蝕症
d　アブフラクション

＜解答＞
1：a
2：c
3：d

chapter 3 歯の化学的損傷

学習目標
- □ 歯の化学的損傷について説明できる．
- □ 酸蝕症を説明できる．
- □ 酸蝕症の原因を列挙できる．
- □ 酸蝕症の好発部位がわかる．

＜歯の化学的損傷の概説＞
　歯の化学的損傷とは，化学的物質が原因となり歯質の白濁や実質欠損が起こることである．化学的損傷の代表的なものとして酸蝕症がある．酸蝕症は非細菌性の化学作用，とくに酸性物質によって歯の損傷が起きる病変である．

3-1 酸蝕症（侵蝕症）

1）酸蝕症の原因
　酸蝕症は，歯が酸性の条件下に置かれることによって発生する．多くみられるのは，鍍金（メッキ），火薬，電池工場などで取り扱われる酸の蒸気吸引であり，これらの職業に従事する労働者にみられる．また，酸性の食料品であるレモン・オレンジ・酸性の飲料水などの多摂取によって歯が損傷を受けることもある．内因としては，慢性的な嘔吐を繰り返すことによって胃液中の胃酸が歯に損傷を与えることもある．

酸蝕症の原因
原因となる酸は硫酸，硝酸，塩酸などがある．

2）酸蝕症の病態
　酸蝕症は，酸によって歯の表面から脱灰が起こり歯質の白濁や実質欠損が起こる病変である．好発部位は，外因による場合は前歯部唇側面に多く，内因による場合は前歯部舌側面に多くみられる．

脱灰
歯や骨などの硬組織からカルシウムを溶出させること．

復習しよう！

1　酸蝕症について正しいのはどれか．
- a　咬合で生じる．
- b　強酸で生じる．
- c　萌出前に生じる．
- d　細菌が関与する．

2　酸蝕症が発生する職業はどれか．
- a　印刷業
- b　吹奏楽者
- c　ガラス工
- d　メッキ工

3　酸蝕症の症状として正しいのはどれか．
- a　萌出遅延
- b　根尖病巣
- c　歯の実質欠損
- d　歯髄の石灰化

＜解答＞
1：b
2：d
3：c

chapter 4　歯の沈着物と着色

学習目標
- □ 歯垢（プラーク）について説明できる．
- □ 歯垢（プラーク）が引き起こす疾患を説明できる．
- □ 歯石について説明できる．
- □ 歯の着色の原因を列挙できる．

＜歯の沈着物と着色の概説＞

歯の表面は口腔内でさまざまな物質や微生物にさらされている．具体的には唾液，口腔内細菌，食物などである．唾液由来の成分や細菌の活動などによって，歯の表面に沈着物が形成される．これらの沈着物は歯の変色，着色，う蝕や歯周病の原因となる．

4-1　歯の沈着物

1）ペリクル（薄膜）

唾液の中には糖タンパクという物質が含まれている．これらは歯のエナメル質の表面に付着して無色透明な被膜（0.3〜1.0μm）を形成する．これをペリクル（薄膜）という．ペリクルは時間が経つと口腔内細菌が付着し，これを足掛かりとして細菌が歯の表面で増殖してくる．これが歯垢（デンタルプラーク，プラーク）の形成につながっていく．

2）歯垢（デンタルプラーク，プラーク）

（1）バイオフィルムとしての歯垢

歯垢（以下プラークと表記）は歯や補綴物の表面に沈着する白色〜黄色白色の軟らかい物質である（図4-1）．これらは細菌とその細菌が産生した物質（基質）から構成されており，バイオフィルムとも呼ばれている．バイ

糖タンパク
タンパク質に糖鎖が結合したもの．細胞が作り出すタンパク質の多くは糖タンパクである．

図4-1　歯垢の付着を示す口腔内写真
口腔内の清掃状態が悪いため，上下顎前歯の歯肉縁上に歯垢の付着をみる．歯肉には発赤と腫脹がみられる．

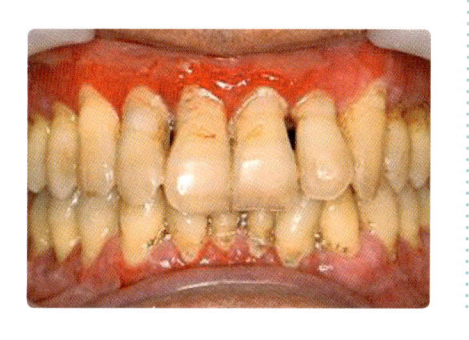

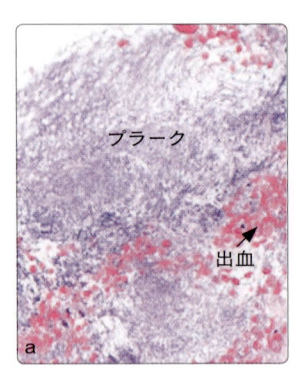

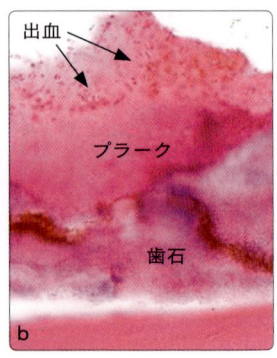

図 4-2 プラークと石灰化
歯の表面に付着した成熟したプラークを顕微鏡で観察すると主に糸状の細菌が叢状に(草むらのように)堆積しているのがわかる．出血(赤血球)やわずかな白血球もみられる(a)．プラークに石灰塩が沈着すると硬い歯石になる．b は歯石の脱灰標本の顕微鏡写真で，表層部は出血を伴ったプラークで深部が層状の歯石である．

オフィルムとは微生物がある環境に適応し生存するために自ら作り出した基地のようなものである．バイオフィルムを形成することで微生物は外界の環境からの影響を受けにくくなり，自らの勢力，生存性や適応性を増していく．つまり，宿主の側からみれば，ある微生物がバイオフィルムを形成して体内に留まっているという状況は，自分の領地内に敵が活動拠点を設置して勢力を蓄えているのと同じような状況といえる．プラークの形成は歯の表面に形成されたペリクルに菌体が付着し増殖するところから始まる．増殖する細菌の種類は，当初は球菌であるが次第に糸状菌の割合が増加する．これらの菌体は，多糖類と糖タンパクからなる菌体間基質と呼ばれるものを盛んに分泌する．この菌体間基質の中には有機酸などの細菌代謝産物が含まれており，この酸が歯質を脱灰することで，う蝕が引き起こされる．う蝕や歯周病は歯科領域の 2 大疾患であるが，これらの原因となるのがプラークである．またプラークは口臭の原因にもなる．プラークを放置していると唾液中のカルシウムなどの成分が沈着して石灰化し，歯石を形成する(図 4-2)．

(2) 歯肉縁上プラークと歯肉縁下プラーク
プラークは歯の表面に形成されるが，その形成される部位によって構成成分に違いがある．歯肉縁より歯冠側に形成されるプラークを歯肉縁上プラークという．一般的に，形成初期のプラークやプラークの表層には，主に好気性菌が分布し，深部に嫌気性菌が分布している．プラークの成熟が進むと嫌気性菌が増加する．歯肉縁より根尖側の歯質表面に形成されるプラークを歯肉縁下プラークという．歯肉縁下プラークは歯肉縁上プラークに比べ，利用できる酸素濃度が低下するために嫌気性菌が優位となる．歯

菌体間基質
細菌がバイオフィルムなどを形成する際に，自分たちの周囲に分泌する物質．粘着性のあるネバネバした性状のものなどがあり，細菌が歯の表面で生活するための足がかりとなる．

有機酸
乳酸，酢酸，プロピオン酸，ギ酸など．

内毒素
グラム陰性菌の毒性のある菌体成分

周病では歯肉縁下のプラークで産生されるさまざまな物質(細菌由来の内毒素や線毛，タンパク分解酵素など)により周囲組織で炎症が惹起され，歯周ポケットの深化や歯槽骨の吸収など，歯周組織の破壊が生じる．

3）歯石
（1）歯石の沈着機序と成分
　歯石は歯の表面に形成された石灰化物である(図4-3)．歯の表面にプラークが付着し，数日が経過するとプラークに含まれる細菌の死骸や菌体間基質を核としてプラークの深部から石灰化が生じ，やがて硬い歯石が形成される．プラークの石灰化は唾液中に含まれるカルシウム塩の沈着によるものであるが，歯石のできやすさには個人差があり，唾液の性状(唾液に含まれる成分の濃度や，唾液の粘性，唾液のpH)やプラークの状態が石灰化の状態に深く関与する．歯石の約80％は無機成分で，残りは有機成分と水分からなる．

（2）歯肉縁上歯石と歯肉縁下歯石
　歯石もプラークと同様に歯の表面に形成されるが，その形成される部位により歯肉縁上歯石と歯肉縁下歯石に分類される．歯肉縁よりも歯冠側寄りに形成される歯石は歯肉縁上歯石という．一般的に灰白色～黄白色を呈しているが，外来色素によって着色されることもある．耳下腺，顎下腺，舌下腺の開口部に近い上顎大臼歯部頬側面や下顎前歯部舌側面に形成される頻度が高く(図4-3)，歯肉縁下歯石に比べ軟らかく除去しやすい．

　歯肉縁より根尖側の歯面上に形成されるのが歯肉縁下歯石である．いわゆる歯肉溝内に形成されるもので，一般的にその色調は灰緑色～暗褐色である．歯肉溝滲出液に血液が混じると歯石は褐色調を呈する(血石)．また，歯周炎関連細菌の産生する色素が混入し，黒褐色を呈する場合がある．

　歯石は歯肉に対して，機械的刺激を与える原因となるほか，新たにプラークが付着する足場となりうる．歯肉縁下歯石は歯肉縁上歯石に比べ，歯周炎の進行に対して影響が大きいとされる．図4-4に歯肉縁上歯石と歯肉縁下歯石の模式図と歯肉縁下歯石の組織像を示す．

唾液
唾液の中にはカルシウムのほか，重炭酸塩やリン酸塩が含まれており，口腔内のpHを調節する働きを持っている．

歯石の着色
歯石は外来性もしくは内因性の色素により着色される場合がある．

図4-3　歯肉縁上歯石と歯の着色
舌側歯頸部には黄白色の歯石が沈着している(矢印)．舌側面には黒褐色の色素(矢頭)が沈着している．この患者は喫煙者で，タバコに含まれるタールなどの外来性色素が着色の原因である．

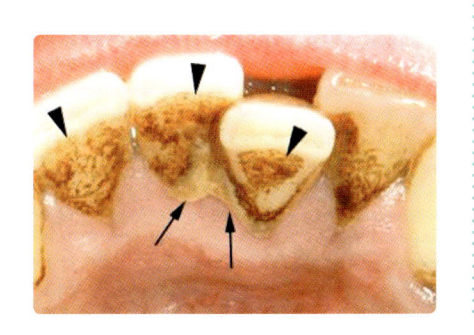

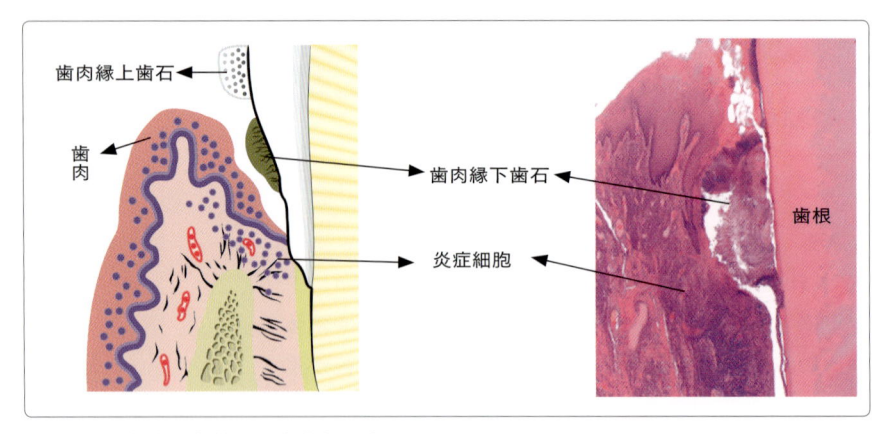

図4-4 歯肉縁上歯石と歯肉縁下歯石
右図に歯肉縁下歯石の病理組織像を示す．歯周ポケット内の歯根表面に歯石の沈着があり，周囲の歯周組織には炎症がみられる．左図は歯肉縁上歯石と歯肉縁下歯石の違いを示す模式図である．歯肉縁より上方の歯面に沈着しているのが歯肉縁上歯石，歯肉縁より下方のポケット内の歯面に沈着しているのが歯肉縁下歯石である．

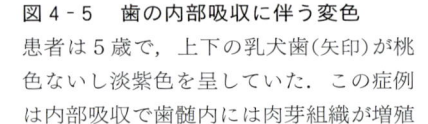

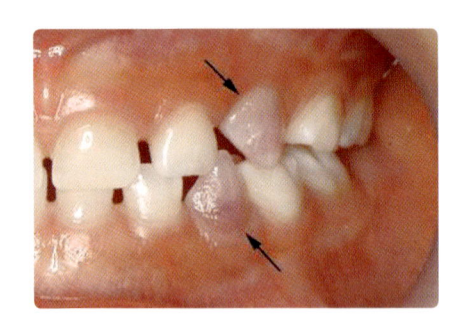

図4-5 歯の内部吸収に伴う変色
患者は5歳で，上下の乳犬歯(矢印)が桃色ないし淡紫色を呈していた．この症例は内部吸収で歯髄内には肉芽組織が増殖していた．

4-2 歯の着色

　歯の着色はさまざまな原因で出現するが，その着色の原因は内因性色素によるもの，外因性物質によるもの，歯の構造や組織の異常によるもの(変色)などに分類できよう．内因性色素による歯の着色は，生体内で産生される色素が発育中の歯に取り込まれて着色するもので，先天性ポルフィリン症にみられるポルフィリンの沈着や，重症新生児黄疸にみられるビリルビンの沈着がこれに該当する．ポルフィリンは骨や象牙質への強い沈着を示す．ビリルビンも主として象牙質に沈着する．外来性物質による歯の着色には，タバコに含まれるタールや，お茶に含まれる色素などによる着色のほか，歯科用金属として用いられるアマルガムによる着色，歯科治療に用いる薬品によるものや，抗生物質のテトラサイクリンによる着色などがある．歯の構造や組織の異常により生じる着色(変色)には，エナメル質形成不全症，象牙質形成不全症，フッ素の過剰摂取によって生じる歯のフッ素症(斑状歯)のほか，歯の内部吸収に伴う歯の変色などがある(図4-5)．歯の着色の原因とその色調を表4-1に示す．

ポルフィリン症
ヘモグロビンの材料となるヘムの合成経路に異常があり，ポルフィリンが皮膚などの組織に沈着する疾患

重症新生児黄疸
母子間母児間血液型不適合などによる大量溶血の結果，ヘモグロビン代謝産物であるビリルビンが血中に増加する．重篤な黄疸は脳障害などを引き起こす．

エナメル質形成不全症
エナメル質の形成が，さまざまな原因で障害される疾患

象牙質形成不全症
象牙質の形成が障害される疾患で，骨形成不全を伴うものもある．

歯のフッ素症(斑状歯)
フッ素の過剰摂取により，歯の硬組織の形成が阻害された結果生じる．

表 4-1　歯の着色原因とその色調

・内因性色素によるもの	
重症新生児黄疸	緑色〜淡黄色
先天性ポルフィリン症	桃色〜暗紫色
・外来性物質によるもの	
歯科用金属による着色	緑色，黒色，黒褐色など
食用色素による着色	色素の一過性着色
タバコのタールによる着色	暗褐色
テトラサイクリン歯	黄色〜淡褐色
歯のフッ素症(斑状歯)	乳白色〜褐色
フッ化ジアンミン銀の塗布	黒色
細菌性物質による着色	緑色，黒色など
・歯の組織構造の異常によるもの	
エナメル質形成不全症	乳白色〜褐色
歯髄壊死(失活歯)	灰褐色〜青黒色
象牙質形成不全症	灰青色〜淡褐色
歯の内部吸収	桃色〜淡紫色

復習しよう！

1　プラークについて正しいのはどれか．
a　無色透明
b　粘性が高い．
c　石灰化物である．
d　菌体成分は少ない．

2　歯石の形成にもっとも関連するのはどれか．
a　食事量
b　血糖値
c　睡眠時間
d　唾液の性状

3　歯の着色について正しいのはどれか．
a　食事は原因にならない．
b　疾患に伴う着色もある．
c　唾液の性状が主な原因である．
d　ブラッシングですべて除去できる．

＜解答＞
1：b
2：d
3：b

chapter 5 う蝕

学習目標
- □う蝕の発生要因について説明できる．
- □う蝕の発生機序について説明できる．
- □う蝕を発生部位，形状，経過により分類できる．
- □エナメル質う蝕について説明できる．
- □象牙質う蝕について説明できる．
- □初期のエナメル質う蝕について特徴が説明できる．
- □エナメル質う蝕の病巣を分類できる．
- □象牙質う蝕の病巣を分類できる．

＜う蝕の概説＞

口腔内細菌の作用により歯質（エナメル質，象牙質，セメント質）が崩壊される疾患をう蝕という．すなわち，歯の表面に付着，増殖したプラーク（歯垢，バイオフィルム）の作用により酸が産生されて歯の無機質が脱灰され，さらに有機質も溶解されて徐々に歯質が崩壊する．う蝕の発生要因には，細菌の増殖，歯の清掃，食物の種類や性状，歯の形，構造，配列，咬合状態および唾液などが関与している．

う蝕の発生について，カイス（Keyes）は，外因としての細菌と食物および内因としての宿主の感受性が関連し，これら3つが満たされた場合にのみう蝕が発生するとした（カイスの3つの輪）．これに時間的要因を加える考え方もある（図5-1）．

う蝕の好発部位はプラーク（歯垢，バイオフィルム）が停滞しやすく，歯の清掃（ブラッシング）や自浄作用が困難な部位に発生しやすい．咬合面の裂溝および小窩や歯の隣接面はう蝕の好発部位である．上・下顎乳臼歯，上顎乳切歯や上・下顎第一大臼歯，上・下顎第二大臼歯および上顎切歯はう蝕発生が高い（図5-2，3）．

バイオフィルム
一般に河川の石，口腔内の歯や腸の内壁の表面に付着した細菌や細菌の膜状の凝集塊をいい，微小環境として機能し，外界に対して抵抗性を有している．デンタルプラークも細菌塊からなり，バイオフィルムとして微小環境をつくり，抗菌薬の効果を弱めたり，産生した酸を持続的に歯に作用させ，歯質を脱灰することにつながっている．

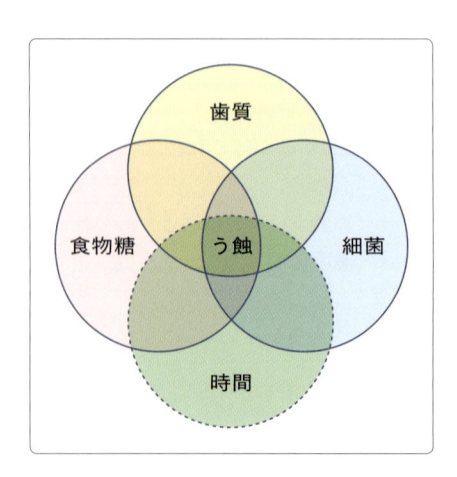

図5-1 う蝕発生．カイスの輪（＋時間）
（König, K. G., 1971より）

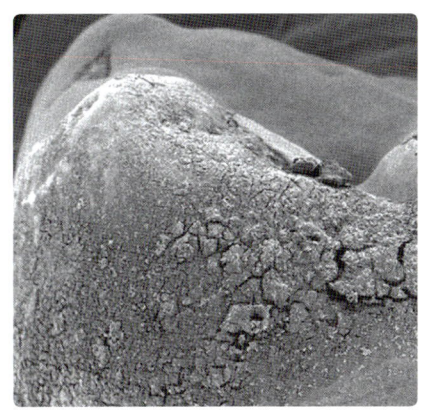

図5-2　歯面のプラーク（×10）

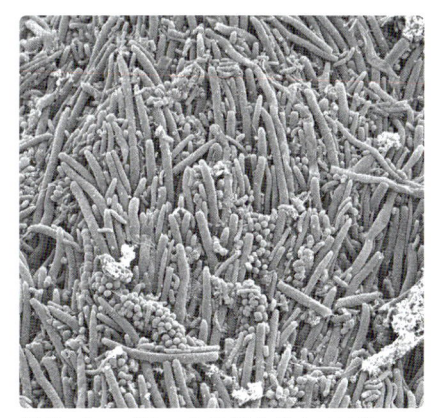

図5-3　プラークの拡大像（×2000）
糸状菌および球菌・桿菌が増殖している．

5-1　う蝕の病因

1）う蝕の発生

大別して酸脱灰説，タンパク溶解説，タンパク溶解キレート説などがある．

（1）酸脱灰説（ミラーMillerの化学細菌説）

現在もっとも支持されている説である．まず，酸産生菌が歯に付着，増殖して口腔内の炭水化物（糖）に作用し，これを分解して有機酸（乳酸，ギ酸，酢酸，プロピオン酸など）を産生する．これらの酸が歯の石灰分を溶かし（脱灰），さらに残った歯の有機成分を細菌の酵素により分解して，徐々に歯質を崩壊させる説である．

（2）タンパク溶解説

口腔内の細菌あるいはその産物が，先にエナメル質の有機性基質とくにタンパク質を溶解することによりう蝕が始まる．すなわち有機質に富んだエナメル葉から細菌が侵入してタンパク質を溶かすとする説である．

（3）タンパク溶解キレート説

細菌によりエナメル質のタンパク質が溶解されて生じたタンパク分解産物や細菌の代謝産物などが，キレーターとなって歯のCaやMgなどとキレート化合物（錯化合物）をつくり，中性やアルカリ性においても歯を脱灰し，う蝕が発生するとする説である．

2）原因菌

従来より原因菌としてレンサ球菌，乳酸桿菌，ブドウ球菌，放線菌などが挙げられているが，とくにプラーク形成に関与し，酸産生能のあるストレプトコッカスミュータンスや耐酸性の強い乳酸桿菌が注目されている．

ストレプトコッカスミュータンスは糖の分解能や酸産生能を有する菌で，ショ糖と作用してブドウ糖の重合体であるデキストランをつくる．とくに水に溶けない不溶性デキストラン（不溶性グルカン，ムタン）は粘着性

キレート化合物
1つの分子が2つ以上の結合でCaやMgなどの金属イオンと配位結合しているものである．

が強く，歯の表面にストレプトコッカスミュータンスをはじめ他の細菌を付着させてプラーク（歯垢，バイオフィルム）を形成する．また，乳酸桿菌は乳酸発酵により歯質の脱灰を行う菌である．う窩ではpH5〜6の酸性の環境になり，この低いpHでも乳酸桿菌は生存し，増殖することができる．

3）う蝕の誘因
う蝕発生の直接の原因は細菌の感染であるが，誘因もう蝕の発生に深く関与している．

□**局所的原因**
①歯自体の欠陥：歯の形態，構造，組成などに異常が存在する場合，たとえば咬合面に深い小窩・裂孔などが存在するとプラークが付着しやすくなり，また歯の減形成や石灰化不全を伴う歯などは酸に対して弱い歯質であるため，う蝕になりやすい．
②歯の配列不整：ブラッシングが不十分になりやすく，プラークが付着しやすい．
③不十分な口腔清掃：歯磨きによる歯面清掃が不十分であるとプラークが長く付着し，う蝕になりやすい．
④唾液分泌量の減少：唾液は歯面の自浄作用，酸を中和する緩衝作用および微生物に対する抗菌作用などを有している．唾液分泌量の減少によりう蝕が多発しやすくなる．
⑤食物の性状：糖分の多いお菓子や炭水化物の食物の摂取，とくに歯に停滞しやすい食物はプラーク形成や糖分解による酸産生を助長し，う蝕になりやすい．

□**全身的原因**
歯の発育期に栄養（ビタミン，カルシウムなど）の欠乏，内分泌腺の機能異常，遺伝性疾患，その他全身疾患などの発症は歯の形成不全を引き起こし，う蝕発生の誘因となる．その他，生活環境因子，職業的因子などもう蝕発生との関連がみられる．

5-2　う蝕の分類
う蝕は発生部位，形状，経過による分類および臨床的，組織学的分類などがある．

1）発生部位による分類
（1）小窩裂溝う蝕
　咬合面う蝕
（2）平滑面う蝕
　隣接面う蝕，歯頸部う蝕，歯肉縁下う蝕，根面う蝕などがある．

自浄作用
唾液により歯面に付着したプラークを洗浄する作用がある．

緩衝作用
プラークにより酸がつくられpHが低下するが，唾液には酸を中和してpHを一定にする作用がある．

抗菌作用
唾液にはいろいろな酵素や免疫グロブリンが含まれ，殺菌・抗菌作用を有している．

2）形状による分類

（1）表在性う蝕（表面う蝕）
　う蝕が表在性に存在するもので，病巣は広く，浅い低円錐形を呈する．平滑面う蝕に多い．

（2）深在性う蝕
　う蝕が深部に存在するもの．

（3）下掘れう蝕（穿下性う蝕）
　表面では小さなう窩であるが，深部では大きく拡大しているう蝕をいう．う蝕がエナメル・象牙境に達するとそこから横に広がり，さらに表層に向かってエナメル質を侵し，また深層に向かって象牙質を侵して進行する結果起こる．咬合面う蝕や隣接面う蝕に多い．

（4）穿通性う蝕
　う蝕が急速に深部に進行し，歯髄にまで達するものをいう．

（5）環状う蝕（輪状う蝕）
　乳前歯に多く，歯冠部周囲ことに歯頸部付近を輪状にとり巻くような形のう蝕をいう．

3）経過による分類

（1）急性う蝕
　若年者の小窩，裂溝に発生しやすい．う窩内に食物残渣が停滞すると，う窩内の細菌は増加し，酸の産生が多くなり，歯質の脱灰が進む．その結果，う蝕は急速に深達性に進行する．う窩では歯質の軟化が強く，多量の軟化象牙質が形成されている．病巣は湿潤性で柔らかく，着色は弱い（黄褐色）．知覚は鋭敏で，歯髄炎に移行しやすい．病理組織学的に崩壊層（軟化層）が厚く形成されており，また歯髄側に第三象牙質（病的第二象牙質）の形成量は少ない．

（2）慢性う蝕
　高齢者で，平滑面う蝕に多くみられる．最初から慢性う蝕として進行する場合と急性う蝕の経過中に慢性う蝕に移行するものがある．食物残渣の停滞が少なく，う窩内の唾液による自浄作用，緩衝作用，抗菌作用があると，細菌の増殖や酸産生が少なく，歯質の脱灰作用は弱い．軟化象牙質は少なく，う窩底には硬い象牙質が存在する．慢性う蝕では進行が遅く，知覚は鈍感で，着色が強い（黒褐色）．病理組織学的に崩壊層（軟化層）は少なく，透明層（硬化象牙質）が多い．う蝕部と健全象牙質の境界が比較的明瞭である．歯髄側には第三象牙質（病的第二象牙質）の形成量が多い．

（3）停止性う蝕
　一般には隣接面う蝕の場合にみられる．う蝕の進行中に隣在歯が何らかの原因によって失われたとき，う窩は唾液による自浄作用や人工的清掃が行われやすくなる．そのため食物残渣の停滞やプラークの形成が起こらな

第三象牙質
一般に歯の発育終了後に二次的に形成される象牙質を第二象牙質（生理的第二象牙質）というが，病的な刺激（う蝕，咬耗，摩耗，歯質の切削など）で形成される不規則な象牙質を第三象牙質（病的第二象牙質）という．修復象牙質や補綴象牙質ということもある．

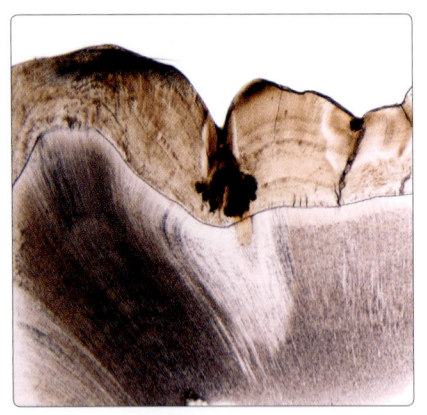

図5-4　う蝕円錐(小窩裂溝う蝕)

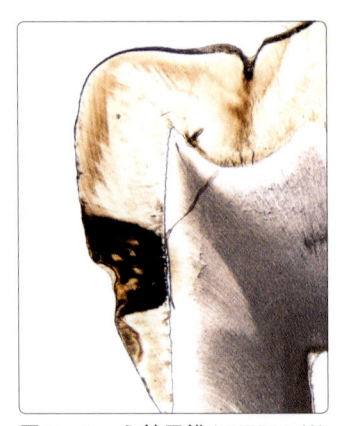

図5-5　う蝕円錐(平滑面う蝕)

う蝕円錐
エナメル質や象牙質のう蝕病巣は円錐形を呈する.

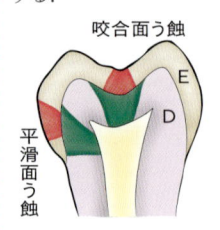

くなり，酸産生もなくなり，う蝕の進行が停止した状態になる．病理組織学的に崩壊層(軟化層)はきわめて少ない．

5-3　う蝕の進行による特徴

1) う蝕の進行とう蝕円錐(図5-4, 5)

　エナメル質や象牙質のう蝕病巣は円錐形を呈し，いわゆるう蝕円錐を形成する．う蝕の深部への進行は，エナメル質ではエナメル小柱の走行に沿って，また象牙質では象牙細管の走行に沿って進行する．そのため，エナメル質う蝕の場合，咬合面の小窩・裂溝におけるう蝕では円錐の基底面を内側(歯髄側)に向け，平滑面う蝕では円錐の尖頭を内側(歯髄側)に向けたう蝕円錐を形成する．また，象牙質う蝕の場合は，いずれの部位でも円錐の尖頭を内側(歯髄側)に向けたう蝕円錐を形成する．

5-4　う蝕の病理組織学的特徴

1) エナメル質う蝕

　初期う蝕では肉眼的に白濁し，やがて褐色調を呈する．研磨標本でみると，エナメル質の初期う蝕では脱灰性変化がエナメル小柱や小柱鞘に沿って進行し，つぎに横紋(レッチウス線条)を侵しながら波及しており，脱灰性変化が進むとエナメル小柱や横紋構造，レッチウス線条が明瞭となる．やがてエナメル小柱は顆粒化を起こして，漸次溶解，消失，エナメル質の実質欠損が生じる．病理組織学的にエナメル質う蝕病巣の層別区分は一般に表層，病巣体部，暗層(不透明層)，透明層に分ける(図5-6).

(1) 表層

　エナメル質う蝕の初期には，実質欠損はみられない．マイクロラジオグラフィーで観察すると，エナメル質表面からかなり深部まで脱灰されている(エックス線透過像を示す)にもかかわらず，表層には薄く一層の石灰化が良い層(エックス線不透過像を示す)が存在する．このような現象を表層

エナメル小柱
エナメル質はエナメル小柱(主体)，エナメル鞘および小柱間エナメル質から構成されている．歯によって500万〜1200万本の小柱からなっている．一般にエナメル小柱は象牙質表面からほぼ直角方向に走行するが，直線的に走行するのはまれである．

レッチウス線条
エナメル小柱には形成時に日周期に対応した横紋がみられ，この横紋が強く出現している場合，レッチウス線条としてみられる．エナメル質初期う蝕では脱灰性変化により，しばしばエナメル小柱や横紋構造，レッチウス線条が明瞭となる．

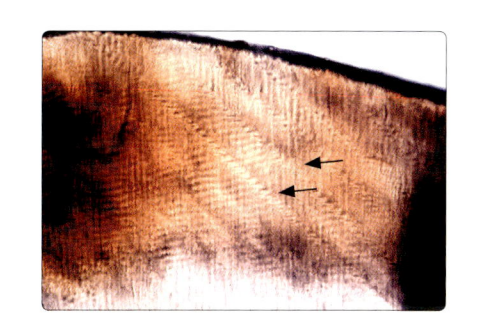

図5-6　初期う蝕病巣
エナメル小柱に横紋構造がみられる。矢印はレッチウス線条を示す.

下脱灰という．これは，脱灰により遊離した無機質がエナメル質表層で再沈着し，再石灰化が起こったためと考えられている．

(2) 病巣体部

う蝕病巣の中心をなす部で脱灰性変化が亢進しており，エックス線透過性を示す．研磨標本では光顕的にやや暗く見え，エナメル小柱，横紋構造，レッチウス線条などが明瞭になり，脱灰層，横紋層とも呼ばれる．

(3) 暗層

暗層は暗褐色に見える層で，脱灰性変化と再石灰化が混在している層である．これは脱灰によって生じた比較的大きな細孔と，再石灰化によると思われる微小な細孔が混在しており，透過光線を散乱させるために暗褐色にみえると考えられ，混濁層とも呼ばれる．

(4) 透明層

透明層はう蝕病巣の最先端部で，石灰化が亢進し，健全なエナメル質より透明に見える層をいう．均等性に白く見え，エナメル質の構造が不明瞭である．この透明観についての見解は一致していない．

う蝕病巣の電顕的所見：脱灰によりエナメル質を構成するアパタイト結晶は溶解し，減少や小型化が起こる．病変の進行とともに徐々にアパタイト結晶は疎となり，やがて溶解，消失する．再石灰化したアパタイト結晶は形が不規則で大きい．

2) 象牙質う蝕

う蝕円錐を呈するう蝕病巣はいくつかの層に分類される．ここでは(1)崩壊層(軟化層)，(2)細菌感染層，(3)混濁層(内混濁層)，(4)透明層，(5)生活反応層(外混濁層)に分ける．

これらの各層は慢性う蝕の場合は比較的明瞭にみられるが，急性う蝕では不明瞭である(図5-7)．

(1) 軟化層(崩壊層)

う窩の表層部で多数の細菌の侵入とともに象牙質の軟化，崩壊がみられる層である．

(2) 細菌感染層(脱灰層)

象牙細管の拡張や破壊，基質の軟化，溶解原巣，裂隙形成などがみられる．

再石灰化
う蝕により歯質が脱灰され，溶解したカルシウム塩がふたたび結晶化して沈着する場合をいう．カルシウム塩は脱灰により生じたものや唾液に由来するものがある．

アパタイト結晶
$Ca_{10}(PO_4)_6X_2$ の無機化合物の総称で，X が OH のものをハイドロキシアパタイトと呼び，エナメル質，象牙質，セメント質，骨に多く存在する．

Part II　口腔病理学

1：軟化層（崩壊層）
2：細菌感染層（脱灰層）
3：混濁層（内混濁層）
4：透明層（硬化層）
5：生活反応層（外混濁層）
＊遊離エナメル質

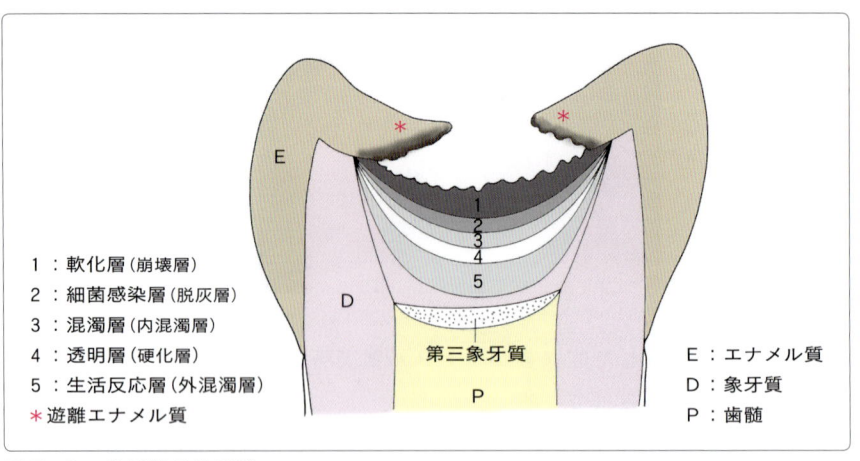

E：エナメル質
D：象牙質
P：歯髄

図5-7　象牙質う蝕病巣

遊離エナメル質
下掘れう蝕で象牙質が広範囲に侵されたために，象牙質の支えがなくなった遊離した状態のエナメル質をいう．

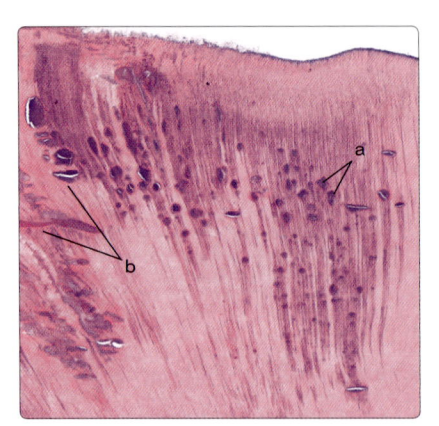

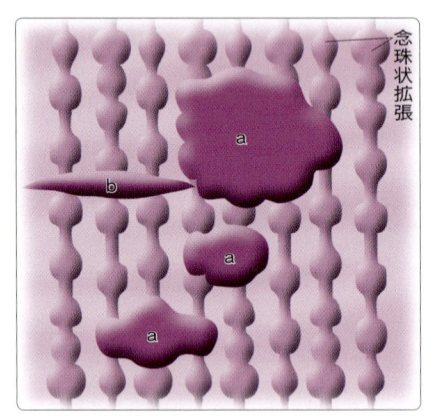

図5-8　象牙細管の念珠状拡張，溶解原巣(a)，裂隙形成(b)

　う蝕による脱灰性変化は，まず象牙細管の管周基質を侵し，象牙細管の拡張（念珠状拡張）が起こる．ついで管間基質を破壊し，象牙細管は隔壁を失って互いに融合し比較的大きな溶解原巣（細菌を入れた空洞）を形成する．また，象牙質の発育条（象牙細管に直角方向）に沿ってしばしば裂隙（う蝕裂隙）の形成を伴う（図5-8）．

　象牙細管内に細菌の侵入が認められ，象牙質基質の脱灰が起こり象牙細管の拡張やときに溶解原巣がみられることもあるが，象牙質基質の破壊が比較的軽度な層である．この層の先端部（深層部）では，象牙細管内に少数の細菌が認められるにすぎない部分は，先駆菌層とも呼ばれる．また，脱灰層は軟化象牙質に相当する．

（3）混濁層（内混濁層）
　細菌の侵入がなく，脱灰性変化が起こっている層である．非脱灰（研磨）標本では混濁して見える．

象牙質う蝕病巣における二次的石灰化
象牙質う蝕病巣においては，基質の破壊（脱灰）と同時に，病巣の二次的石灰化も各所に起こる．病巣の二次的石灰化により象牙細管の閉鎖が起こった部では，細管内にアパタイト結晶やウィトロッカイトやブルシャイトなどの結晶もみられる．

（4）透明層（硬化層）

　非脱灰（研磨）標本では透過光線で均質透明に見え，反射（落下）光線では黒く見える．象牙細管が二次的に沈着した無機塩で完全に閉鎖され，象牙細管と管周基質が同じような屈折率を示すために透明な層に見えると考えられている．

（5）生活反応層（外混濁層）

　透明層の下方に出現し，光顕的に透過光線で暗く不透明に見える層をいう．透明層の下方は健全象牙質であるが，その境界部でも象牙細管内に軽度の石灰沈着があり，非脱灰（研磨）標本でやや混濁して見えるので，生活反応層（外混濁層）と呼ぶことがある．

3）セメント質う蝕

　高齢者において，歯肉が退縮して露出した歯根面にセメント質う蝕が発生することが多い．セメント質のみのう蝕は少なく，臨床的には根面う蝕（歯根う蝕）と診断される．

（1）原生セメント質う蝕

　セメント質の脱灰，崩壊はシャーピー線維に沿って進行するとともに，セメント質の層板間層に沿っても拡大する．

（2）第二セメント質う蝕

　第二セメント質では，セメント細胞やその突起を入れているセメント小腔や細管がう蝕の拡大経路となる．

　う蝕がセメント・象牙境に達すると平面的に広がり，セメント質が内側から破壊される．ときに機械的作用によりセメント質の剥離が起こる．また層板間層に沿ってう蝕が平面に広がり，部分的に剥離も起こる．

シャーピー線維
歯根膜の線維で，セメント質内および歯槽骨内に埋入されている線維をいう．

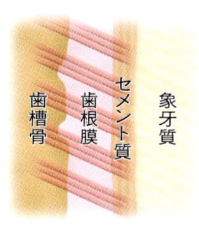

復習しよう！

1　急性う蝕病巣の特徴はどれか．
a　黒褐色を呈する．
b　軟化象牙質が多い．
c　硬化象牙質が多い．
d　第三象牙質が多い．

2　初期エナメル質う蝕の特徴はどれか．
a　表層がもっとも脱灰されている．
b　エナメル質の実質欠損がみられる．
c　病巣のエナメル小柱構造が明瞭である．
d　再石灰化はみられない．

3　象牙質う蝕病巣の特徴でないのはどれか．
a　軟化層の象牙細管には念珠状拡張がみられる．
b　軟化層には裂隙形成がみられる．
c　脱灰層より深層で透明層がみられる．
d　透明層では少数の細菌感染がみられる．

＜解答＞
1：b
2：c
3：d

chapter 6 象牙質・セメント質の増生

学習目標
- □第二象牙質について説明できる．
- □第三象牙質について説明できる．
- □象牙質粒について説明できる．
- □セメント質の増生について説明できる．
- □セメント質粒について説明できる．

＜象牙質・セメント質の増生の概説＞
　象牙質の増生には第二象牙質，第三象牙質，象牙質粒があり，セメント質の増生にはセメント質増生(肥厚)とセメント質粒がある．

6-1　第二象牙質(生理的第二象牙質)
　象牙質は歯が完成した後も徐々に形成され，歯髄腔を狭窄していく．歯が完成した後に形成される象牙質を本来の原生象牙質と区別して第二象牙質(生理的第二象牙質)という．
　第二象牙質(生理的第二象牙質)は加齢的に歯髄全体に形成されるが，ことに歯髄腔の天蓋部，歯頸部歯髄腔，臼歯の髄床部などに多く形成される．そのため，高齢者の歯では歯髄腔が著しく狭窄していることが多い．

6-2　第三象牙質(病的第二象牙質)
　病的な刺激に対して形成される象牙質を第三象牙質(病的第二象牙質)という．咬耗症，摩耗症，酸蝕症，う蝕あるいは窩洞形成・充填，冠支台形成，歯髄の露出がない歯冠の破折など機械的，化学的，温熱的な刺激が歯髄(象牙芽細胞)に加わるような場合，刺激が伝わった部の歯髄壁(象牙細管に沿った領域)に限局して第三象牙質(病的第二象牙質)が形成される．この第三象牙質(病的第二象牙質)は刺激象牙質，不規則象牙質，修復象牙質，補綴象牙質などとも呼ばれる．
　病理組織学的には第二象牙質(生理的第二象牙質)は原生象牙質に酷似しており，第三象牙質(病的第二象牙質)は病的刺激の性質や強弱などにより原生象牙質に酷似するものから不規則で細胞封入を伴う骨様象牙質まで種々の状態がみられる(図6-1)．

6-3　象牙質粒
　歯髄にみられる小球状や小塊状の象牙質様の石灰化物を象牙質粒という．とくに高齢者の歯に多くみられる．永久歯に多く，乳歯には少ない．

第三象牙質
原生象牙質や第二象牙質と比較して，
①象牙細管の数が少ない．
②象牙細管の走行が不規則で分岐も不同である．
③一般に石灰化が低い．
④象牙前質の幅が不平等である．
⑤ときに細胞を含む骨様象牙質もみられる．

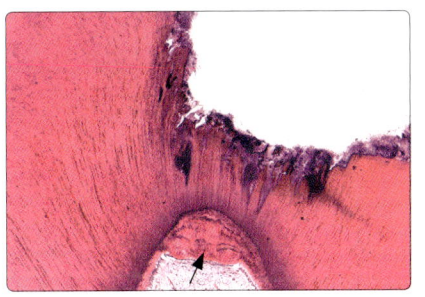

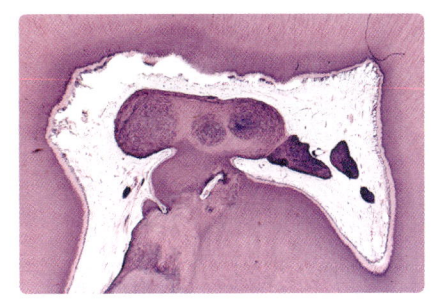

図6-1　う蝕による第三象牙質（矢印）　　図6-2　象牙質粒

　部位的分類：歯髄壁との位置的関係から歯髄内に遊離している遊離性象牙質粒，象牙質と接している壁着性（付着性）象牙質粒，象牙質内に組み込まれている介在性象牙質粒に分類している．組織学的分類としては真性象牙質粒と仮性象牙質粒に分けられる．

1）真性象牙質粒

　根部歯髄の根尖1/3の部に比較的多い．類球状を呈し，その構造は原生象牙質に類似しているが，不規則な走行の象牙細管や放射状の象牙細管もみられる．真性象牙質粒は発育異常により生じると考えられている．

2）仮性象牙質粒

　主に冠部歯髄にみられ，真性象牙質粒に比べて多く出現する．正常な象牙質と異なり象牙細管を含まず，ヘマトキシリンに濃染する顆粒状や線維状の構造がみられる．また同心円状層板状構造を呈し，その中心に核を思わせる石灰化物を有するものや線維状構造物がみられる（図6-2）．

6-4　セメント質増生（肥厚）

　歯根周囲を覆うセメント質は歯周組織の一つで，骨に類似した硬組織である．歯根膜線維と強く結合し，歯根膜や歯槽骨とともに歯を支持している組織である．通常，20〜150μm程度の厚さで，歯頸側では原生セメント質（無細胞セメント質）が比較的薄い層をなし，根尖側1/3では比較的厚い層の第二セメント質（細胞セメント質）がみられる．種々の要因により病的変化を示すことがあり，セメント質の増生（肥厚）とセメント質吸収がある．セメント質の増生は限局性とびまん性の増生（肥厚）がある．
1）咬合機能を営んでいる歯には根尖部や大臼歯部の根分岐部に第二セメント質の限局性増生（肥厚）が起こることがある．
2）咬合機能低下または機能のない歯にはセメント質増生が生じる．
①歯根膜に対し咬合圧の作用が弱い場合や対合歯を失った場合など咬合機能がなくなった歯では歯根全体にびまん性の第二セメント質の増生が生じる．

象牙質粒
臨床的に無症状である．象牙質粒が増大し歯髄腔を著しく狭窄すると歯内療法（抜髄，根管拡大などの処置）を困難にすることがある．

セメント質の吸収（歯根の吸収）
セメント質吸収は交換期の乳歯の歯根吸収を除けば，ほとんど生理的な吸収はみられない．セメント質吸収の原因としては，歯の外傷，歯の再植や移植，強すぎる矯正力，歯根膜の炎症，根管治療における過剰充填，囊胞や腫瘍などが挙げられる．

Part II　口腔病理学

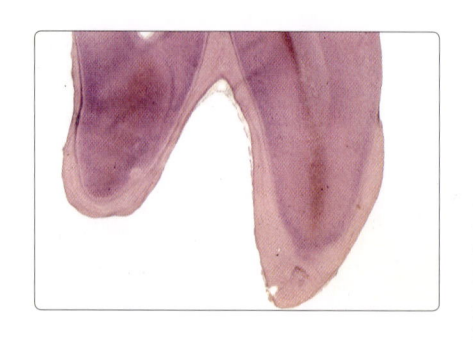

図6-3　セメント質増殖

②埋伏歯にはしばしばびまん性に第二セメント質の増生がみられる．
③慢性根尖性歯周炎や辺縁性歯周炎などでは，炎症巣から少し離れた歯根面にしばしば第二セメント質の増生がみられる．また，根分岐部の歯周炎が生じた場合は近心根と遠心根が相対している根面（根分岐部）に限局性に第二セメント質の増生がみられる．

病理組織学的には，増殖したセメント質は主として第二セメント質（有細胞セメント質）よりなり，歯根面にほぼ平行なヘマトキシリンに濃染する休止線が数本みられ，層板構造を呈している（図6-3）．

6-5　セメント質粒

歯根膜内にある小塊状，類円形の石灰化物である．部位により，歯根膜内に遊離している遊離性セメント質粒，歯根のセメント質と癒着している壁着性セメント質粒，歯根のセメント質内に埋没している介在性セメント質粒に分類される．成因として，石灰変性に陥ったマラッセの上皮遺残や歯根膜線維に生じた石灰化物などを核にして周囲にセメント質が添加されるものと考えられる．病理組織学的には原生セメント質に似た放射状の線維性構造を示すもの，同心円状の層板構造を示すもの，均等性に石灰化された小型のものなどがある．

歯根の骨性癒着（アンキローシス）
種々の原因で歯根膜が傷害された場合，のちに歯根と歯槽骨が癒着することがある．歯の再植や移植の後に生じやすい．

復習しよう！

1　第三象牙質形成の原因でないのはどれか．
a　摩耗症
b　象牙質う蝕
c　窩洞形成
d　歯髄萎縮

2　セメント質増生の原因となるのはどれか．
a　歯髄炎
b　対合歯の喪失
c　セメント質う蝕
d　セメント質粒形成

3　象牙質粒の特徴でないのはどれか．
a　高齢者の歯髄に多い．
b　冠部歯髄と根部歯髄ともにみられる．
c　真性象牙質粒は原生象牙質に類似する．
d　仮性象牙質粒には象牙細管がみられる．

＜解答＞
1：d
2：b
3：d

chapter 7 歯髄の病変

学習目標
- 歯髄の病変の概念を説明できる．
- 歯髄の循環障害を説明できる．
- 歯髄の代謝障害を説明できる．
- 歯髄の病変の原因を説明できる．
- 歯髄炎の臨床的および病理組織学的特徴を説明できる．

＜歯髄病変の概説＞

歯髄でみられる病変は，炎症性病変と非炎症性病変に分けられる．炎症性病変としては歯髄炎であり，非炎症性病変としては循環障害と，退行性病変（代謝障害）である変性，萎縮，壊死などがある．

7-1 歯髄の循環障害

1）歯髄充血

歯髄充血は循環障害であり，歯髄の血管内に血液が過剰に充満した状態をいう（図7-1）．また，歯髄充血は歯髄炎の前駆症状として現れ，漿液や炎症性細胞の滲出を起こす．歯髄炎へと移行することが多いため，可逆性歯髄炎とも呼ばれる．

臨床的には擦過，冷熱および化学的刺激で一過性の誘発痛を生じるが，自発痛はない．また，う蝕は小さく，冷刺激に敏感となる．

病理組織所見では，血管拡張と充血，漿液の滲出がみられる．また，充血が長引くと漏出性出血および歯髄の退行性変化がみられる．

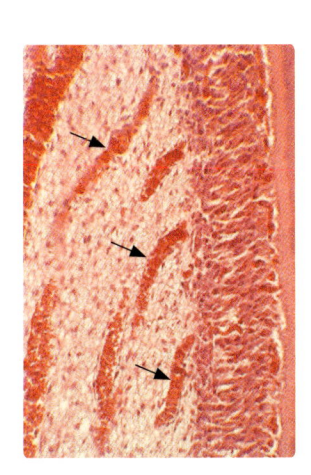

図7-1 歯髄充血の組織所見
歯髄の毛細血管に充血が起きている（矢印）．

歯髄
歯の内部（歯髄腔）において存在する組織のことである．俗にいう「歯の神経」

循環障害
血液循環が障害されて生じる病態

退行性病変
代謝障害のうち，主として形態的変化がみられる状態で，変性，萎縮，壊死がある．

代謝障害
代謝過程において種々の障害因子が加わり，形態的あるいは機能的に異常が生じた状態

充血
動脈が拡張して血液が増加した状態

漿液
粘性物質を含まない，さらさらした透明な分泌液の総称

漏出性出血
血管内皮細胞の細胞間隙から漏出する出血をいう．

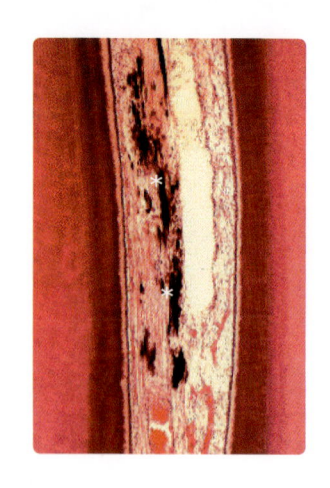

図7-2 歯髄の石灰変性
神経線維に沿って石灰化変性(＊印)がみられる.

7-2 歯髄の代謝障害

1)石灰変性

歯髄には,空胞変性,硝子変性,石灰変性(石灰化),アミロイド変性,脂肪変性,色素変性などの変性がみられる.もっとも多いのが,空胞変性と石灰変性である.歯髄でみられる石灰化物は,代謝障害により生じる石灰変性と象牙質様の石灰化物である象牙粒の2つがある.これらの石灰化物は加齢とともに増加し,この歯髄では石灰化とともに歯髄の萎縮,変性がみられる.

主に根管歯髄の変性した血管壁や神経線維,もしくは膠原線維にカルシウムの沈着が起きて石灰化する(図7-2).

組織所見では,石灰化部はHE染色で青紫色に染まる.

2)歯髄萎縮

歯髄の萎縮に際して,多数のトームス線維が象牙細管内に伸び,歯髄組織は懸垂された状態にあることから,歯髄組織の容積の縮小が起きにくいことが特徴的である.

3)歯髄の壊死・歯髄壊疽

(1)歯髄壊死

細菌感染を伴わない歯髄の死を歯髄壊死といい,歯髄炎の進行波及に伴って起きる.一般に種々の萎縮,変性の過程を経て,ゆっくりと歯髄組織が死に至る.しかし,歯の外傷性損傷により急激な血管の破綻または,切断による組織への血液供給の急速な減少が起こると,生活反応が失われ歯髄死にいたることがある.また,象牙質への薬剤の適用による化学的影響で組織死が生じることがある.

(2)歯髄壊疽

歯髄壊疽は壊死組織が二次的感染,とくに嫌気性菌により組織に腐敗発

トームス線維
象牙細管内に入り込んだ象牙芽細胞の突起

壊死
細胞や組織が高度に損傷を受けた場合にみられる局所的な細胞や組織の死

萎縮
いったん成熟した組織,臓器が種々の原因によって後天的にその容積の減少をきたすこと.

壊疽
壊死組織が乾燥や腐敗菌の感染で二次的に変化したもので,乾性壊疽と湿性壊疽がある.

嫌気性菌
無酸素の状態で生育する細菌

酵が生じたものをいう．タンパク質の腐敗により，硫化水素が遊離されるため，悪臭を放つ．根尖周囲組織に病変が波及していることが多い．壊疽は急性化膿性歯髄炎をはじめとする種々の歯髄炎からの移行が主たるもので，壊疽の状態で一定の経過を経た後，根尖性歯周炎の継発や歯の変色の原因の一つとなる．

7-3 歯髄炎の原因

歯髄炎の原因としてはつぎの因子が考えられる．

1) 物理的因子

機械的刺激（歯の切削，咬耗や摩耗），温度的変化，電気的刺激（異種金属の接触によるガルバニー電流）などがある．

2) 化学的因子

即時重合レジンやコンポジットレジンの未反応モノマー，シリケートセメントやリン酸亜鉛セメントなどの遊離リン酸，硝酸銀や石炭酸などの刺激性消毒剤，失活剤（亜ヒ酸，パラホルムアルデヒド）などがある．

3) 生物的（細菌性）因子

う蝕，歯の破折，上行性感染，血行性感染による細菌，あるいは細菌性代謝産物（毒素など）によるもので，とくにう蝕病巣からの細菌侵襲は，歯髄炎の原因としてもっとも頻度の高いものである．

4) 神経的因子

サブスタンスP物質やカルシトニン遺伝子関連ペプチドなどがある．

7-4 歯髄炎の分類と臨床・病理組織学的特徴

1) 歯髄炎の分類

歯髄炎は，一般的につぎのように分類される．

(1) 急性歯髄炎

病変の経過が速く，症状のうち疼痛が著明である．
① 急性漿液性（単純性）歯髄炎
② 急性化膿性歯髄炎
③ 上行性歯髄炎

(2) 慢性歯髄炎

病変の経過が遅く，症状がはっきりしない．疼痛はあまりない．
① 慢性潰瘍性歯髄炎
② 慢性増殖性歯髄炎（歯髄息肉）

これらの慢性歯髄炎は，開放性歯髄炎であり，う蝕などにより象牙質が崩壊脱落して歯髄が露髄状態にある．

ガルバニー電流
異種金属が唾液を介して接触したときに流れる，微弱な電流

モノマー
重合が行われる際の基質となる物質

失活剤
歯髄を壊死させる薬剤

上行性
根尖孔から歯髄へ向かっていくこと．

血行性
歯髄に入る血管を通して，外部から感染すること．

サブスタンスP
知覚神経C線維末端に貯蔵されている神経ペプチドの一種．血管透過性亢進作用を持ち，他の神経ペプチドとともに神経原炎症を起こす．

カルシトニン
カルシウム調節ホルモンの一つとして副甲状腺ホルモンに拮抗し，血清カルシウム濃度を下げ，骨吸収を抑制する．

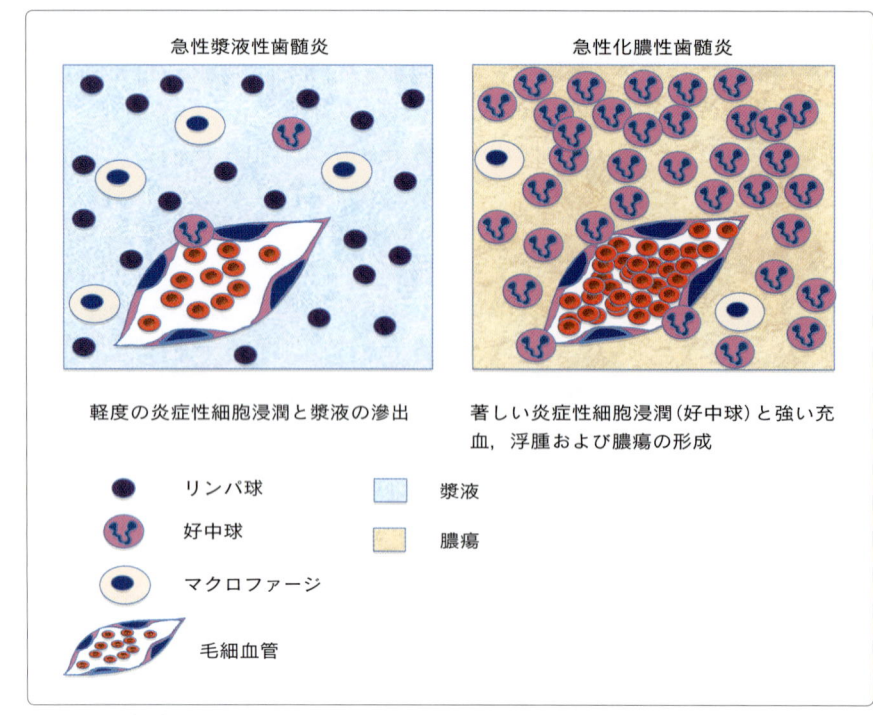

図7-3 急性歯髄炎

急性漿液性歯髄炎／急性化膿性歯髄炎
軽度の炎症性細胞浸潤と漿液の滲出／著しい炎症性細胞浸潤(好中球)と強い充血，浮腫および膿瘍の形成

- リンパ球
- 好中球
- マクロファージ
- 毛細血管
- 漿液
- 膿瘍

③慢性閉鎖性歯髄炎
　この慢性閉鎖性歯髄炎は，象牙質で歯髄が完全に覆われている．

2）歯髄炎の臨床・病理組織学的特徴

（1）急性漿液性歯髄炎(急性単純性歯髄炎)(図7-3)
　歯髄の漿液性炎症で急性症状を示す．健全な象牙質によって歯髄は被覆されており，冷水痛や夜間の自発痛がある．これは，強い充血と滲出のために歯髄の内圧が上昇し，このため冷水などの刺激やう窩への食物の圧入により痛みを生じると考えられる．痛みは歯髄充血のときよりも強く，刺激が除かれても持続する．
　病理組織所見としては，軽度の炎症性細胞浸潤(マクロファージ，リンパ球，少数の好中球)がみられる．これらの炎症性病変は，う蝕病変部や傷害部の直下を中心に限局してみられるが，ときには歯冠部，歯髄全体に広がることもある．

（2）急性化膿性歯髄炎(図7-3)
　急性症状を示す好中球の浸潤が著明な炎症である．歯髄は象牙質により被覆されている．臨床症状として重要な点は，激しい自発痛を伴うことであり，夜間に痛みを訴えることが多く，痛みは激烈で持続性，拍動性，放散性である．また，温熱刺激によって痛みが誘発される．歯髄は軟化象牙質によって被覆されている仮性露髄の状態なので，髄腔を解放し排膿させ

冷水痛
冷たい水に対して痛みを感じること．

自発痛
刺激が加わらなくても疼痛がある．

持続痛
連続して痛みがある．

拍動痛
脈拍に一致して痛む．

放散痛
罹患歯のみが痛むのではなく，痛みが周囲へ広がり，罹患部がどこであるかわからないことがある．上顎の歯の場合は眼や側頭部に痛みが出たり，下顎の歯の場合に耳に痛みを感じたりする．したがって，下顎が罹患歯であるのに，上顎の歯が痛いと訴えることがある．

軟化象牙質
感染して軟らかくなった象牙質

仮性露髄
歯髄は軟化象牙質によって被覆され，外界と交通していない状態

内圧を下げることにより自発痛は消退する．この歯髄炎は，急性漿液性歯髄炎から継発することが多い．これらの疼痛は，とくに体温の上昇とも関連があり，夜間就寝時から夜半にかけて強くなる．また，早期のものは冷たいものに対して痛みが強いが，晩期になると温かいものに対して強い反応を示す．炎症が歯髄全体に及ぶと歯の挺出感や打診痛が強くなる．

病理組織所見としては化膿性炎の特徴を示す．炎症病変部では好中球の著明な浸潤，強い浮腫，強い充血などの所見がみられる．また，膿汁が貯留して膿瘍の形をとることもある．

(3) 急性上行性歯髄炎

この歯髄炎は，特殊なタイプの急性化膿性歯髄炎である．罹患歯はう蝕などの明らかな硬組織病変がまったくみられないのに，症状として急性化膿性歯髄炎と同様の激しい自発痛を伴う．原因としては，深い歯周ポケットのある歯周炎，隣在歯の急性化膿性根尖性歯周炎，顎骨骨髄炎などがあり，炎症が根尖孔から歯髄に波及した場合である．いずれにしても，根尖孔や側枝を通じて上行性に歯髄に波及して化膿性炎をみたものである．

(4) 慢性潰瘍性歯髄炎（歯髄潰瘍）

急性化膿性歯髄炎の歯髄を被覆している軟化象牙質がなくなって歯髄が露出し，排膿が起きる．その結果，歯髄組織の膿瘍部が直接外界に開放され，歯髄の表面の一部が組織破壊によって欠損した状態となり，臨床経過の長い病変となる．このような状態を慢性潰瘍性歯髄炎という．歯髄の場合，単に表在性の実質欠損という意味で潰瘍という言葉が使用されている．

臨床的には，大きなう窩が存在し，露髄しているが自発痛はほとんどない．う窩に食片が圧入すると急激に痛みを生じ，食片が取り除かれ歯髄腔が開放されると痛みは消退する．潰瘍面を探針で擦過すると，鋭い痛みと出血を起こす．

病理組織所見としては，露髄表面（潰瘍面）は好中球，フィブリン，壊死組織などからなり，その深部はリンパ球，形質細胞の浸潤が著明で，血管の増生を伴う肉芽組織で構成されている．なお，肉芽組織を取り囲む組織は線維性組織である．

(5) 慢性増殖性歯髄炎（歯髄息肉，歯髄ポリープ）（図7-4）

慢性潰瘍性歯髄炎から肉芽組織が茸状に増殖したもので，乳歯や若年者の歯など生活力旺盛な歯髄にみられる．増殖した肉芽組織は歯髄息肉や歯髄ポリープとも呼ばれる．露髄面にう蝕病巣などからの比較的弱い刺激が慢性的に加わって生じる．露出した歯髄が種々の慢性刺激により，歯髄組織に息肉状やポリープ状ないし茸状の増殖のみられるタイプの歯髄炎である．また，永久歯，乳歯いずれも臼歯でみられる．息肉の色調は暗紅色もしくは青紫色を呈し，機械的刺激により出血しやすい．

一般に自発痛はない．また，潰瘍形成がみられることもあるが，このようなときには触れると痛みを感じることがある．

歯の挺出感
歯が浮いた感じ．

打診痛
ピンセットなどでたたくと痛みが出ること．

露髄
歯髄が外界と交通した状態

フィブリン
線維素ともいい，血液の凝固に関わるタンパク質

ポリープ
息肉ともいう．キノコ状に増殖した状態

肉芽組織
毛細血管と線維芽細胞で構成される組織

Part II　口腔病理学

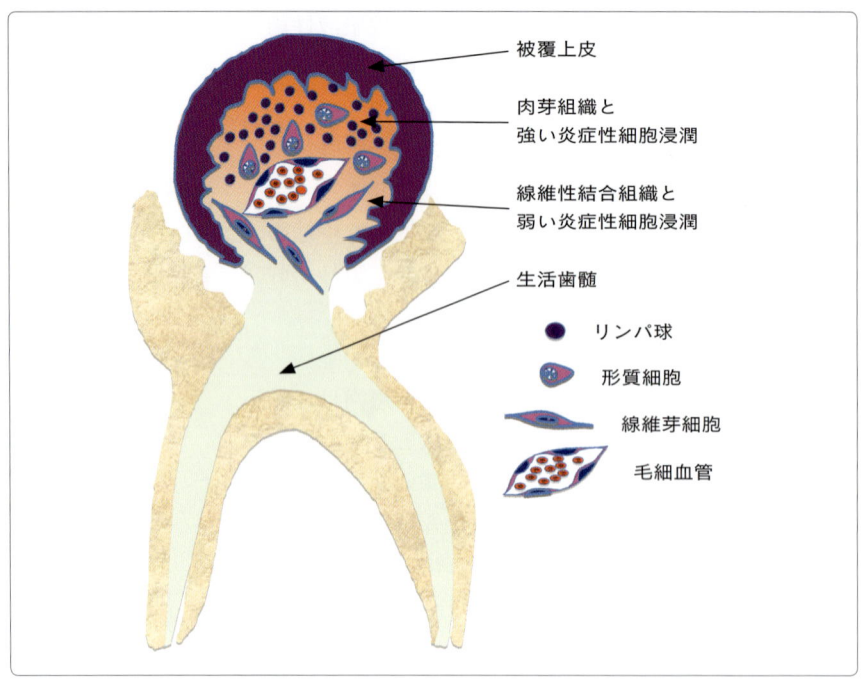

図7-4　慢性増殖性歯髄炎

　病理組織所見としては，息肉は一般に3層に区分される（図7-4）．つまり，最表層は上皮（重層扁平上皮）で被覆している場合と，上皮で被覆されず潰瘍面としてみられる場合がある．その下層はリンパ球，形質細胞などの炎症性細胞浸潤と毛細血管の増生からなる若い肉芽組織（幼若肉芽組織）で構成されている．さらに，その深層は細胞成分や血管の少ない線維性結合組織からなっている．なお，上皮は口腔粘膜上皮からの移行やマラッセの上皮遺残に由来すると考えられている．

（6）慢性閉鎖性歯髄炎
　歯髄が健康な象牙質によって囲まれている閉鎖性の環境において，歯髄に肉芽組織または線維性結合組織の形成など，定型的な慢性炎症のみられる場合をいう．

マラッセの上皮遺残
内外エナメル上皮が接合したヘルトヴィッヒの上皮鞘が断裂して，歯根膜中に残ったもの．

復習しよう！

1 歯髄の退行性病変で正しいのを2つ選べ．	2 歯髄充血について正しいのを2つ選べ．	3 急性化膿性歯髄炎で正しいのを2つ選べ．
a 萎　縮	a 可逆性歯髄炎である	a リンパ球浸潤が主体
b 壊　死	b 血管の収縮がみられる	b 好中球浸潤が主体
c 増　生	c 漿液の滲出が起きる	c 自発痛がある
d 過形成	d 自発痛がある	d 開放性歯髄炎である

＜解答＞
1：a，b
2：a，c
3：b，c

chapter 8 根尖部歯周組織の病変

学習目標
- □ 根尖部歯周組織の病変を説明できる．
- □ 根尖部歯周組織の病変の原因を説明できる．
- □ 根尖部歯周組織の病変の臨床的および病理組織学的特徴を説明できる．
- □ 歯根肉芽腫と歯根囊胞の違いを説明できる．

＜根尖部歯周組織病変の概説＞

　根尖部歯周組織には種々の病変が生じるが，炎症性病変である根尖性歯周炎がもっとも多い．また，根尖部歯周組織を総称して，根尖病巣（病変）と呼ぶ．

　根尖性歯周炎は，多くは歯髄炎などによって引き起こされる根尖部歯周組織に生じた炎症性病変である．また，抜髄や根管消毒および根管充填などの根管処置が適正でない場合に生じることがある．

　臨床的には歯髄炎とは異なり，歯の挺出感が強くなる．また，急性化膿性根尖性歯周炎では罹患歯の疼痛だけでなく，所属リンパ節の腫脹や発熱などの全身症状がみられることもある．

8-1 原因

　根尖性歯周炎の原因には，物理的，化学的，生物的原因がある．これらの中で細菌感染がもっとも重要な原因である．化膿性歯髄炎や歯髄壊疽などに引き続いて，歯髄腔からの細菌感染が根尖孔周囲の歯周組織に拡大して根尖性歯周炎が生じる．

1）物理的原因

　歯に直接作用する打撲やクレンザー，ブローチ，リーマーなど根管治療器具や過剰根管充填などによる根尖孔外への刺激や，過高な充填物よる咬合異常などの医原性傷害

2）化学的原因

　根管消毒薬，根管充填剤，根管清掃剤などが根尖孔外に漏れ出たり，それらの刺激が強い場合などの医原性傷害

3）生物的原因

　歯髄炎や歯髄壊疽などに続く根尖孔からの感染，辺縁性歯周炎からの感

抜髄
歯髄炎の治療で歯髄組織を除去する治療方法

根管消毒
根管内の細菌などを洗浄消毒すること．

根管充填
抜髄後の根管に充填剤をつめること．

歯の挺出感
歯が浮いた感じ．

医原性
受けた医療が原因で発生すること．

根尖孔
歯根の根尖付近に存在する穴．根尖孔は約250ミクロンほどの大きさで，ここから神経や血管などが歯髄に入る．

辺縁性歯周炎
いわゆる歯槽膿漏

染，菌血症などによる血行性感染などの感染微生物，腐敗産物，細菌産生毒素など．

8-2　根尖性歯周炎の分類と臨床・病理組織学的特徴

1）根尖性歯周炎の分類

　根尖性歯周炎は，臨床経過により急性と慢性に区別される．急性根尖性歯周炎の主体は滲出性炎で，その滲出成分の性状によって漿液性炎と化膿性炎に分けられる．慢性根尖性歯周炎では肉芽組織の増生が特徴であり，慢性化膿性根尖性歯周炎と慢性肉芽性根尖性歯周炎に分けられ，後者はさらに歯根肉芽腫と歯根囊胞に区別される．

　また，急性根尖性歯周炎では臨床症状が強く，慢性根尖性歯周炎ではそれほど強くない．

（1）急性根尖性歯周炎

　急性根尖性歯周炎の発生では，最初に根尖孔周囲の歯根膜に充血や漿液性滲出がみられ，急性漿液性根尖性歯周炎が生じる．その後，細菌感染が起きると，好中球が多数浸潤し急性化膿性根尖性歯周炎となる．急性化膿性根尖性歯周炎は慢性根尖性歯周炎の急性増悪や深い歯周ポケットからの感染，まれには血行感染などによっても引き起こされる．

□急性漿液性根尖性歯周炎

　臨床症状として，歯の挺出感や弛緩動揺がみられるが，自発痛や咬合痛は軽度である．エックス線写真ではほとんど異常はみられない．

　組織学的には，根尖部の歯根膜組織に軽度の炎症性細胞浸潤や充血が限局性にみられる．漿液性の滲出液による水腫（炎症性水腫）により，歯根膜線維の離開が起きる．炎症性細胞浸潤は主にリンパ球と形質細胞で，好中球はほとんどみられない．

□急性化膿性根尖性歯周炎

　急性根尖性漿液性歯周炎から移行することが多い．根尖部歯根膜組織での炎症性滲出物により内圧が異常に上がるために，きわめて強い臨床症状を示す．歯の挺出感や弛緩動揺も強く，自発痛のほか，咬合痛や温熱痛および打診痛などの強い疼痛が生じる．痛みの性状は，持続性で拍動性である．

　炎症の拡大に伴って所属リンパ節の腫脹や圧痛が出現し，発熱，食欲不振，全身倦怠感や悪寒などの全身症状を伴うこともある．エックス線写真では病変の進行に伴って歯槽硬線が不明瞭になる．

　宿主の抵抗性が弱かったり病原菌の毒性が強い場合には，化膿性病変が根尖周囲組織に限らず拡大し，つぎのような継発症をみる．顎骨骨髄炎，歯性上顎洞炎，口蓋膿瘍，骨膜下膿瘍，歯肉膿瘍，皮下膿瘍，口腔底蜂窩織炎などを生じる．乳歯の化膿性根尖性歯周炎が原因で，歯冠に形成障害を生じた後継永久歯をターナーの歯という．

菌血症
細菌が血液中に侵入した状態

漿液
比較的さらさらした透明な分泌液

急性増悪
落ち着いていた病状が急激に悪化すること．

歯周ポケット
辺縁性歯周炎でみられる歯と歯肉の間にできる溝

歯の弛緩動揺
歯が揺れて動くこと．

咬合痛
咬合したときに歯と歯，もしくは歯と食べ物が接触すると痛みが出ること．

温熱痛
温かいお湯などを含むと痛みが出ること．

打診痛
ピンセットで歯をたたくと痛みがでること．

全身倦怠感
体がだるい感じ．

悪寒
全身がぞくぞくとする不快な寒けのこと．発熱初期に感じる．

歯槽硬線
歯槽窩の内壁を形成し歯根の周囲を取り巻く歯槽骨の緻密な薄い層．エックス線写真では，歯根と平行した線状の不透過像として現れる．根尖病変や辺縁性歯肉炎などの歯周組織の病変が起こると歯槽硬線は消失する．

chapter 8　根尖部歯周組織の病変

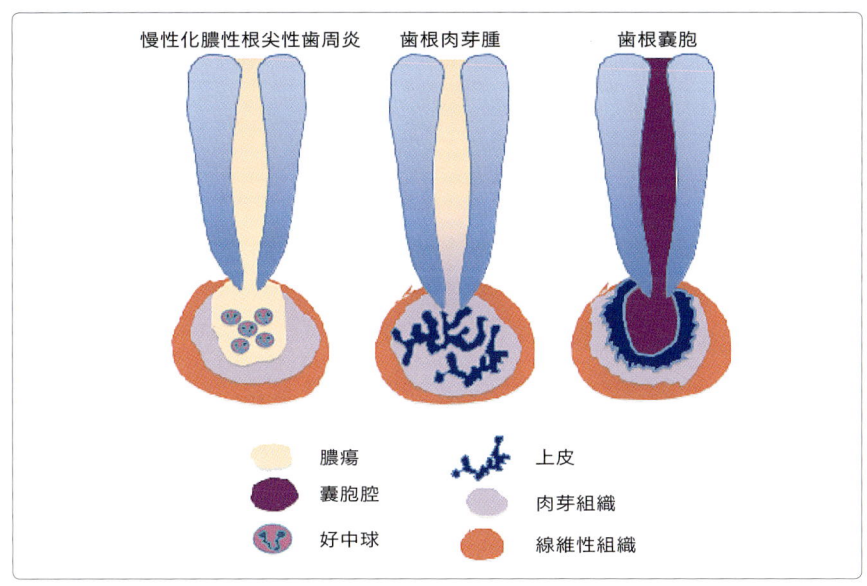

図 8-1　慢性根尖性歯周炎

　組織学的には，根尖部の歯根膜組織で強い充血と水腫とともに著しい好中球浸潤がみられる．強い化膿性炎により組織の壊死・融解が起こり，その部位に膿が溜まり膿瘍となる．このようにして生じた膿瘍を急性歯槽膿瘍あるいは急性根尖周囲膿瘍と呼ぶ．また，炎症の進行に伴って歯根膜線維が破壊され，炎症周辺の歯槽骨やセメント質表面には，破骨細胞や破歯細胞による吸収がみられる．

(2) 慢性根尖性歯周炎（図 8-1）

　慢性根尖性歯周炎の発生は，急性根尖性歯周炎が時間の経過とともに炎症を引き起こす刺激が弱くなり移行する場合と，持続性に比較的軽微な刺激が作用することにより，はじめから慢性炎として生じるものがある．

　慢性根尖性歯周炎は，慢性化膿性根尖性歯周炎と慢性肉芽性根尖性歯周炎の 2 つに分け，後者はさらに歯根肉芽腫と歯根囊胞に区別する．いずれの病変も，肉芽組織の増生が主体である．

☐ 慢性化膿性根尖性歯周炎（図 8-1）

　多くは急性根尖性歯周炎が慢性化したもので，根尖部の慢性膿瘍を形成する．慢性化した病変では急性と異なり症状はゆるやかで，臨床症状はほとんどない．軽度の咬合痛や打診痛と軽度の弛緩動揺を伴う．この理由は，周囲の歯槽骨の吸収破壊が炎症により起こり歯根膜腔が広くなることと滲出性炎も軽度になるために，内圧が下がるためである．

　エックス線写真では，球状または半球状の透過像を示す．膿瘍が形成されていた場合，歯瘻が形成されることもある．瘻は膿の外部への排出路である瘻管と排出口である瘻孔からなる．瘻孔が口腔内に存在するものを内歯瘻，口腔外の皮膚に存在するものを外歯瘻という．

破骨細胞・破歯細胞
骨吸収を担っている細胞が破骨細胞で，歯根吸収を担うのが破歯細胞である．

歯瘻
根尖部膿瘍の膿汁の排出路

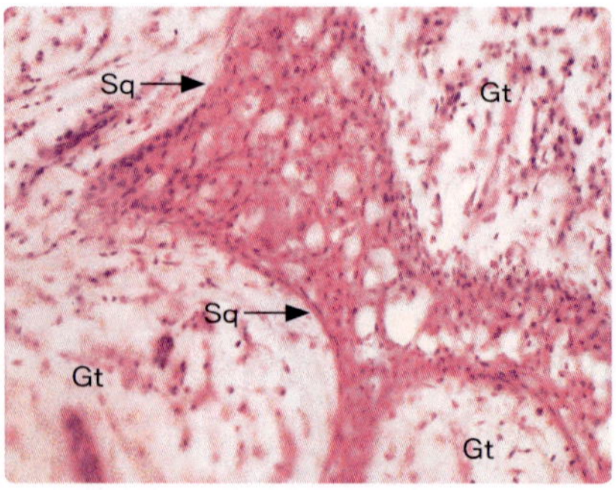

Part II 口腔病理学

図8-2 歯根肉芽腫の組織所見
幼若な肉芽組織(Gt)の中に,マラッセの上皮遺残から由来する扁平上皮(Sq)がみられる.

組織学的には,膿瘍の形成が根尖部にみられる.膿瘍は,膿瘍腔と膿瘍壁からなり,壁は肉芽組織と線維性組織から構成されている.肉芽組織にはリンパ球,形質細胞,好中球やマクロファージなどの炎症性細胞浸潤がみられる.周囲の歯槽骨には破骨細胞による吸収が起きる.

☐ **慢性肉芽性根尖性歯周炎**(図8-1)
慢性膿瘍が肉芽組織化し,病変部が完全に肉芽組織からなる場合を歯根肉芽腫という.また,上皮の増殖が肉芽腫形成の病変にみられ,この増殖上皮により囊胞が形成されたものを歯根囊胞という.

歯根肉芽腫

慢性膿瘍の器質化の結果,限局性に根尖周囲に形成された肉芽組織を歯根肉芽腫という(図8-1).臨床的には,罹患歯は処置歯もしくは無髄歯ないし残根状態の歯である.自覚症状はほとんどなく,咬合痛や打診痛も非常に軽度である.エックス線写真では,根尖部に境界明瞭な球状の透過像がみられる.

組織学的には,根尖部で肉芽組織からなる病変がみられる.病巣中心部の幼若な肉芽組織にはリンパ球,形質細胞,マクロファージなどの炎症性浸潤細胞や,毛細血管のほか線維芽細胞の増殖もみられる.また,線維性結合組織が肉芽組織の外側を取り囲む.肉芽組織内には泡沫細胞やコレステリン結晶がみられるほか,マラッセの上皮遺残に由来する扁平上皮の増生をみることもある(図8-2).

歯根囊胞

歯根囊胞は,日常の臨床で歯根肉芽腫とともに多くみられる病変である.囊胞とは,囊胞腔という病的な空洞と,空洞を取り囲む袋状の構造の囊胞壁とからなる病変をいう(図8-1, 8-3a).この囊胞は,囊胞腔内に液体や半流動体を貯え,囊胞腔の内面が上皮組織で覆われている.このような囊胞が根尖部に生じたものを歯根囊胞という.

臨床的には,自覚症状はなく,咬合痛や打診痛もない.エックス線写真

囊胞
囊胞腔という病的な空洞と,空洞を取り囲む袋状の構造の囊胞壁とからなる病変

器質化
肉芽組織による置換

泡沫細胞
マクロファージが脂肪を貪食した明るい泡状にみえる細胞

コレステリン結晶
コレステリンはコレステロールともいい,脂質中にある.コレステリンが壊死組織や脂肪分を多く含んだ物質で結晶化して析出することがある.このように結晶化したコレステリンをいう.結晶の形は板状または稜状である.

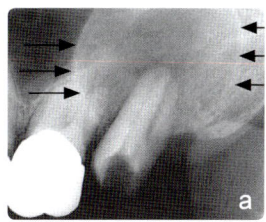

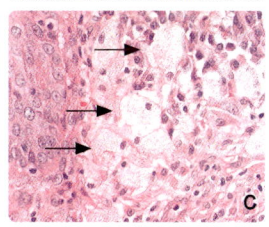

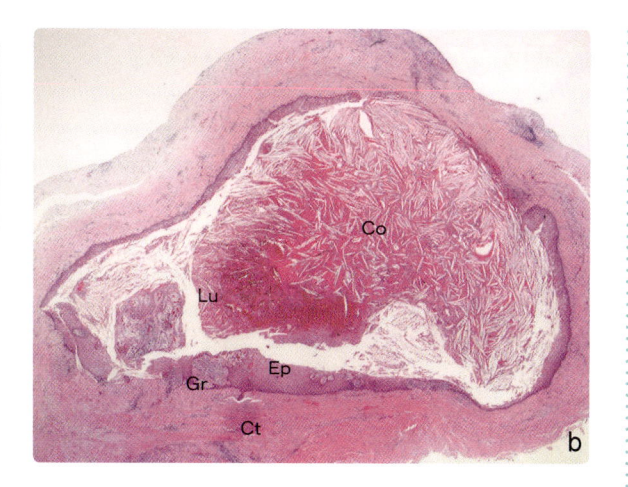

chapter 8　根尖部歯周組織の病変

図8-3　歯根嚢胞
a：エックス線写真；上顎左側大臼歯根尖部にエックス線透過像（矢印）が認められる．
b：組織形態；嚢胞腔（Lu）にコレステリン結晶空隙（Co）がみられる．上皮（Ep）の被覆があり，その下に肉芽組織（Gr），線維性結合組織（Ct）が認められる．
c：泡沫細胞；泡沫細胞（矢印）がみられる．

エックス線透過像
エックス線写真で病変部が黒くみえる．

では，根尖部に歯根を取り囲むように境界明瞭な透過像がみられる（図8-3a）．また，嚢胞が大きくなると顎骨の皮質骨が薄くなり膨隆し，波動や羊皮紙様感を触知することがある．歯根肉芽腫と同様，罹患歯は無髄歯ないしは処置歯または残根状態である．

組織学的には，嚢胞壁は3層で構成され，内側から上皮層，肉芽組織層，線維性結合組織層に区別できる（図8-1，8-3b）．上皮は，大多数は非角化重層扁平上皮であるが，ときには線毛上皮の場合もある．この上皮は，マラッセの上皮遺残に由来する．肉芽組織層は細胞成分や毛細血管の多い若い肉芽組織（幼若肉芽組織）で，その外側を線維性結合組織が被う．嚢胞腔内には，漿液性もしくは粘液性の液体や，コレステリン結晶（図8-3b）および嚢胞壁の上皮から剥離した上皮細胞がみられる．病変部周囲の歯槽骨は，吸収されている．また泡沫細胞（図8-3c）が嚢胞壁にしばしば認められる．

羊皮紙様感
触るとペコペコする感触

無髄歯
抜髄をして歯髄を取った歯

復習しよう！

1 乳歯の根尖性歯周炎が原因で生じるのはどれか．	2 歯根肉芽腫でみられるのを2つ選べ．	3 根尖性歯周炎が原因で生じるのはどれか．
a　矮小歯	a　膿瘍の出現	a　含歯性嚢胞
b　斑状歯	b　嚢胞の形成	b　原始性嚢胞
c　ハッチンソンの歯	c　根尖部エックス線透過像	c　歯根嚢胞
d　ターナーの歯	d　炎症性細胞浸潤	d　萌出嚢胞

＜解答＞
1：d
2：c，d
3：c

125

chapter 9 歯周組織の病変

学習目標
- □ 歯周組織について説明できる．
- □ 歯周病の種類について説明できる．
- □ 歯肉炎について説明できる．
- □ 歯周炎について説明できる．
- □ 歯肉炎・歯周炎の原因について説明できる．
- □ 咬合性外傷について説明できる．

9-1 歯周組織の構造

歯周組織は歯を取り囲み，咬合力を支持する組織群であり，歯肉，歯根膜，歯槽骨，セメント質の4種の組織から構成されている．歯肉は歯および歯槽骨の表面を覆い，歯槽骨は歯槽窩の壁を構成し，歯根膜はセメント質と歯槽骨の間に存在し，歯を歯槽窩に固定する役目を持っている．

1）歯肉

歯肉はピンク色を呈し，口腔粘膜の一部を構成して上皮組織と結合組織からなり，歯頸部を取り囲むとともに歯槽突起（歯槽骨）を被覆している．辺縁歯肉から歯肉歯槽粘膜境までの範囲をいい（図9-1），咀嚼粘膜として機能し，歯および歯槽突起に付着しているので，非可動性である．

（1）歯肉の肉眼的分類と特徴

歯肉は肉眼的に遊離歯肉（歯間乳頭，辺縁歯肉）と付着歯肉に分けられる（図9-1）．

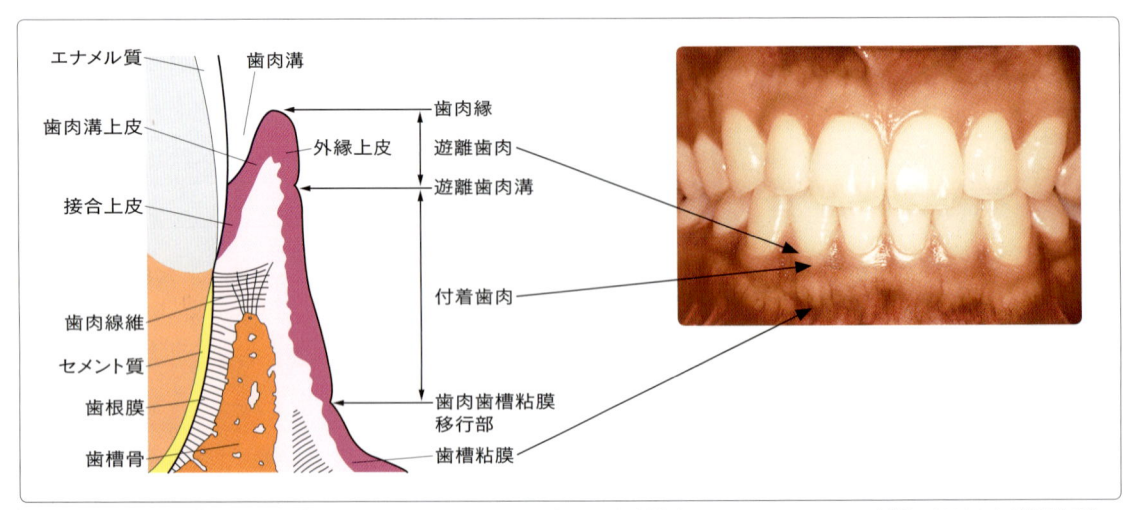

図9-1 歯周組織の区分名称（左図：深井浩一．歯周治療学と診療補助，クインテッセンス出版，2001より引用改変）

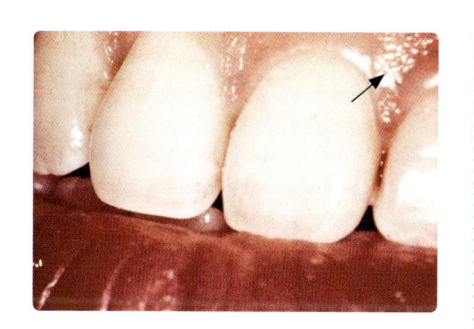

図9-2 スティップリング(矢印)(和泉雄一ほか編：ザ・ペリオドントロジー，永末書店，京都，2009より引用)

□遊離歯肉

遊離歯肉は歯頸部を帯状に取り囲むが，歯や歯槽骨と付着していない歯肉である．遊離歯肉は歯肉縁から遊離歯肉溝までの間を占め，その幅は0.5～2mmである．遊離歯肉と付着歯肉との境界は遊離歯肉溝である（図9-1）．遊離歯肉のうち唇・頬側と舌側の部分を辺縁歯肉といい，隣接面は歯間乳頭という．

歯間乳頭とは歯間鼓形空隙を埋めている三角形の歯肉であり，遊離歯肉の一部でもある．大臼歯部では頬側と舌側の歯間乳頭がつながって陥凹している中間があり，これをコルという．

□付着歯肉

付着歯肉は遊離歯肉との境界である遊離歯肉溝から根尖方向に向かって歯肉歯槽粘膜境までの歯肉をいい，非可動性である．健康な歯肉ではその表面に多数の小窩がみられ，これをスティップリングという（図9-2）．スティップリングは炎症が生じると，消失する．

（2）歯肉の組織学的分類と特徴

歯肉組織は，上皮組織と結合組織である歯肉固有層（粘膜固有層ともいう）からなり，口腔粘膜の一部を構成している．粘膜は上皮組織，粘膜固有層，粘膜下組織から構成されているが，歯肉には粘膜下組織を欠く．粘膜固有層（歯肉では歯肉固有層という）が直接，歯や歯槽骨に付着しているため，粘膜下組織は存在しないし，非可動性である．

□歯肉上皮

歯肉上皮は口腔歯肉上皮，口腔歯肉溝上皮，接合上皮に分けられる（図9-1）．

①口腔歯肉上皮

口腔歯肉上皮は口腔粘膜の一部で，外縁上皮ともいわれ，咀嚼機能を担っている．上皮は重層扁平上皮で結合組織側から基底層，棘細胞層，角質層に分かれ，口腔粘膜には顆粒層は存在しない．表面の角質層は錯角化を呈している．上皮細胞は相互にデスモゾームを介して接着している．

コル
臼歯部の歯間乳頭は頬舌的に頬側と舌側はピラミッド状に高くなり，接触点下の部分は鞍状になっている．この部をコルという．

歯肉固有層
歯肉上皮下の結合組織のことをいう．

デスモゾーム
上皮細胞間の接着装置

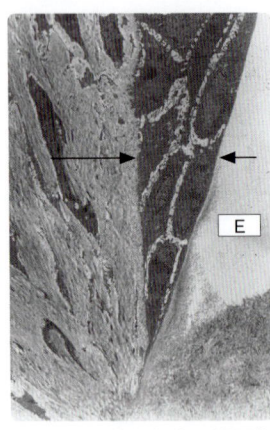

図9-3 接合上皮の電顕像
矢印で示す部位が接合上皮で，エナメル質（E）と接している．

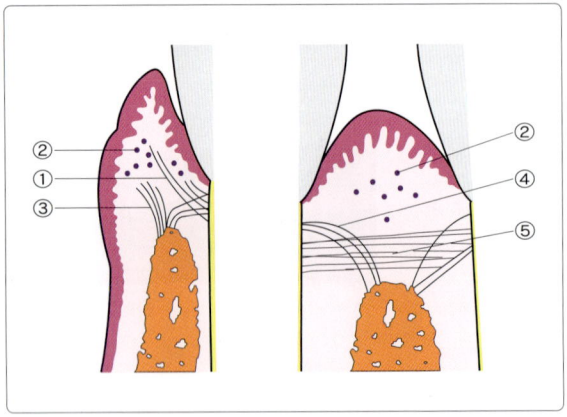

図9-4 歯肉固有線維の方向（栢豪洋ほか，新歯周病学，クインテッセンス出版，1998より引用改変）
①歯-歯肉線維，②輪状線維，③歯槽骨-歯肉線維，④歯-骨膜線維，⑤歯間水平線維

②口腔歯肉溝上皮

口腔歯肉溝上皮は内縁上皮ともいわれ，歯肉縁より内側で歯面に面し，歯肉溝の壁を構成している上皮で，非角化性である．口腔歯肉溝上皮細胞の間隙は歯肉溝滲出液や白血球（好中球）が通過して歯肉溝へ向かう．

③接合上皮

接合上皮は非角化上皮で，歯と歯肉の接点に存在する上皮で，エナメル質やセメント質に付着し上皮性付着を形成している（図9-3）．接合上皮の一方は歯に，他方は歯肉固有層に付着している．歯とは基底板とヘミデスモゾームを介して付着している．接合上皮は発生的には退縮エナメル上皮に由来するが，歯の萌出後は口腔歯肉上皮と結合し，接合上皮は口腔歯肉上皮由来の細胞により構成される．接合上皮細胞間隙は広く，白血球や滲出液が通過しやすい．

☐歯肉固有層

歯肉固有層は粘膜固有層に相当し，上皮下に存在する結合組織のことであり，歯肉の大部分を占め，歯槽骨に接合している．歯肉固有層にはコラーゲン線維，神経，脈管および線維芽細胞が存在している．コラーゲン線維は走向によって歯-歯肉線維，歯-骨膜線維，歯槽骨-歯肉線維，輪状線維，歯間水平線維に分けられる（図9-4）．

歯間水平線維は歯頸部の歯肉の炎症が根尖側に波及するのを抑制する役目を持っている．

コラーゲン線維
人体のタンパク質の30％を占め，結合組織，骨，象牙質に存在する線維

2）セメント質

セメント質はセメント芽細胞によって形成される．セメント芽細胞は，歯小囊内の細胞が分化して生じた細胞である．生じる時期は歯根の外形を

chapter 9 歯周組織の病変

誘導するヘルトヴィッヒの上皮鞘が機能を終え，マラッセ上皮遺残となる時期である．セメント質は歯根象牙質の外側を覆っている硬組織であり，厚さは20〜150 μmで，歯頸部で薄く，根尖部で厚い．セメント質は歯根膜とともに歯を歯槽骨に固定する役割を持っている．歯根膜の主線維であるシャーピー線維の一端がセメント質内に，他端は歯槽骨内にそれぞれ埋入し，歯を歯槽窩に固定している．

セメント質は構造的に無細胞セメント質と細胞セメント質の2種類に分けられるが，骨と異なり，脈管は存在しない．そのため，セメント質の吸収は骨に比較して起こりにくい．無細胞セメント質は原生セメント質ともいわれ，セメント細胞が存在しない組織であり（図9-5），歯根全面を被覆しているが，とくに歯冠側1/3から歯根中央部に多く存在している．また，シャーピー線維は線維束が太くなっている．一方，細胞セメント質は第二セメント質と呼ばれ，セメント質内にセメント細胞が存在する組織で，根尖側1/3に多く，線維束の太さは細くなっている．

3) 歯根膜（歯周靱帯）

歯根膜は歯と歯槽骨を結合させる役目を持ち，セメント質と固有歯槽骨の間を満たしている線維性結合組織であり，厚さは0.15〜0.38 mmである．歯根膜の主な構成成分は主線維のシャーピー線維であり，その成分はコラーゲン線維である．その他に歯根膜には基質，歯根膜線維芽細胞，毛細血管，神経線維などが存在する（図9-5）．歯根膜の機能は歯を歯槽窩に植立し，咬合時のショックを和らげる作用，および血管を介して酸素や栄養の運搬を司ることである．

4) 歯槽骨

解剖学的には歯槽骨は上顎骨の歯槽突起および下顎骨の歯槽部を指すが，通常，歯槽骨の名称で呼ばれている．歯槽骨には歯を植立する歯槽窩

ヘルトヴィッヒの上皮鞘
内外エナメル上皮が接合したもので，歯根の外形を誘導する．

マラッセの上皮遺残
内外エナメル上皮が接合したヘルトヴィッヒの上皮鞘が断裂して，歯根膜中に残ったもの．

シャーピー線維
歯根膜中に存在する線維の主成分であるコラーゲン線維が，セメント質と歯槽骨へ埋入したもの．

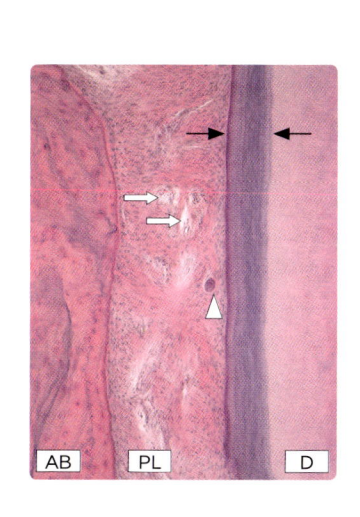

図9-5 歯槽骨（AB），歯根膜（PL），セメント質（矢印で示す範囲）の構造，象牙質（D）
歯根膜には脈管空隙（⇒），マラッセの上皮遺残（△）がみられる．

が存在し，歯根の外形に一致した形態を示している．歯槽骨には脈管や神経が通る小孔が多数存在し，歯根膜へ酸素や栄養を供給している．

歯槽骨は固有歯槽骨と支持歯槽骨に分けられ，前者の固有歯槽骨はさらに線維束骨と層板骨に，後者の支持歯槽骨は海綿骨と緻密骨（皮質骨）に分けられる．固有歯槽骨の線維束骨は歯根膜と接してシャーピー線維が封入し，歯の支持に強く関与し，層板骨はハヴァース管を含み，血管の通路として機能し，線維束骨を補強している．この層板骨はエックス線不透過性が強く，歯槽硬線として歯槽窩の輪郭に沿って認められる．

5）歯と歯肉との付着

歯と歯肉は2種類の様式，すなわち部位によって上皮性付着（上皮付着）および線維性付着により接合している．

（1）上皮性付着

上皮性付着は歯肉溝の底部に存在する接合上皮と歯との接合様式である．エナメル質やセメント質に接合上皮が直接接触し，上皮と歯との間には糖タンパク質が存在する．糖タンパク質と上皮はヘミデスモゾームによって結合している．歯周炎になると接合上皮が破壊されるので，上皮性付着は障害される．

（2）線維性付着

付着歯肉にみられるもので，歯肉と歯および歯槽骨との付着様式である．付着という表現であるが，単なる付着ではなく，歯肉線維がセメント質や歯槽骨に入り込み結合している．歯肉線維はコラーゲン線維からなっている．歯肉線維は歯肉上皮下に存在する歯肉固有層の構成成分の一つである．歯周炎になると前述の上皮性付着とともに線維性付着も破壊され，炎症が根尖方向へと波及する．

歯周病を理解するには以上に述べた正常な歯周組織の構造を熟知することが必要である．歯周組織を理解しやすくするためのキーワードを表9-1に示す．

ハヴァース管
ハヴァース層板や骨単位（オステン）の中心部を骨の長軸に沿って走向する管．血管，リンパ管を含む．

歯槽硬線
歯槽窩の内壁を形成し歯根の周囲を取り巻く歯槽骨の緻密な薄い層．エックス線写真では，歯根と平行した線状の不透過像として現れる．根尖病変や辺縁性歯周炎などの歯周組織の病変が起こると歯槽硬線は消失する．

表9-1 歯周組織の構成キーワード

□歯　　　肉	歯肉上皮，歯肉固有層（粘膜固有層） 遊離歯肉，遊離歯肉溝，付着歯肉，歯肉歯槽粘膜 接合上皮，口腔歯肉溝上皮，口腔歯肉上皮 上皮性付着，線維性付着
□セメント質	原生セメント質（無細胞セメント質） 第二セメント質（細胞セメント質）
□歯　根　膜	主線維（シャーピー線維）
□歯　槽　骨	固有歯槽骨（線維束骨，層板骨） 支持歯槽骨［海綿骨，緻密骨（皮質骨）］

9-2　歯周病の概説

歯周病は，歯周組織にみられる疾患の総称であり，狭義では以前，使用されていた歯槽膿漏に相当する．歯槽膿漏は，歯槽窩から膿が漏れ出る現象を示しているが，これは病名ではなく，症状である．歯周病が正式な名称である．歯周病には歯肉炎，歯周炎，咬合性外傷がある．炎症の原因は歯頸部に付着しているプラーク（バイオフィルム）である．さらに咬合性外傷が加わって症状が進行する．プラーク中の細菌の作用によって歯肉溝付近の歯肉に炎症が生じ，臨床的に歯肉溝が深くなってポケットとなり，発赤，腫脹が顕著になり，歯肉の炎症が拡大して根尖方向に波及し，歯根膜や歯槽骨へと拡大する．歯根膜や歯槽骨の破壊が起こり，歯槽骨の吸収が進行して歯を支持することができなくなり，歯は脱落する運命をたどる．

9-3　歯周病の原因

歯周病は炎症性病変である．炎症の原因には物理的，化学的，生物的の各原因が存在するが，歯周病では歯頸部に付着するプラークが主原因である．プラーク中には口腔細菌が多数存在する．なかでも，歯周病原細菌として

①*Porphyromonas gingivalis*
②*Tannerella forsynthia*
③*Fusobacterium nucleatum*
④*Treponema denticola*
⑤*Aggregatibacter*（以前は *Actinobacillus*）*actinomycetemcomitans*

などが検出されている．

プラーク以外には，炎症を修飾する局所的因子，全身的因子および環境的因子が挙げられる（表9-2）．

プラーク
歯や補綴物に付着した細菌集塊

バイオフィルム
菌体外多糖類で覆われた細菌の凝集塊がフィルム状に付着したもの．その代表がプラークである．

表9-2　歯周病の直接の原因と修飾因子

局所的原因	全身的修飾原因
□プラーク	□糖尿病
□咬合性外傷	□骨粗鬆症
局所修飾性原因	□内分泌異常
□歯石	□栄養障害
□不適合な修復物・補綴物	□アレルギー性疾患
□歯列不正	□皮膚科疾患
□食片圧入	□血液疾患
□歯の形態異常	□加齢
□口呼吸	□薬物
	□遺伝
	環境関連修飾因子
	□喫煙

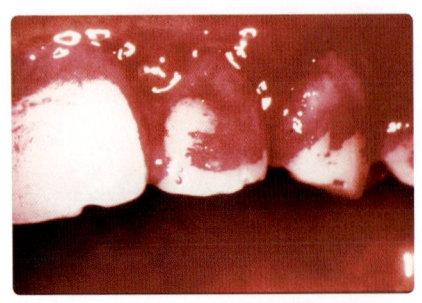

図 9-6 プラークの付着状況（プラーク顕示薬で赤く染色）

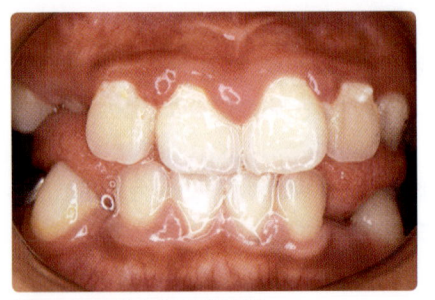

図 9-7 歯肉炎の肉眼像
歯肉の発赤，腫脹がみられる．

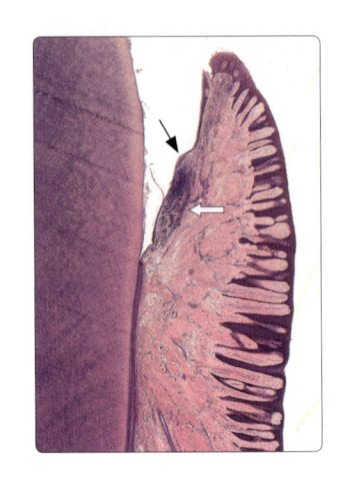

図 9-8 歯肉炎の組織像
歯肉ポケット上皮（←）下に炎症細胞浸潤（⇐）がみられる．

9-4 歯周病の分類

1）歯肉病変

炎症の範囲が歯肉にのみ限局している歯肉炎は，それを引き起こす原因によって①プラーク，②プラーク以外，③全身的因子による3種類の病変に分類される．歯肉炎では炎症が歯肉にのみ限局し，まだ，歯根膜や歯槽骨まで拡大していない状態である．歯頸部にはプラークの付着が顕著である（図9-6）．

（1）プラーク性歯肉炎

プラーク性歯肉炎は，歯頸部に付着したプラーク中の細菌によって引き起こされる一般的な歯肉の炎症で，病変は歯肉に限局している（図9-7）．
臨床的に発赤，腫脹，疼痛，浮腫，出血が認められる．炎症の臨床的5徴候のうち発赤，腫脹，疼痛がみられる炎症であるが，熱感，機能障害の存在はわかりにくい．炎症が歯肉にのみ限局しているので，アタッチメントロスや歯槽骨の吸収はない．歯頸部に付着しているプラークに起因して歯肉溝付近に炎症が生じ，歯肉溝壁が腫脹，増大して歯肉溝が見かけ上，深くなるので仮性ポケット（歯肉ポケット）が存在する（図9-7）．
病理組織学的にはプラークが仮性ポケット内に存在するので，それに向

アタッチメントロス
セメント-エナメル境からポケット底部までの距離が長くなった状態

仮性ポケット
ポケット底部の位置は正常と同じであるが，炎症により歯肉が腫脹し辺縁歯肉の位置が歯冠側へ移動して見かけ上深くなったポケット．歯肉ポケットともいう．

かって白血球(好中球)が浸潤している．そのため口腔歯肉溝上皮や接合上皮の細胞間隙には好中球が存在し，歯肉固有層には，血管の拡張・充血があり，炎症性水腫が生じ，リンパ球や形質細胞の軽度な浸潤，コラーゲン線維の破壊がみられる（図9-8）．

(2) 非プラーク性歯肉病変

プラーク細菌以外の原因による歯肉の病変で，特殊な感染やアレルギー，外傷などがある．

①ウイルスや真菌感染によるもの

帯状疱疹ウイルスや，HIVウイルス，カンジダ属による歯肉炎がある．

②皮膚粘膜病変

扁平苔癬の症状が歯肉に限局して現れることがある．

③アレルギー性反応

薬剤や食物のアレルギー症状が歯肉に出現することがある．

④外傷性病変

種々な外傷が歯肉に生じて炎症を引き起こすことがある．

(3) 歯肉増殖

薬物性や遺伝性の歯肉増殖がみられる．前者ではフェニトイン，ニフェジピン，シクロスポリンAによる歯肉増殖，後者では歯肉線維腫症がある．

☐薬物性歯肉増殖症

①フェニトイン歯肉増殖症

抗痙攣薬のフェニトインを服用している患者の歯肉が増殖し，歯が覆われるほど歯肉の増殖が顕著になることがある．長期服用患者の約50％に歯肉増殖症がみられる（図9-9）．

②ニフェジピン歯肉増殖症

高血圧症の患者でCa拮抗剤であるニフェジピンは血管拡張作用を有し，高血圧症の患者に用いられている．ニフェジピンの服用患者の約15〜20％に歯肉増殖症がみられる．

③シクロスポリン歯肉増殖症

シクロスポリンAはT細胞機能を抑制するため，臓器移植を受けた患者では，移植臓器の拒絶反応を抑えるために適用されている．シクロスポリ

アレルギー性反応
抗原抗体反応に基づく生体に対する全身的・局所的障害反応

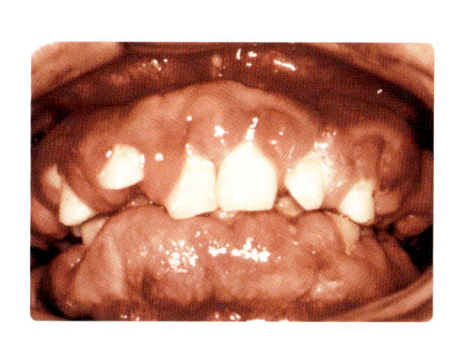

図9-9　フェニトイン歯肉増殖症

ンAの副作用の一つとして歯肉増殖症があり，服用患者の約25〜30％に認められる．

以上の薬物性歯肉増殖に共通するのは口腔清掃不良であるといわれている．臨床的に歯肉増殖は前歯部に発現することが多く，増殖の程度は種々で，ときには歯が覆われるぐらいに歯肉が増殖することがある．病理組織学的には歯肉固有層の変化が顕著で，コラーゲン線維が増生し，上皮組織も肥厚し，上皮突起の伸長がみられる．

□遺伝性歯肉増殖
　①歯肉線維腫症
　遺伝子の異常で発現する歯肉増殖症で細菌性プラークとは無関係に生じる．臨床的に角化歯肉の増生を特徴とする病変で，仮性ポケットが生じ，病理組織学的には上皮組織の肥厚，上皮突起の伸長，およびコラーゲン線維の顕著な増生がみられる（図9-10, 11）．

2）歯周炎
（1）慢性歯周炎
　慢性歯周炎はほとんどの成人が罹患している歯周炎で，歯肉炎から移行

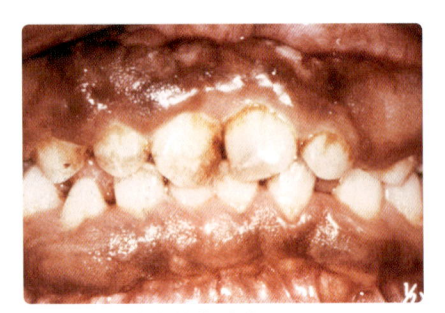

図9-10　歯肉線維腫症

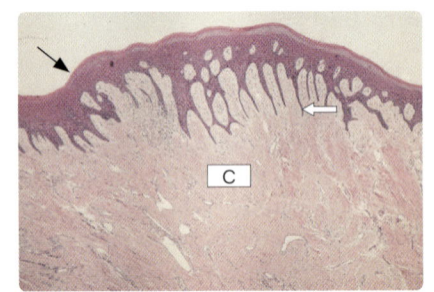

図9-11　歯肉線維腫症の病理組織像
上皮突起(⇐)は伸長し，上皮組織(←)下に結合組織(C)の増生がみられる．

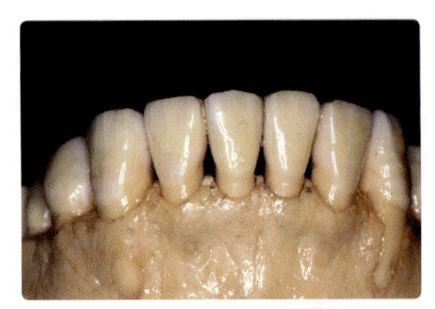

図9-12　ほぼ健常な人の下顎骨
骨の吸収はほとんどない状態

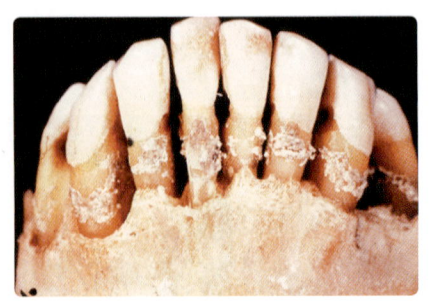

図9-13　歯周病患者の下顎骨
歯周病のため歯槽骨は根尖近くまで吸収し，歯根には歯石が付着している．

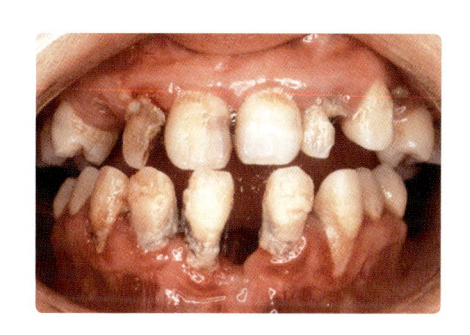

図9-14 歯周病の口腔内写真
歯肉に発赤，腫脹がみられ，歯面にはプラークや歯石が付着している．

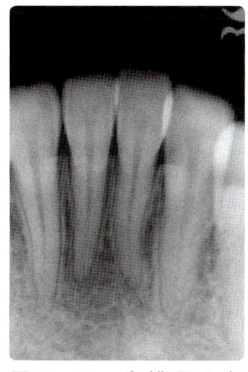

図9-15 歯槽骨吸収のない状態

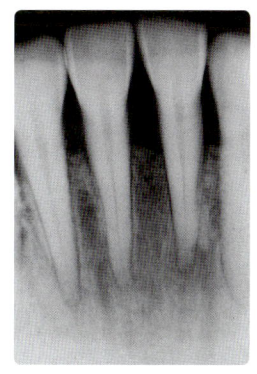

図9-16 歯槽骨の軽度な吸収

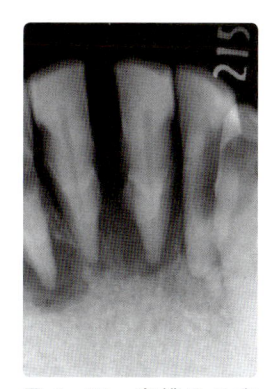

図9-17 歯槽骨の高度な吸収

し，慢性経過をたどっている．歯と歯肉の結合が破壊されるので，アタッチメントロスや健常者と比較して歯槽骨の吸収が強くみられる（図9-12, 13）．歯肉炎では接合上皮の位置およびポケットの底部は歯頸部にあり，解剖学的な位置であったのに対して，歯周炎では炎症が根尖方向に進行して，接合上皮が破壊され，歯面から剥がれ，ポケットの底部が根尖方向へ移動してポケットが深化して歯周ポケットと呼ばれるようになる．

　臨床的に歯肉の発赤，腫脹に加えて歯の動揺，歯槽骨の吸収，歯周ポケットの形成，出血，排膿，口臭がみられ，付着しているプラークの量も増加し，付着歯肉の減少が起こり，アタッチメントロスや歯槽骨の水平性吸収が生じる（図9-14～17）．

　病理組織学的に接合上皮は破壊され，根尖方向へ深行増殖し，ポケット上皮は上皮突起を形成している（側方増殖）．歯周炎にみられるポケットは歯周ポケット（真性ポケット）と呼ばれ，ポケット内の歯面には多量のプラークおよび歯石が付着し，ポケット上皮はびらんを伴っている．上皮下の歯肉固有層にはリンパ球や形質細胞の高度の浸潤，コラーゲン線維の破壊がみられ，炎症が歯根膜および歯槽骨に波及し，歯根膜線維の断裂および破骨細胞により歯槽骨の吸収がみられる（図9-18～21）．

（2）侵襲性歯周炎
　侵襲性歯周炎は慢性歯周炎とは異なり，急速な歯周組織の破壊，すな

歯周ポケット
歯肉の炎症が進行し，接合上皮が破壊され歯と歯肉の付着が根尖方向へ移動し，ポケットが深くなったもの．真性ポケットともいう．

歯槽骨の水平性骨吸収
隣在歯のセメント-エナメル境を結ぶ線に平行に歯槽骨の吸収がみられるもの．

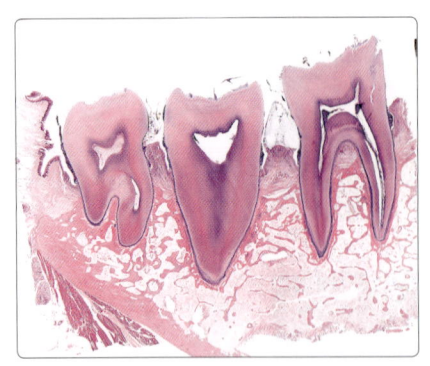

図9-18 歯周病の病理組織像（脱灰標本）
歯槽骨は吸収し，歯周ポケットの形成がみられる．

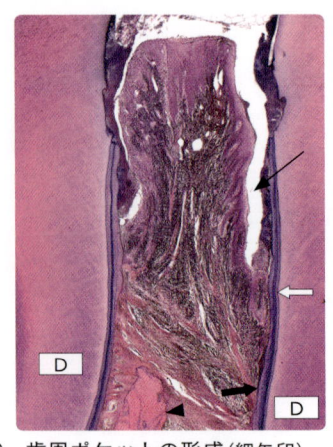

図9-19 歯周ポケットの形成（細矢印）
歯肉線維の断裂，炎症細胞浸潤，歯槽骨の吸収，プラーク，歯石の沈着，ポケット上皮の側方増殖，接合上皮の深行増殖（太矢印）がみられる．D：象牙質，白矢印：セメント質，矢頭：歯槽骨

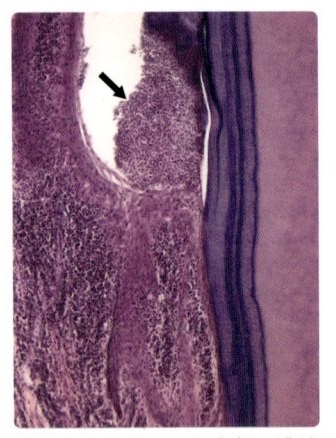

図9-20 ポケット底部の膿汁（矢印）

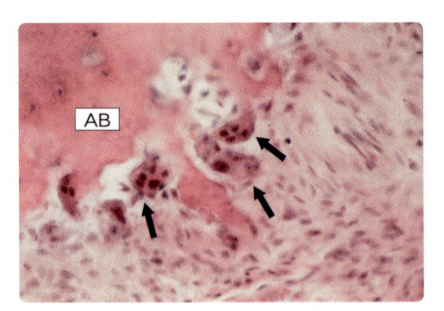

図9-21 歯槽骨（AB）吸収と破骨細胞（矢印）

破骨細胞
核が複数個みられる大型の細胞で，骨吸収能を持っている．多核巨細胞の一種で，マクロファージに由来する．骨吸収部のハウシップ窩に存在する．

わち歯槽骨の高度な垂直性吸収およびアタッチメントロスと家族内発症を伴う歯周炎である．プラークの付着量が少なく，炎症が強くないにもかかわらず，歯周組織の破壊が強くみられる疾患で，10～30歳代で発症することが多く，若年者にみられる傾向がある．また，プラーク中には*Aggregatibacter actinomycetemcomitans*が有意に検出される．生体防御反応や免疫応答に異常が認められている．

（3）遺伝疾患に伴う歯周炎

歯周炎を伴う代表的な遺伝性疾患はパピヨン・ルフェーブル（Papillon-Lefèvre）症候群である．本疾患は常染色体劣性遺伝病であり，掌蹠皮膚の過角化と乳歯列および永久歯列における重度の歯周炎症状を現す疾患である．

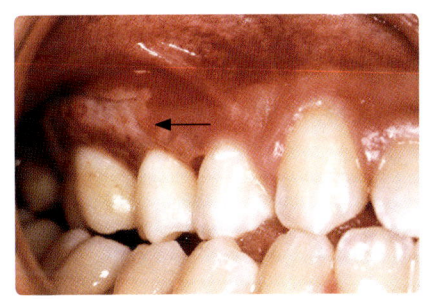

図9-22 壊死性潰瘍性歯肉炎
壊死・潰瘍（矢印）が辺縁歯肉から付着歯肉，歯槽粘膜にかけてみられる．

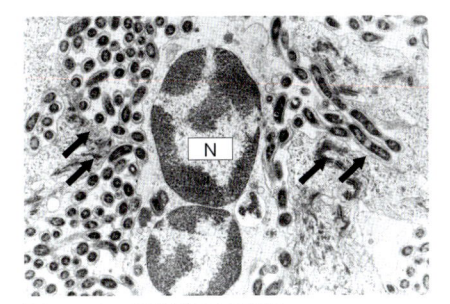

図9-23 壊死部の電顕像
好中球（N）の周囲に多数のスピロヘータ（矢印）がみられる．

歯の萌出前には口腔粘膜に異常はみられない．しかし，歯の萌出に伴って歯肉の発赤腫脹を伴い，急激に重度の歯槽骨吸収が起こり，歯周ポケットが形成され，歯が脱落する疾患である．歯が脱落すると粘膜の症状は消失する．

3）壊死性歯周疾患
（1）壊死性潰瘍性歯周炎

壊死性潰瘍性歯肉炎から移行する．以前は急性壊死性潰瘍性歯肉炎といわれたが，慢性経過をたどることもあるので，急性，慢性を冠しないで壊死性潰瘍性歯肉炎・歯周炎という．発展途上国の小児，HIV患者，戦時中の兵士などにみられる．

症状は歯間乳頭部の重度の壊死と潰瘍で，増悪すると歯肉の実質欠損が生じ，壊死部は灰白色の偽膜で覆われる（図9-22）．接触痛が強く，歯ブラシ清掃は困難である．重篤になると全身倦怠感，発熱，強い口臭がみられる．鑑別診断としては急性白血病やヘルペス性口内炎がある．

病理組織学的には偽膜は析出したフィブリンからなり，ほかに好中球，細菌などが含まれている．細菌としては紡錘菌，スピロヘータ，*Prevotella intermedia* が多く検出されている（図9-23）．

4）咬合性外傷

咬合性外傷とは強い咬合力によって歯周組織のうち，とくに歯根膜や歯槽骨に生じる外傷性損傷である．咬合性外傷の原因は①外傷性咬合，②早期接触，③側方圧（グラインディング，強い矯正力），④持続圧（クレンチング，強い矯正力），⑤ブラキシズムなどである．咬合性外傷の種類としては一次性咬合性外傷と二次性咬合性外傷がある．なお，外傷性咬合だけでは歯肉炎や歯周炎は生じない．

（1）一次性咬合性外傷

健全な歯周組織に過度な咬合力が作用することによって歯の動揺，歯根

急性白血病
白血病は血液細胞の悪性腫瘍であり，進行が速く，早期に死の転帰をとるのが急性白血病である．

ヘルペス性口内炎
単純ヘルペスウイルスの感染により発症する口内炎

フィブリン
線維素ともいい，血液の凝固に関わるタンパク質

膜腔の拡大，歯槽骨の垂直性吸収が生じる損傷である．

(2)二次性咬合性外傷

　歯周病のため歯周組織が破壊され，歯槽骨の吸収が生じて歯の支持力が低下している状態で，生理的な咬合力が作用して生じる損傷である．咬合時にフレミタス（わずかな振動）を触れることによって診断がつく．症状として深い歯周ポケット，歯槽骨の垂直性吸収，歯の動揺，歯根膜腔の拡大などがある．

　一般的に歯に側方圧が加わると，歯根膜には部位によって圧迫部と牽引部が生じる．圧迫部では，歯根膜は狭窄し，圧迫壊死によって歯根膜に硝子化が起こる．また，圧迫部の歯槽骨の表面に破骨細胞が出現して，歯槽骨が吸収され，歯根膜の幅が元どおり回復する．一方，牽引部では歯根膜の主線維は牽引されるので，伸長し細くなり，歯槽骨の添加や歯の移動によって，広がった歯根膜の幅は元どおり回復する．ときにセメント質の表面に拍車状石灰化がみられ，セメント質が肥大する．また，セメント質の剥離が起こることもある．

歯槽骨の垂直性骨吸収
隣在歯のセメント-エナメル境を結ぶ線に斜め方向の吸収がみられるもの．

硝子化
結合組織が好酸性（エオジン染色性）の均一な状態に見える変化

拍車状石灰化
咬合性外傷で牽引側のセメント質表面に生じる突起状のセメント質形成

9-5　歯周炎の発症過程

　歯肉の炎症は歯頸部に付着するプラーク中の細菌によって引き起こされる．炎症が歯肉から歯周組織へと波及して歯周炎となる（図9-24）．その過程は開始期，早期，確立期，発展期の4期に分けられ，歯肉炎は前3者，歯周炎は後1者が相当する．

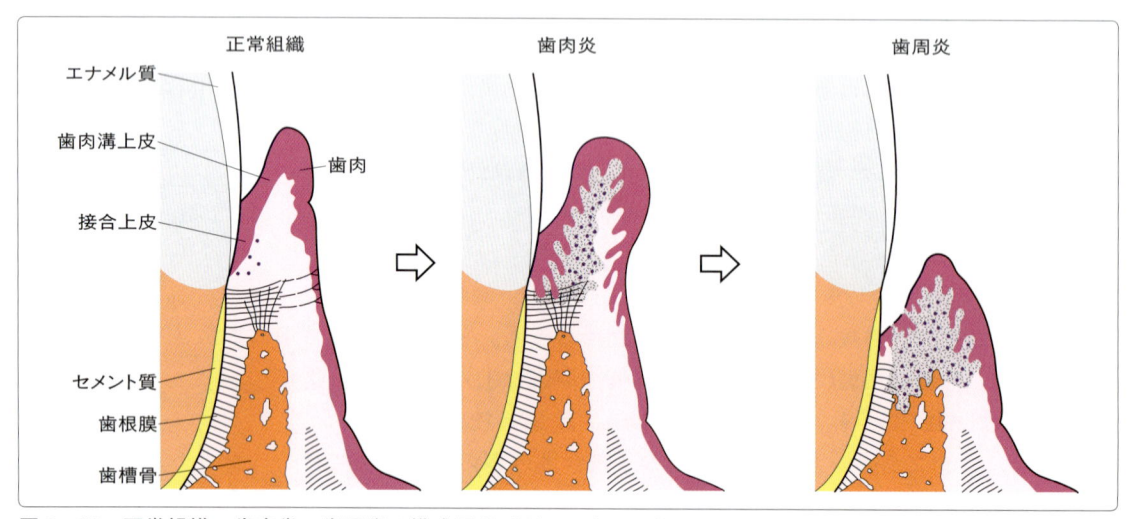

図9-24　正常組織，歯肉炎，歯周炎の模式図（深井浩一．歯周治療学と診療補助，クインテッセンス出版，2001より引用改変）
正常では歯肉溝上皮と接合上皮には上皮突起がないが，歯肉炎になると歯肉溝上皮が側方増殖し，歯肉ポケットとなり，さらに歯周炎になると歯根膜の破壊，歯槽骨の吸収も生じる．

1）開始期病変

歯肉溝にプラークが付着した直後で，接合上皮付近に滲出性炎が生じ，血管の拡張充血，炎症性水腫，好中球の浸潤がみられ，ついでマクロファージも浸潤し，自然免疫が起こっている状態である．

2）早期病変

炎症が進行し，マクロファージによる抗原提示によって，浸潤したTリンパ球が活性化して獲得免疫が生じる．

3）確立期病変

Tリンパ球以外にBリンパ球が浸潤し，形質細胞へと分化し，歯周病原細菌に対する抗体が産生され慢性炎症病巣が形成される．同時に炎症範囲が拡大し，歯肉線維の破壊が進行する．

4）発展期病変

炎症がさらに拡大し，接合上皮の破壊に伴いポケットが深くなり歯周ポケット化し，歯根膜および歯槽骨が炎症によって破壊され，歯の支持組織が脆弱化する．

復習しよう！

1 歯肉炎の特徴はどれか．2つ選べ．
a 歯根膜の破壊
b 仮性ポケット
c 歯槽骨の吸収
d 歯肉線維の断裂

2 歯肉炎に顕著な症状はどれか．2つ選べ
a 発　赤
b 腫　脹
c 歯の動揺
d 真性ポケット

3 歯周炎の特徴で誤っているのはどれか．
a 歯槽骨の吸収
b 仮性ポケット
c 接合上皮の破壊
d アタッチメントロス

＜解答＞
1：b, d
2：a, b
3：b

chapter 10 口腔の創傷治癒

学習目標
- □ 創傷治癒について説明できる．
- □ 歯周治療後の治癒形態を説明できる．
- □ 抜歯創の治癒過程について説明できる．
- □ ドライソケットを説明できる．

10-1 口腔粘膜創傷の治癒

　創傷とは，外傷などにより組織が離断や欠損することをいう．創傷を修復する過程を治癒という．組織が損傷を受けた際に炎症，異物の処理，修復などの組織変化が連続して起こり損傷部の組織は治癒する．

　口腔粘膜は上皮組織と結合組織で構成され，これらの修復によって創傷治癒が行われる．創傷治癒過程は，①欠損部が血餅で満たされる，②肉芽組織が増殖する，③上皮組織が増殖し表面を覆う，④膠原線維が増殖し治癒する．

　口腔内において，歯肉上皮と歯が接する部位は特徴的な治癒を示し，治癒形態は上皮性付着と結合組織性付着がある．上皮性付着は，上皮と歯が接合し根尖方向へ長い付着上皮が形成される．結合組織性付着は，セメント質と歯根膜線維が結合することによって形成される．

10-2 抜歯創の治癒過程

　抜歯創とは，外科的にもしくは外傷などで歯が抜けた際に生じる組織欠損のことを示す．抜歯創は，歯肉・歯根膜・歯槽骨などの歯周組織に欠損が生じる．この欠損部の治癒過程を抜歯創の治癒という．抜歯創の治癒は，血餅期，肉芽組織期，仮骨期および治癒期と連続する4期の経過を経て，二次治癒によって修復される（図10-1）．血餅期から治癒期までは一連の変化として現れ，治癒に要する期間は約3か月ほどである．

□ **第1期：血餅期（凝血期）**

　抜歯窩内が血餅（凝血）によって満たされる時期で，抜歯直後～7日前後の時期である．主な変化は，出血，壊死，変性などである．

□ **第2期：肉芽組織期**

　抜歯窩内が肉芽組織に置換され，上皮組織の修復が始まる時期で，抜歯後1週頃からみられる．上皮の修復，異物の処理，器質化，破骨細胞および骨芽細胞の出現がみられる．破骨細胞による骨吸収と骨芽細胞による幼若骨の形成が始まり，この時期の肉芽組織を骨肉芽という．

肉芽組織
炎症性細胞，毛細血管，線維芽細胞によって構成される幼若な結合組織である．炎症，創傷治癒，異物処理，組織欠損の補充の際に現れる．

血餅
主に血小板やフィブリンからなる血液凝固物である．

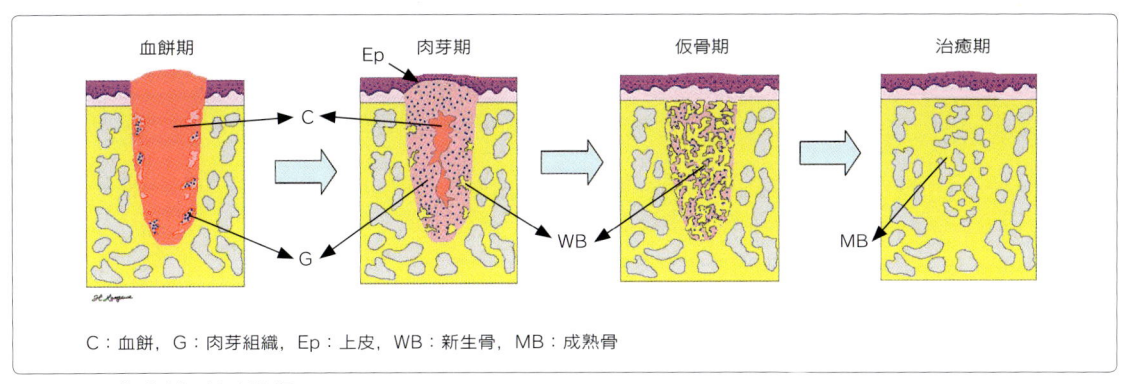

図10-1　抜歯創の治癒過程
抜歯創の治癒は血餅期，肉芽組織期，仮骨期，治癒期に分けられ，歯槽骨および上皮組織の修復を行う．

C：血餅，G：肉芽組織，Ep：上皮，WB：新生骨，MB：成熟骨

□第3期：仮骨期
　抜歯窩が新生骨によって満たされる時期で，抜歯後1か月頃からみられる．主な変化は，幼若な線維骨の形成である．

□第4期：治癒期
　新生骨の改造現象が起こり成熟骨へと移行する時期で，抜歯後3か月頃である．骨の改造終了に伴い既存の歯槽骨と区別できなくなる．

線維骨
急速に形成される層板を持たない骨

10-3　抜歯の合併症（ドライソケット）

　抜歯を行った際に，なんらかの原因で抜歯創の治癒がうまくいかないことがある．その代表的なものとして，ドライソケットがある．ドライソケットは，抜歯後に形成されるべき血餅が消失し，歯槽骨が露出した状態となり，疼痛や悪臭を発する．本態は，抜歯窩歯槽骨に限局する骨炎である．

骨炎
骨組織に生じた炎症

復習しよう！

1　創傷治癒過程の後期に増加するのはどれか．
a　膠原線維
b　毛細血管
c　異型細胞
d　炎症性細胞

2　抜歯創の治癒における肉芽組織期はいつか．
a　抜歯直後
b　抜歯後1週頃
c　抜歯後1か月頃
d　抜歯後3か月頃

3　抜歯創の治癒過程でみられるのはどれか．
a　胞巣の形成
b　骨肉芽の形成
c　内皮細胞の消失
d　上皮の自律増殖

〈解答〉
1：a
2：b
3：b

chapter 11 口腔粘膜の病変

学習目標

- □ 色素沈着の原因と沈着部位を説明できる．
- □ 白板症について説明できる．
- □ 扁平苔癬の病態と組織学的特徴を説明できる．
- □ 尋常性天疱瘡の原因と病態を説明できる．
- □ 後天性免疫不全症候群（AIDS）の口腔内症状を説明できる．
- □ カンジダ症の感染の背景と原因を説明できる．

11-1 色素沈着

　口腔の粘膜は，さまざまな色素が沈着することによって色調が変化することがある．この色素は，体の中で形成される内因性のものと，体の外から体内へ取り込まれる外来性のものが存在する．

1）外来性色素沈着

　口腔の外来性色素沈着を起こす原因物質は金属が多くみられる．銀，水銀，鉛，カドミウムなどであり，歯科用金属の迷入によっても起こる．沈着する金属の種類によって多彩な色調を示す．鉛が沈着すると歯肉縁に鉛縁と呼ばれる青色や灰黒色の色素沈着がみられる．銀や水銀が沈着すると青黒色の色素沈着がみられる．

2）内因性色素沈着

　内因性色素沈着を起こすものにメラニンがある．メラニンは，メラニン産生細胞によって作られる黒褐色の色素で，正常の皮膚，粘膜，網膜などに存在する．このメラニンが口腔粘膜に沈着したものをメラニン沈着症という．口腔内では，歯肉，口蓋，口唇，頰粘膜などにみられる（図11-1）．また，全身疾患であるアジソン病，アルブライト症候群，フォン・レックリングハウゼン病，ポイツ・ジェガース症候群が原因でメラニン色素沈着を認める．さらに，メラニン産生細胞に由来する悪性腫瘍である悪性黒色

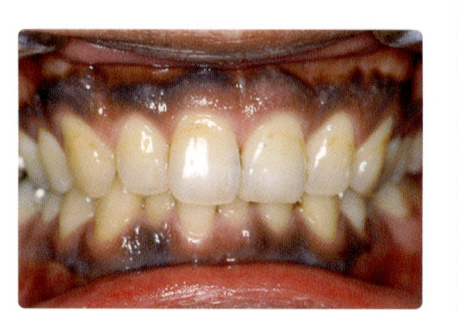

メラニン産生細胞
上皮基底層に存在し，メラニン色素を産生する細胞

フォン・レックリングハウゼン病
遺伝性疾患で，多発性の神経線維腫とメラニン色素沈着を主症状とする疾患

悪性黒色腫
メラニン産生細胞から発生する悪性腫瘍

図11-1　メラニン沈着症
歯肉は黒褐色に変色している．

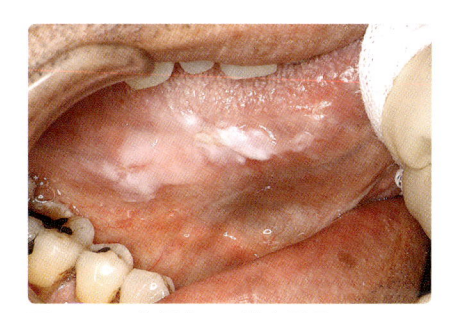

図11-2 白板症の口腔内所見
舌側縁にみられる白色の病変

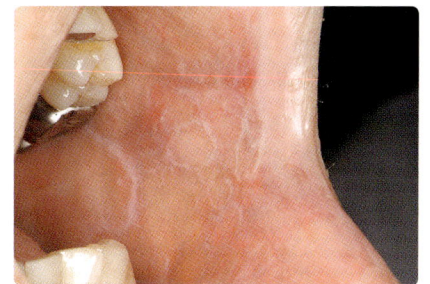

図11-3 扁平苔癬の口腔内所見
頬粘膜にレース状の白斑と白斑周囲に発赤がみられる．

腫によっても黒褐色の色素沈着を起こすことがある．

11-2 白色病変

　口腔粘膜上皮は，重層扁平上皮によって構成される．重層扁平上皮の最表層に存在する角化層や上皮全体が厚みを増し，肉眼的に白色となる．このような口腔粘膜が白色となる病態を示す疾患は，白板症や扁平苔癬がある．

1）白板症

　白板症とは，「臨床的にも病理学的にも他の疾患として特徴づけることのできない白斑または白板」のことをいう．肉眼的に，口腔粘膜に板状ないし斑状の白色病変がみられ（図11-2），舌，歯肉，頬粘膜，口腔底などに発生する．
　病理組織像は，①角化亢進（過角化），②種々の程度の棘細胞の肥厚，③種々の程度の異型細胞，④固有層に種々の程度の炎症がみられる．白板症は臨床的な疾患名で，病理診断に用いられることはない．また，上皮に異型細胞がみられることから前癌病変として扱われ，癌化する症例も存在する．

2）扁平苔癬

　扁平苔癬は，皮膚科的疾患であり，皮膚と口腔内に症状が現れる．扁平苔癬は，多因子性疾患であり免疫異常，金属アレルギー，C型肝炎などの関与も指摘されているが，その原因は不明である．40歳から50歳代の女性に多く，口腔内では，両側頬粘膜に発生することが多く，歯肉，舌にも発生する．口腔内所見は，両側性に特徴的なレース状白斑を呈する（図11-3）．
　病理組織像は，①角化異常，②リンパ球の帯状浸潤，③棘細胞の肥厚，④上皮突起の延長（釘脚延長），⑤上皮の菲薄化，⑥基底細胞の水腫様変性，⑦コロイド体（硝子体，Civatte体）の出現があり非常に多様な組織像を呈する（図11-4）．

前癌病変
正常組織に比較して癌が発生しやすい形態変化を伴った病変のことで，白板症や紅板症

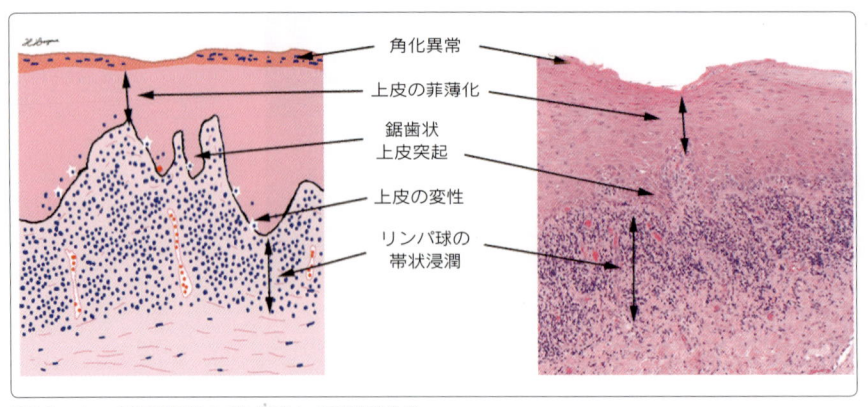

図11-4 扁平苔癬の模式図と病理組織像
上皮組織には，角化異常，菲薄化，鋸歯状の上皮突起，上皮組織の変性がみられる．
固有層には，特徴的なリンパ球の帯状浸潤がみられる．

11-3 潰瘍形成性病変

1）再発性アフタ

　アフタとは，円形ないし類円形の比較的浅い有痛性の潰瘍で周囲に発赤がみられる（紅暈）．多くは潰瘍表面に黄白色の偽膜がみられる．臨床的に比較的多くみられ，同じ場所あるいは口腔内の異なる場所に再発を繰り返す傾向があることなどから再発性アフタと呼ぶ．

　症状は，前駆症状が乏しく接触痛が強い．全身性疾患であるベーチェット（Behçet）病では，外陰部潰瘍，皮膚症状，眼症状，関節炎とともに口腔粘膜のアフタ性潰瘍を示すので，全身症状に注意が必要である．

2）壊死性潰瘍性口内炎

　壊死性潰瘍性口内炎は，免疫力の低下や栄養不良，消耗性疾患や口腔内清掃状態の不良によって生じる．病変部からは，スピロヘータと紡錘菌が検出されるが直接的な原因ではない（図11-5）．

　症状は，広範に広がる潰瘍，潰瘍表面に灰白色ないし灰黄色を呈する偽膜を形成し，悪臭，出血や接触痛を伴い，進行すると高熱などの全身症状がみられる．

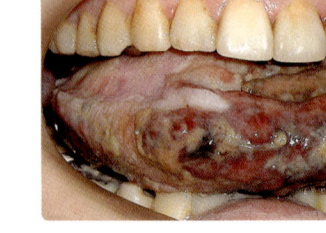

図11-5 壊死性潰瘍性口内炎
舌に広範な潰瘍がみられ潰瘍表面には灰白色の偽膜がみられる．

潰瘍
口腔粘膜の上皮基底層を越える欠損

紅暈（こううん）
充血して赤く見えること．

chapter 11　口腔粘膜の病変

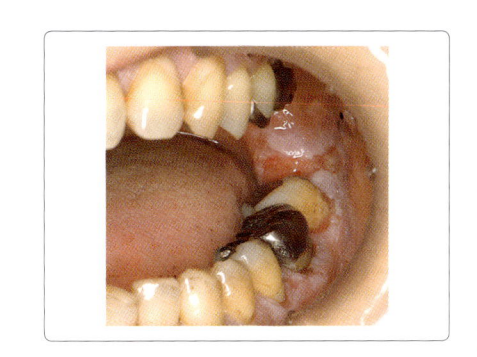

図11-6　天疱瘡の口腔内
歯肉部に大型の水疱が形成される．

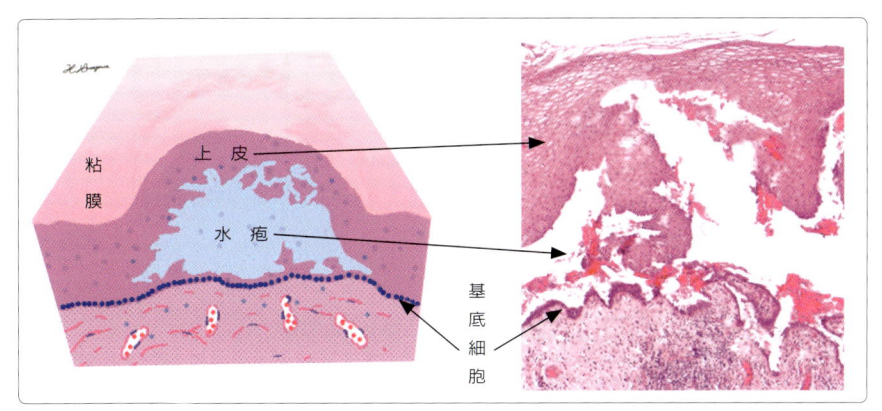

図11-7　天疱瘡の模式図と組織像
基底細胞が結合組織側にみられ，基底細胞直上に上皮間結合が解離したことによって生じた水疱が上皮内に存在する．水疱内には，棘融解細胞（ツァレク細胞）がみられる．

11-4　免疫異常

　免疫系は，人体を守るために重要な働きを持っているが，免疫系に異常が生じることによってさまざまな疾病が生じる（⇒Ⅰのchapter 8「免疫と免疫異常」参照）．ここでは，口腔内に生じる免疫異常の代表的な疾患である尋常性天疱瘡について記す．

1）尋常性天疱瘡

　上皮組織は，細胞間にデスモゾームと呼ばれる細胞間結合に重要な接着装置を持つ．尋常性天疱瘡は，デスモゾームに対する自己抗体によって上皮間結合が解離し，上皮内に水疱を形成する自己免疫疾患である．
　症状は，口腔内に大型の水疱を形成する（図11-6）．病変部を擦過すると上皮が容易に剥離するニコルスキー（Nikolsky）現象がみられる．歯肉，頰粘膜，口蓋などに広く生じる．
　病理組織像は，①棘融解，②上皮内水疱，③水疱内の棘融解細胞，④固有層の炎症性細胞浸潤，⑤上皮細胞間にIgG沈着が認められる（図11-7）．

デスモゾーム
上皮細胞間に存在する細胞間接着装置

145

11-5 感染症

口腔は，つねに多くの細菌や真菌が常在菌として存在する特殊な環境である．口腔内に生じる感染症には，細菌感染症，真菌感染症やウイルス感染症がある．

1）ウイルス感染症
ウイルスには臓器親和性がある．

（1）単純疱疹（単純ヘルペス，口唇ヘルペス）

単純疱疹ウイルス感染によって生じる．口腔粘膜に小型の水疱が多数形成され，びらんや潰瘍化する．初感染は不顕性に経過することが多いが，疱疹性歯肉口内炎として現れることがある．潜伏感染を特徴とし，口唇ヘルペスなどが繰り返して発症（回帰発症）することがある．一般的に1～2週で治癒する．

（2）帯状疱疹（帯状ヘルペス）

帯状疱疹ウイルス感染によって生じる．初回感染は，水痘であり発疹，水疱形成，発熱などの症状が出現する．初回感染後は，知覚神経節に潜伏感染する．帯状疱疹は，回帰感染によって生じる．口腔領域では，三叉神経の支配領域に一致して発疹と神経痛様疼痛が片側性に生じる．

（3）麻疹（はしか）

麻疹ウイルス感染によって生じる．1～2週間の潜伏期間を経て発熱などの症状が現れ，口腔内では臼歯部の両側頬粘膜にコプリック斑と呼ばれる周囲を紅暈に囲まれる灰白色の小斑がみられる．

（4）手足口病

コクサッキーA16やエンテロウイルス71の感染によって生じる．一般に小児に発症し，手，足，口腔粘膜に水疱を形成し軽度の発熱などを伴う．症状は比較的軽度であるが，接触痛が強いため摂食困難となることもある．

（5）後天性免疫不全症候群（AIDS）

ヒト免疫不全ウイルス（HIV）感染によって発症する．HIVは，CD4陽性Tリンパ球に感染して破壊し，細胞性免疫を侵し感染症への抵抗力を低下させる．そのために，免疫抑制による日和見感染とカポジ肉腫などの腫瘍性病変を起こす．口腔内では，カンジダ症を認める．

2）真菌感染症

□カンジダ症

カンジダ症は，口腔内常在菌である *Candida albicans* による真菌感染症である．健康なときは発症せず，体の免疫力の低下による日和見感染や抗生物質の長期投与による菌交代現象によって生じる．また，全身的な免疫不全状態になる AIDS でも口腔内にカンジダ症が生じる．

症状は口腔内に容易に剥離できる白色ないし灰白色の偽膜様の膜様物が

不顕性
疾患になっても症状がなく，気付かないこと．

潜伏感染
体内に病原微生物が侵入していても症状がでない状態

日和見感染
体の免疫力が低下するために，通常，無害な菌によって感染症が生じる現象

菌交代現象
抗生物質の長期投与などによって細菌叢のバランスが崩れ，抗生物質の非感受性菌や抵抗性菌が増える現象．細菌叢の細菌構成図が変化すること．

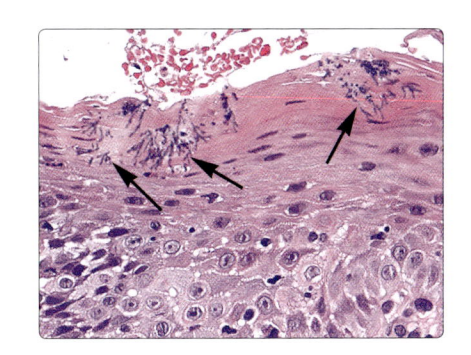

図11-8 カンジダ症
角化層内にカンジダの仮性菌子(偽菌子)の侵入がみられる(矢印).

みられる．口蓋，頬粘膜，舌に好発し，口腔清掃の不十分な義歯使用者にもみられる．

病理組織像は，①角化層の肥厚，②角化層内のカンジダの侵入，③固有層の炎症反応がみられる．真菌の証明にPAS染色が用いられる(図11-8)．

3) 細菌感染症
□ **顎放線菌症**

顎放線菌症は，*Actinomyces israelii* を原因菌とする細菌感染症で，肉芽腫性炎(特異性炎)の一つである．症状は，結節状ないし板状の硬結(板状硬結)を形成し炎症の咀嚼筋への波及による開口障害を認める．また，皮膚には瘻孔の形成がみられる．

病理組織像は，①菌塊，②菌塊周囲の棍棒体，③膿瘍(好中球)がみられる．膿汁中の菌塊の証明が診断には役立つ．

復習しよう！

1 感染症はどれか．
a 白板症
b 扁平苔癬
c カンジダ症
d メラニン色素沈着

2 前癌病変はどれか．
a 白板症
b 帯状疱疹
c 尋常性天疱瘡
d メラニン沈着症

3 関係のある組合せはどれか．
a カンジダ症——AIDS
b 単純疱疹——真菌症
c 白板症——良性腫瘍
d アフタ——前癌病変

4 尋常性天疱瘡の組織像はどれか．
a 棘融解細胞
b 仮性菌糸
c 棍棒体
d 異型細胞

5 扁平苔癬の組織像はどれか．
a 上皮内の水疱
b 上皮の角化異常
c 上皮内の真菌侵入
d 上皮の自律増殖

6 関係のある組合せはどれか．
a カンジダ症——菌塊
b 白板症——菌糸
c 放線菌症——棘融解
d 扁平苔癬——帯状リンパ球浸潤

<解答>
1 : c
2 : a
3 : a
4 : a
5 : b
6 : d

chapter 12 エプーリス

- □ エプーリスの定義を述べることができる.
- □ エプーリスの発生原因について説明できる.
- □ エプーリスを病理組織学的に分類できる.

学習目標

＜エプーリスの概説＞

　エプーリスのもともとの語源は「歯肉に発生したできもの」という意味のギリシャ語で，歯肉部に限局性に発生した良性の腫瘤を示す臨床病名である．エプーリスの多くは，炎症性もしくは反応性の病変であり，真の腫瘍性病変は少ない．歯肉への感染や外傷などの局所刺激に対して，肉芽組織が外向性に増殖し，歯肉の表面に限局性の腫瘤を形成したものがエプーリスと呼ばれるものの大部分を占めている．つまり増殖性の歯肉炎や歯周炎がエプーリスの本態であるともいえる.

　臨床的にみると，エプーリスは20～40代に多く，小児には少ない．性別では男性より女性に多く，好発部位は歯肉への刺激の加わりやすさから歯肉の歯間乳頭部，とくに上顎前歯部と下顎臼歯部に多いとされる（図12-1a）．頬舌的には頬側もしくは唇側に発生しやすく，大きさは数ミリから数センチとまちまちであるが小指頭大から母指頭大のものが多い．全体の形状はポリープ状もしくは茸状に歯肉面から隆起し，有茎性もしくは広基性に歯肉と連続した結節状や半球状の腫瘤である（図12-1b）．エプーリ

限局性
限られた部位という意味．エプーリスは歯肉全体が腫れるのではなく，歯肉のごく一部が腫瘤を形成するものである．

腫瘍性病変
腫瘍としての性格を有する病変．すなわち，細胞が自律的，無秩序，過剰に増殖する状態である．

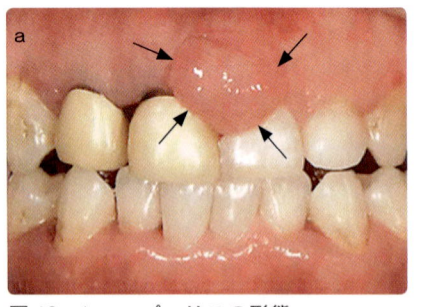

図12-1　エプーリスの形態
a：上顎中切歯間乳頭部に発生したエプーリス（矢印）．b：病理組織像は切除した腫瘤のルーペ像である．腫瘤は健常な歯肉上皮から隆起してきており，ポリープ（茸状）の形状を示している．

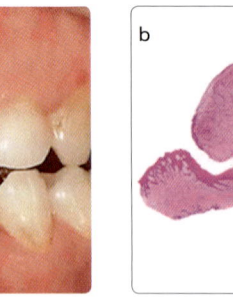

148

スの表面は歯肉上皮によって覆われているが，場合によっては潰瘍の形成があり，出血や接触痛を伴う場合もある．また分葉状の構造を呈する場合もある．色調や硬さは内部組織の性質によって異なっており，その発育速度は緩慢である．

12-1　分類と病理組織学的特徴

エプーリスはその組織学的な構造からいくつかの種類に分類されており，代表的なものは肉芽腫性エプーリスと線維性エプーリスである．いわゆるエプーリスの大部分はこれらに相当する．エプーリスは増生する肉芽組織の特徴や腫瘍内部の病理組織学的な特徴によりつぎのような各型に分類されている．

1）肉芽腫性エプーリス（図12-2a）

肉芽腫性エプーリスは幼若な肉芽組織からなる腫瘍である．肉芽組織内には形質細胞やリンパ球を主体とした炎症性細胞浸潤と線維芽細胞の増殖，毛細血管の増生がみられる．細胞成分に富む肉芽組織を形成しているのが特徴である．肉芽腫性エプーリスは時間の経過に伴って，膠原線維の増生が進み，炎症性細胞の数を減じていく．

2）線維性エプーリス（図12-2b）

線維性エプーリスは膠原線維の増生が著明な肉芽組織であり，炎症性細胞や線維芽細胞，毛細血管などの細胞成分に乏しい．不規則に走行するコラーゲン線維束の増生が高度であり，いわゆる線維化した肉芽組織の像を呈している．不適合義歯を使用した場合に，義歯床下や義歯床縁に生じる義歯性エプーリスと呼ばれるものも線維性エプーリスの仲間である．

肉芽腫性エプーリス
肉芽腫という名称を用いているが，肉芽腫性炎にみられる真の肉芽腫とは異なる非特異的な肉芽組織である．

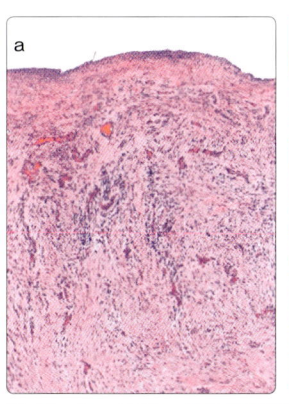

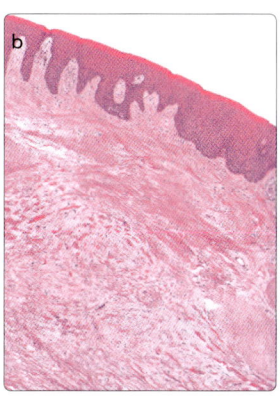

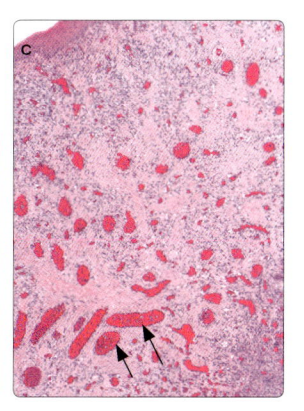

図12-2　エプーリスの病理組織像
a：多くの炎症性細胞が浸潤している肉芽腫性エプーリス．b：膠原線維の形成が多い線維性エプーリス．c：血管が著しく拡張している末梢血管拡張性エプーリス（血管腫性エプーリス）．

3）末梢血管拡張性エプーリス（図 12 - 2 c）
　肉芽組織を構成する多数の末梢血管が著明に拡張しているもの，肉芽組織の線維化が進行し，消失していくはずの毛細血管が拡張して残存している像を呈しているものを末梢血管拡張性エプーリスと呼ぶ．また，いわゆる血管腫と同様の組織像を呈するものは血管腫性エプーリスと呼ばれ，妊娠中の女性の歯肉に発生する妊娠性エプーリスと呼ばれるものの多くが，これに該当する．

4）骨形成性エプーリス
　肉芽組織内に反応性に硬組織の形成がみられる場合があり，骨形成がみられる場合を骨形成性エプーリス，セメント質形成がみられる場合をセメント質形成性エプーリスと呼ぶ．これらの組織像では骨組織やセメント組織が線維性エプーリスの中に存在している．骨形成性エプーリスでは，骨細胞を有した大小の線維性骨の形成がみられる場合や，骨とセメント質が同一肉芽組織内に混在しているような場合もある．エプーリスの発生が歯根膜や歯槽骨膜である場合，反応性に骨もしくはセメント質が形成されるものと考えられている．

5）巨細胞性エプーリス
　肉芽組織の中に，多数の多核巨細胞の出現がみられるエプーリスで，多核巨細胞以外にも大型の単核細胞が混在して増殖している．時間が経つと次第に線維成分が多くなっていく．我が国では発生頻度は低くまれな疾患であるが，欧米では発生頻度が高い．

6）先天性エプーリス
　新生児の歯肉に発生するエプーリスを先天性エプーリスと呼ぶ．組織学的には，細胞質が好酸性顆粒で満たされた細胞の増生がみられることが多い．

復習しよう！

1 エプーリスが生じる部位はどれか．	2 肉芽腫性エプーリスの主な構成細胞はどれか．	3 義歯性エプーリスはどれに該当するか．
a　舌	a　骨細胞	a　線維性エプーリス
b　歯肉	b　神経細胞	b　肉芽腫性エプーリス
c　口蓋	c　脂肪細胞	c　骨形成性エプーリス
d　頰粘膜	d　線維芽細胞	d　血管腫性エプーリス

＜解答＞
1：b
2：d
3：a

chapter 13 口腔領域の奇形

学習目標
- □ 口腔，顎顔面，口蓋の形成について説明できる．
- □ 唇裂，口蓋裂，唇顎口蓋裂の原因について説明できる．
- □ 口腔奇形の原因について説明できる．

＜奇形の概説＞

　出生時に身体，器官，臓器の形，構造，位置あるいは数などに肉眼的な異常がみられる場合を奇形という．奇形の原因は不明な部分が多いが，染色体異常や遺伝子異常など遺伝的要因と母体の環境的変化（ウイルス感染，薬物作用など）による影響が考えられている．二重体，無脳症，無肢症，心奇形，口蓋裂，合指症などさまざまな奇形が報告されている．

13-1　口腔・顔面の奇形

　口腔，顎顔面，口蓋は胎生4週から始まり10週までに形成される．口腔の発生過程としては，第1鰓弓由来の上顎突起と下顎突起により原始口腔が形成され，上方に前頭突起が出現し，前頭突起の中央は内側鼻突起，その両外側は外側鼻突起となる．内側鼻突起は鼻の正中部および人中を形成し，外側鼻突起は鼻翼とその外側を形成する．

　左右の上顎突起は内側に発育し内側鼻突起と癒合して上口唇部を形成する．また，左右の二次口蓋突起が正中方向に発育して癒合し二次口蓋を形成する．胎生6〜7週にこれら顔面諸突起の癒合が進行するが，種々の要因で癒合不全が生じると先天性披裂が生じ，口唇裂，唇顎裂，口蓋裂，顎

> **第1鰓弓**
> 鰓弓とは，妊娠4週初め頃の胎児にできてくる隆起性の構造体で，頭側から順に第1〜第6鰓弓まである．鰓弓から顔面や頸部のさまざまな器官へと分化する．第1鰓弓は顎骨弓とも呼ばれ，上顎骨，下顎骨，咀嚼筋，顎舌骨筋など顎を構成する器官に分化する．

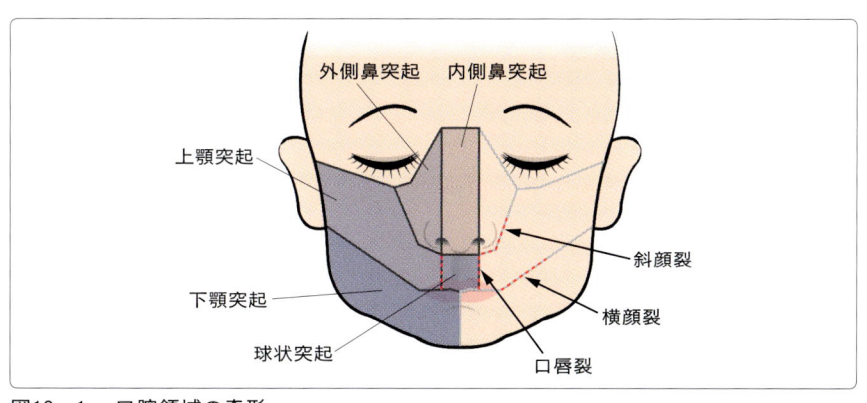

図13-1　口腔領域の奇形

151

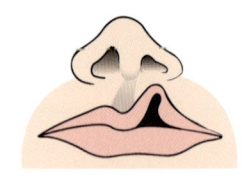

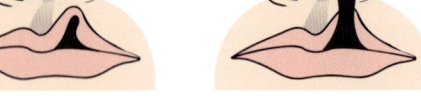

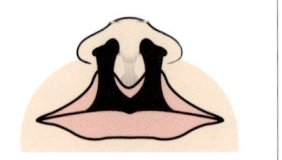

図13-2 口唇裂

片側不全口唇裂　　片側完全口唇裂　　両側完全口唇裂

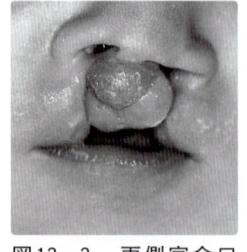

図13-3 両側完全口唇裂

口蓋裂，唇顎口蓋裂，顔面裂などが発生する．このような奇形の発症には遺伝的および環境的要因が複雑に関与すると考えられている（図13-1）．

1）口唇裂

口唇裂は，ほとんど上唇（片側性，両側性）に発生し，胎生期に上顎突起と内側鼻突起の融合不全により起こる．口唇裂が一次口蓋の切歯縫合にまで及ぶ披裂の場合は唇顎裂という（図13-2, 3）．

2）口蓋裂

口蓋裂は口蓋を形成する左右の二次口蓋突起の癒合不全によって生じるもので，披裂の程度によって硬軟口蓋裂，軟口蓋裂，口蓋垂裂，粘膜下口蓋裂などがある．披裂が側切歯部歯槽骨まで及んだ場合は顎口蓋裂という．

3）唇顎口蓋裂

唇顎裂と口蓋裂が合併しているものをいう．口蓋裂や唇顎口蓋裂は鼻咽頭閉鎖不全のため母乳や哺乳ビンを吸ったり，嚥下，構音などに障害が生じる．

4）顔面裂

きわめてまれであるが，斜顔裂や横顔裂がある．斜顔裂は上顎突起と内側鼻突起，外側鼻突起および前頭隆起との癒合不全により生じ，臨床的に上口唇から下眼瞼方向に披裂が及ぶものである．横顔裂は上顎突起と下顎突起の癒合不全により生じ，披裂が口角から頬部にわたるものである．

復習しよう！

1 口腔奇形の成立する時期に該当するのはどれか．
a 胎生2月
b 胎生5月
c 胎生8月
d 胎生10月

2 上顎突起と内側鼻突起の癒合不全で生じるのはどれか．
a 口唇裂
b 口蓋裂
c 横顔裂
d 斜顔裂

〈解答〉
1：a
2：a

chapter 14 顎骨の病変

学習目標
- □ 顎骨の炎症病変について説明できる．
- □ 急性骨髄炎の症状について説明できる．
- □ 慢性骨髄炎の症状について説明できる．
- □ 骨膜炎について説明できる．
- □ 歯性上顎洞炎について説明できる．

＜顎骨の病変の概説＞

　顎骨の炎症病変は歯，歯周組織の疾患に関連して引き起こされることが多く，炎症が歯槽骨に限局している歯槽骨炎や顎骨骨髄に炎症が生じる顎骨骨髄炎，顎骨表面の骨膜に炎症が生じる顎骨骨膜炎に分類される．また，上顎では歯や歯周組織の疾患が原因で上顎洞に炎症が生じる歯性上顎洞炎がある（図14-1）．

14-1　骨髄炎と骨膜炎

　急性や慢性の化膿性根尖性歯周炎，深い歯周ポケットのある辺縁性歯周炎，智歯の歯冠周囲炎，埋伏歯や顎骨内の囊胞の二次的感染あるいは抜歯窩の感染によるドライソケット（歯槽骨炎）などの炎症が顎骨内に波及すると顎骨骨髄炎や顎骨骨膜炎に進展する．細菌感染ことに黄色ブドウ球菌，溶血レンサ球菌の感染で生じ，多くは下顎骨に生じる．上顎では骨髄炎が唇側，頬側に波及するが，犬歯窩，上顎洞，眼窩下部に進展することもある．

上顎洞
上顎洞は副鼻腔の一つで，上顎骨体内部にある．半月裂孔により中鼻腔に開口する．上顎洞の下壁は歯槽突起よりなり，上顎の歯根（ことに第一大臼歯，第二小臼歯）が近接している．根尖部の炎症病変が洞内に波及することがある．

図14-1　炎症の波及
上顎の急性根尖性歯周炎では唇側，頬側，上顎洞，口蓋側に炎症が波及することがある．下顎の急性根尖性歯周炎では唇側，頬側，骨髄内，舌側の口腔底部に炎症が波及することがある．

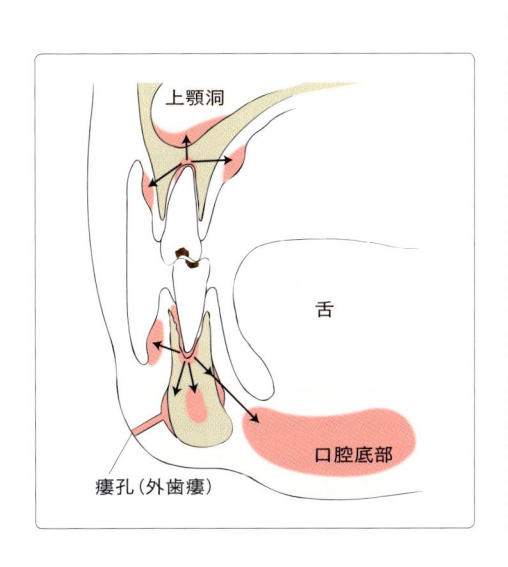

1）急性化膿性骨髄炎

主として成人にみられ，下顎臼歯部とくに第一大臼歯に起因して生じることが多い．症状として顎骨の疼痛やびまん性腫脹，歯の著明な動揺や打診痛，局所リンパ節の腫脹などを伴う．ときに骨の壊死(腐骨の形成)や瘻孔形成(排膿)を伴うこともあり，急性炎からやがて慢性炎に移行する．エックス線的には急性骨髄炎では変化を認めにくいが，2週間以上経過すると骨梁の消失像(エックス線透過像)もみられるようになる．炎症が広範になると発熱や全身症状を呈する．

＜病理組織学的所見＞
骨髄組織に高度の充血，炎症性水腫，著しい好中球の浸潤，膿瘍の形成，骨の吸収，腐骨形成などの所見がみられる．

2）慢性骨髄炎

急性骨髄炎に続いて起こるものと，最初から慢性経過をとるものがあり，慢性化膿性骨髄炎と慢性硬化性骨髄炎に分けられる．

（1）慢性化膿性骨髄炎

疼痛は比較的軽度で，限局的腫脹，圧痛，ときに瘻孔や腐骨を認める．口臭，しびれ，開口障害，罹患部の歯の動揺がみられる．エックス線的にはつねに骨吸収による透過像があり，その周辺に骨硬化像もみられ，骨消失像と骨硬化像が混在する．感染源が存在するかぎり炎症の再燃を繰り返す．

＜病理組織学的所見＞
血管の拡張，充血，リンパ球や形質細胞，好中球の浸潤，骨の吸収，腐骨形成を伴う化膿性炎，腐骨の周囲に肉芽組織の形成(腐骨分離)，骨髄腔に疎性結合組織の増生，軽度の骨新生などがみられる．

（2）慢性硬化性骨髄炎

炎症が軽度または消失した骨髄部に多量の骨が形成され，骨硬化性変化をきたしたものをいう．症状はあまり示さない．エックス線的に不透過像(綿状像)を示すがときに透過像を混じる．

＜病理組織学的所見＞
炎症の消退した骨髄腔に疎性結合組織の増生，血管の拡張，リンパ球，形質細胞の浸潤，既存の骨の周囲に多量の新生骨の形成を生じる．ときに不規則な骨改造線を有する緻密骨の形成がみられる．

3）顎骨骨膜炎

急性化膿性根尖性歯周炎，歯肉膿瘍などの炎症が骨髄内に拡大し骨髄炎を起こし，さらに顎骨の皮質に進展して骨膜下に達し顎骨骨膜炎を起こす場合が多い．下顎智歯周囲炎や抜歯後感染からの炎症の拡大によることもある．その他，骨膜部の外傷でも生ずる．

腐骨
骨部での炎症が強い場合，骨が壊死に陥り，壊死した骨に細菌が付着・増殖した状態の骨

瘻孔
組織深部の化膿性炎(膿瘍)が原因で，そこから皮膚の表面(外歯瘻)あるいは口腔(内歯瘻)に通じている穴を瘻孔という．瘻孔を通じて原因病巣から膿汁が排出される．

ビスフォスフォネート
骨粗鬆症治療薬であり，服用患者に顎骨の治療などで顎骨壊死を起こすことがある．

臨床的に感染による骨膜炎では下顎骨外側面に限局性あるいはびまん性腫脹，膿汁形成により骨膜下膿瘍や咬筋下膿瘍を起こす．膿汁貯留部には強い疼痛を伴う．開口障害，局所リンパ節炎，ときに全身症状をきたし高熱，倦怠感などを生ずる．

＜病理組織学的所見＞

急性化膿性炎の像を呈し，骨膜部に著しい好中球の浸潤がみられ，骨膜と骨面との間に膿汁が貯留し，骨膜下膿瘍を形成する．下顎骨の咬筋付着部の炎症では咬筋下膿瘍を起こす．

☐ 化骨性骨膜炎（ガレーの骨髄炎）

若年層に多くみられ，下顎の大臼歯部，下顎角部や下顎枝部に生じやすい．臨床症状として，骨膜下の皮質骨上に反応性骨増殖がみられ，硬い骨性腫脹が出現する．エックス線的に皮質骨の外側に新生骨梁が形成されている．

＜病理組織学的所見＞

顎骨皮質骨表面に反応性の骨新生があり，多数の骨芽細胞による類骨組織の増殖がみられる．骨梁間は疎性結合組織，拡張した血管，リンパ球や形質細胞の浸潤などがみられる．化膿性変化はみられない．

14-2　歯性上顎洞炎

上顎の根尖性歯周炎，歯根囊胞，深い歯周ポケットのある辺縁性歯周炎，抜歯後感染，歯に関連した外傷などに起因して上顎洞炎が発症したものを歯性上顎洞炎という．好発部位としては，とくに上顎第一・第二大臼歯，上顎第二小臼歯など歯根が上顎洞底と近接している部（解剖学的関係）に発症しやすい．臨床症状は片側性の頬痛や鼻漏，鼻閉塞，歯痛および歯肉腫脹などがみられる．

> **化骨性骨膜炎（ガレーの骨髄炎）**
> 顎骨の慢性炎症症（多くは慢性骨髄炎）の波及により骨膜が刺激され，骨膜下に反応性の骨新生をきたす．

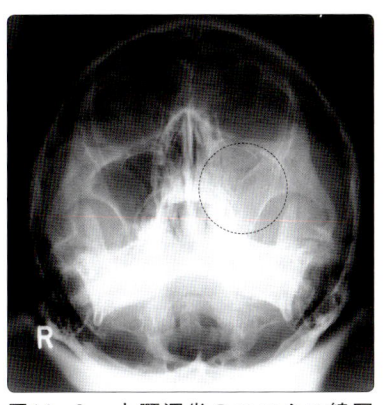

図14-2　上顎洞炎のエックス線写真（ウォーターズ法撮影）
上顎洞炎のため不透過性が高まっている（福岡歯科大学湯浅教授提供）．

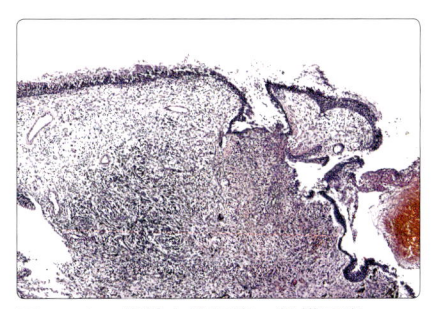

図14-3　歯性上顎洞炎の組織写真
上顎洞粘膜に強い炎症細胞浸潤を伴っている．

＜病理組織学的所見＞

炎症が軽度の場合は根尖部に近い上顎洞粘膜に軽度の充血，炎症性水腫および少数のリンパ球，形質細胞の浸潤がみられる．炎症が強い場合は，洞粘膜に強い充血や炎症性水腫，リンパ球，形質細胞の著しい浸潤および洞粘膜の肥厚を伴う．化膿性炎に進展すると，多数の好中球の浸潤，小膿瘍の形成，洞粘膜上皮の破壊を生じる（図14-2,3）．

復習しよう！

1 顎骨骨髄炎の特徴はどれか．
a 歯髄炎が原因となる．
b 智歯の歯冠周囲炎から波及して生じる．
c 急性骨髄炎ではエックス線不透過性が顕著である．
d 慢性骨髄炎では新生骨の形成は少ない．

2 骨膜下膿瘍で顕著にみられる炎症性細胞はどれか．
a 好酸球
b 好中球
c リンパ球
d 形質細胞

3 原因歯から歯性上顎洞炎が生じやすい理由はどれか．
a 原因歯の歯根が多い．
b 原因歯の歯根が長い．
c 原因歯が抜歯しにくい．
d 原因歯の歯根が上顎洞と近接している．

＜解答＞
1：b
2：b
3：d

chapter 15 口腔領域の囊胞

学習目標
- □ 口腔領域の囊胞を概説できる．
- □ 歯原性囊胞の臨床的および病理組織学的特徴を説明できる．
- □ 非歯原性囊胞の臨床的および病理組織学的特徴を説明できる．

＜口腔領域の囊胞の概説＞

　囊胞とは，生体内に形成された囊胞腔と囊胞壁からなる病的空洞の総称である．囊胞内の空洞を囊胞腔といい，その周りを包む組織を囊胞壁と呼ぶ．上皮で囊胞壁の内面が裏装されたものを真の囊胞といい，上皮の裏装を伴わないものを偽囊胞という（図15-1）．囊胞腔内には液状もしくは粥状の内容物を含むことが多い．口腔領域の囊胞は，その発生部位により顎骨内と軟組織内の囊胞に区別され，発生起源により歯原性囊胞と非歯原性囊胞に分類される．さらに，発生原因により発育性囊胞と炎症性囊胞に分ける（表15-1）．顎骨内に発生する炎症性の歯原性囊胞には，歯根囊胞，発育性の歯原性囊胞には含歯性囊胞，原始性囊胞などがある．軟組織に発生する発育性の歯原性囊胞には，歯肉囊胞などがある．顎骨内に発生する非歯原性囊胞には，術後性上顎囊胞，鼻口蓋管囊胞（切歯管囊胞）などがある．軟組織に発生する非歯原性囊胞には，粘液囊胞，類皮囊胞，類表皮囊胞などがある．その他の囊胞（偽囊胞）には，単純性骨囊胞，脈瘤性骨囊胞，静止性骨空洞がある．

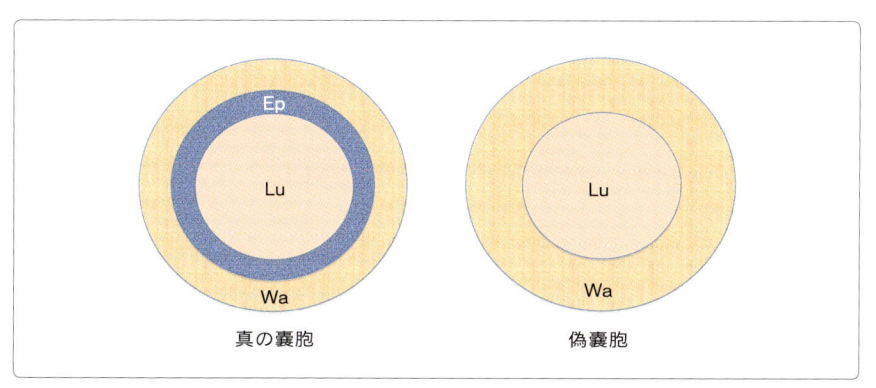

鼻口蓋管
胎生期に鼻腔と口腔を連絡していた管

切歯管
上顎骨口蓋突起を上面から下面へ前下方に向けて貫く管．切歯孔から始まり切歯窩に終わる．ここを中隔後鼻枝（蝶口蓋動脈）や鼻口蓋神経が通る．

図15-1　真の囊胞と偽囊胞
囊胞は，囊胞腔（Lu）と囊胞壁（Wa）で構成される．上皮（Ep）で囊胞壁の内面が覆われたものを真の囊胞といい，上皮がないものを偽囊胞という．

表15-1　口腔領域の囊胞

顎骨に生じる歯原性囊胞	炎症性囊胞	歯根囊胞
		残存囊胞
		歯周囊胞
	発育囊胞	含歯性囊胞（濾胞性囊胞）
		原始性囊胞
軟組織に生じる歯原性囊胞	発育囊胞	萌出囊胞
		歯肉囊胞
顎骨に生じる非歯原性囊胞	術後性上顎囊胞	
	発育囊胞	鼻口蓋管囊胞（切歯管囊胞）
	偽囊胞	単純性骨囊胞（外傷性骨囊胞）
		脈瘤性骨囊胞
		静止性骨空洞
軟組織に生じる非歯原性囊胞	粘液囊胞	
	類皮囊胞および類表皮囊胞	
	鰓囊胞（側頸囊胞），リンパ上皮性囊胞	
	甲状舌管囊胞（正中頸囊胞）	
	鼻歯槽囊胞（鼻唇囊胞）	

15-1　歯原性囊胞

歯を形成する組織に関連して生じる囊胞を歯原性囊胞といい，その多くは顎骨内に生じる．歯原性囊胞の成り立ちにより，歯の発生過程の異常によって生じる発育性と炎症により生じる炎症性の囊胞に区別される．

1）歯根囊胞（⇒ P.124参照）

根尖性歯周炎の歯根肉芽腫から進展してできる，失活歯の根尖に生じる囊胞である．口腔領域でもっとも頻度が高く，顎骨に発生する囊胞の約半数を占める．上顎中切歯および側切歯に好発する．囊胞が拡大すれば歯槽突起および顎骨の膨隆や顔面の腫脹をきたす．二次的な細菌感染により疼痛，腫脹，発赤をきたすことがある．

エックス線写真では，根尖部に境界明瞭な透過像がみられ，原因歯の歯根が囊胞腔内に含まれる．

組織学的には，慢性炎症を伴った囊胞壁は上皮層・肉芽組織層・線維性組織層の3層に分けられる．上皮層の上皮は非角化重層扁平上皮であるが，上顎では線毛上皮がみられることもある．この上皮は，マラッセの上皮遺残に由来する．囊胞内の滲出物にはコレステリン結晶を含み，また泡沫細胞が囊胞壁にしばしば認められる．

☐ 残存囊胞

歯根囊胞を有する歯が抜去されるとき，歯根囊胞が取り残されて顎骨に残存したものである．臨床的に，多くは無症状で，エックス線検査によっ

失活歯
歯髄組織が死んでいる状態

歯槽突起
歯がうわっている顎骨の部分

マラッセの上皮遺残
内外エナメル上皮が接合したヘルトヴィッヒの上皮鞘が断裂して，歯根膜中に残ったもの．

コレステリン結晶
コレステリンはコレステロールともいい，脂質中にある．コレステリンが壊死組織や脂肪分を多く含んだ物質で結晶化して析出することがある．このように結晶化したコレステリンをいう．結晶の形は板状または稜状である．

泡沫細胞
マクロファージが脂肪を貪食した明るい泡状にみえる細胞

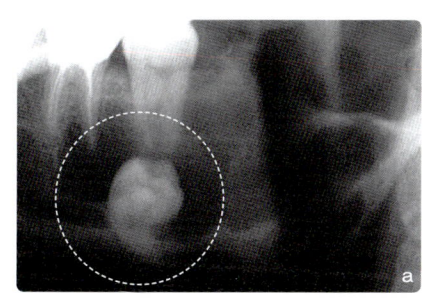

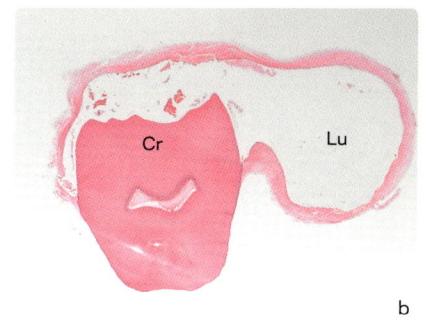

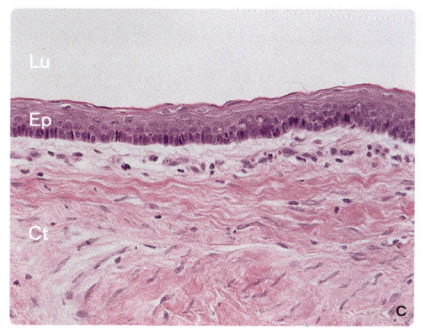

図15-2 含歯性嚢胞
a：エックス線写真；下顎智歯が埋伏しており，その歯冠を取り囲むようにエックス線透過像(点線の中)が認められる．
b：組織形態(弱拡大)；嚢胞腔(Lu)に歯冠(Cr)を入れている．
c：組織形態(強拡大)；嚢胞腔(Lu)に面して上皮(Ep)がみられ，核は柵状に配列している．その下には線維性結合組織(Ct)が認められる．

て発見される．エックス線写真では，無歯顎部における単房性の境界明瞭な透過像としてみられる．

　組織学的には歯根嚢胞と同じであるが，ほとんど炎症は消失している．

2）含歯性嚢胞

　歯冠の形成が終了した後に，退縮エナメル上皮から発生する嚢胞で，嚢胞腔内に埋伏歯の歯冠を含む．好発年齢は10〜30歳代で，男性に多い．下顎では智歯部と第二小臼歯部に，上顎では犬歯部と智歯部に好発する．発育はゆっくりで，増大すれば歯の位置異常，歯根吸収，顎骨の変形などをきたすこともある．

　エックス線写真では，嚢胞腔内に埋伏歯の歯冠を含む，境界明瞭な単房性の透過像としてみられる(図15-2a)．

　組織学的には，薄い非角化重層扁平上皮によって嚢胞壁の内面は裏装され，上皮と結合組織の境界は平坦である．一般的に結合組織には炎症反応はみられない．また，嚢胞壁は埋伏歯の歯頸部に付着している(図15-2b，c)．嚢胞の内容は，黄色透明な液体で，コレステリン結晶を含んでいることもある．結合組織の嚢胞壁に，二次的な感染を伴うと炎症性細胞浸潤がみられ，上皮突起が伸長する．

退縮エナメル上皮
エナメル芽細胞がエナメル質を産生した後，退縮エナメル上皮になる．

埋伏歯
顎骨内にある萌出していない歯

歯根吸収
嚢胞の成長に伴い隣接する歯根を圧迫して吸収を起こす．

単房性
病変が1つであること．

上皮突起
上皮が結合組織内にのばした突起

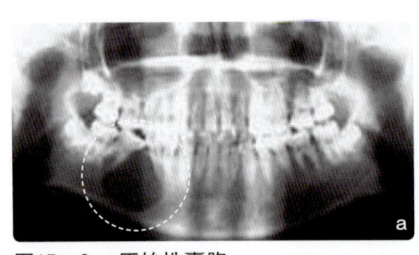

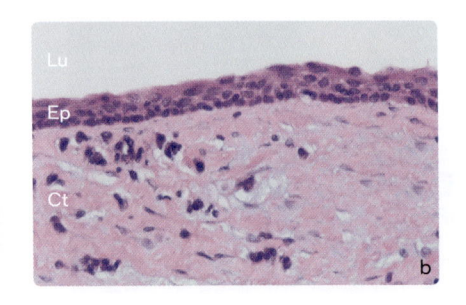

図15-3　原始性囊胞
a：エックス線写真；下顎右側臼歯部にエックス線透過像（点線の中）が認められる．
b：組織形態：囊胞腔(Lu)に面して上皮(Ep)がみられ，核は柵状に配列している．その下には線維性結合組織(Ct)が認められる．

含歯性囊胞の一種として，萌出中の歯冠周囲の歯肉に生じる囊胞を萌出囊胞という．

3）原始性囊胞

歯の硬組織形成が開始される前のエナメル器が囊胞化したため生じたもので，顎骨内に生じ，囊胞内には埋伏歯が存在しない．10〜20歳代の人にみられ，男性に多い．下顎智歯部に好発する．発育は緩慢で，大きくなると，顎骨の膨隆がみられる．

エックス線写真では，境界明瞭な単房性もしくは多房性の透過像として認められる（図15-3a）．

組織学的には，囊胞壁の内面は薄い非角化重層扁平上皮によって被覆された線維性結合組織からできている（図15-3b）．囊胞壁には炎症性細胞浸潤はみられないが，二次的な感染により炎症反応を伴うことがある．

また，囊胞壁の上皮が錯角化を示す囊胞を歯原性角化囊胞として原始性囊胞の一種として扱っていたが，再発傾向や局所侵襲性が高く腫瘍性性格を示すため，2005年のWHO分類で角化囊胞性歯原性腫瘍として歯原性腫瘍に分類された（⇒Ⅱのchapter16参照）．

4）その他

（1）歯肉囊胞

歯肉に発生する囊胞で，乳幼児と成人にみられるものとがある．乳幼児の囊胞は，上顎の歯槽堤上粘膜に多く発生する．成人の囊胞は，下顎犬歯から小臼歯部の遊離歯肉あるいは付着歯肉に生じる．好発年齢は40〜50歳代である．歯肉囊胞は，サース腺に由来すると考えられている．

15-2　非歯原性囊胞

歯の発生に由来しない組織から生じる囊胞を非歯原性囊胞という．

エナメル器
外側を覆う外エナメル上皮と歯乳頭に接する内エナメル上皮に分かれ，外エナメル上皮と内エナメル上皮の間の部分はエナメル髄がある．

顎骨の膨隆
囊胞が骨内で大きくなると，顎骨が膨らんでくること．

多房性
ブドウの房のように多数の病変がある状態

錯角化
上皮の角化層に核が残った状態で，不完全な角化

サース腺
歯堤の遺残

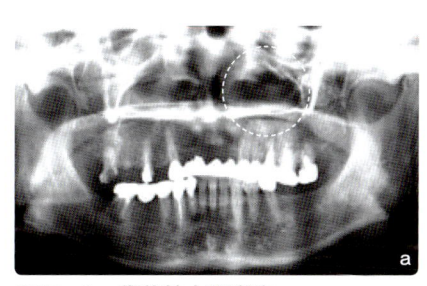

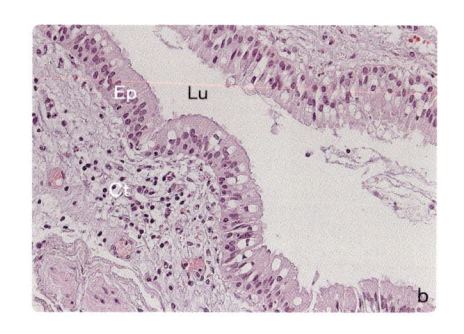

図15‐4 術後性上顎囊胞
a：エックス線写真；上顎左側臼歯部にエックス線透過像（点線の中）が認められる．
b：組織形態；囊胞腔(Lu)に面して線毛上皮(Ep)がみられる．その下には炎症性細胞浸潤を伴う線維性結合組織(Ct)が認められる．

1）術後性上顎囊胞（顎骨内）

　歯性上顎洞炎（蓄膿症）の根治手術後，数年ないし十数年を経て瘢痕組織内に生じる顎骨内の囊胞である．30〜40歳代の男性に多い．囊胞の成り立ちは，手術後に残存した上顎洞粘膜や粘液腺から発生する．我が国では口腔領域の囊胞の約20％を占め多いが，欧米ではまれである．これは，根治手術の頻度や上顎洞の形態が異なることによると考えられている．囊胞は，増大するにつれて頰部の膨隆をきたす．

　組織学的には，囊胞壁の内面は多列線毛上皮によって裏装されていることが多いが，上皮が欠損したり扁平上皮化生がみられる場合がある（図15‐4 a, b）．また，囊胞壁には炎症性細胞浸潤が種々の程度でみられる瘢痕性の線維性組織からなる．

2）粘液囊胞（軟組織内）

　軟組織内に生じる囊胞で，粘液貯留囊胞ともいう．唾液の流出障害により生じる囊胞で，囊胞腔内に唾液を貯留する．粘液囊胞は各年代の人に発生し，好発部位は下口唇である．その他，口底，舌，頰粘膜にもみられるが，口蓋，上口唇，歯槽部には少ない．

　粘液囊胞は，粘膜面に境界明瞭な波動性のある半球状に膨隆した腫瘤として現れる．囊胞の成り立ちは，唾液腺の排出導管の損傷により唾液がその付近の組織中に導管から漏れ出ることにより起こると考えられている．漏れ出た唾液は異物として認識され，粘液を取り囲むように炎症性細胞浸潤を伴った肉芽組織が囊胞状の構造を示す．このタイプを溢出型の粘液囊胞という．この溢出型粘液囊胞では囊胞壁に上皮がみられない．しかし，まれに唾石などにより唾液腺の排出導管が閉鎖することによる粘液の貯留が起きると導管が拡張して囊胞状になることがあり，これを停滞型粘液囊胞という．

　組織学的には，溢出型の囊胞壁は肉芽組織あるいは線維性結合組織から

歯性上顎洞炎
歯の原因により起きる上顎洞の炎症

根治手術
病気を根本から完全に治す手術

多列線毛上皮
鼻腔粘膜などの呼吸器粘膜にみられ，数層に並ぶ細胞に線毛が生えている上皮

瘢痕
手術後の組織欠損が，肉芽組織の形成を経て，最終的に緻密な膠原線維や結合組織に置き換わることで修復された状態

唾石
口腔内の上皮，異物や細菌などを核にして唾液の石灰塩が沈着してできたもの．

Part II　口腔病理学

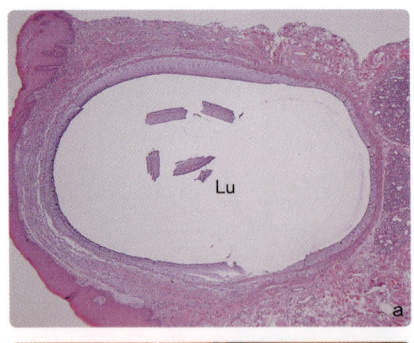

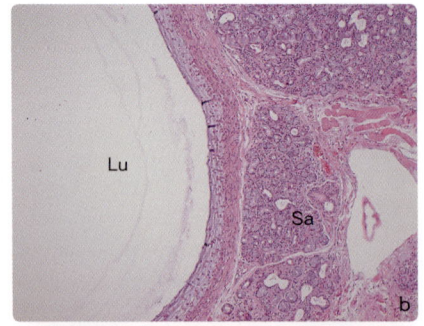

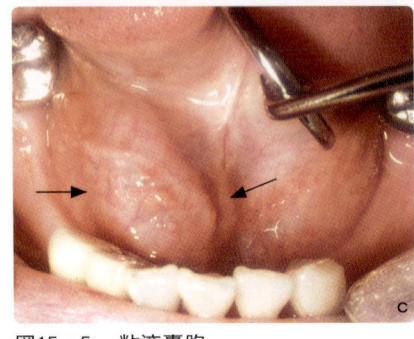

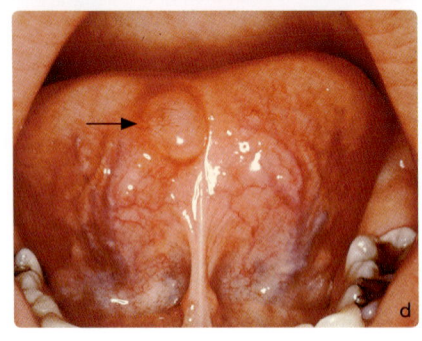

図15-5　粘液囊胞
a：組織形態（弱拡大）；囊胞腔(Lu)がみられ，粘液の貯留が認められる．
b：組織形態（強拡大）；囊胞腔(Lu)に粘液の貯留がみられるが上皮の被覆はない．その下には唾液腺組織(Sa)が認められる．
c：ガマ腫；口腔底に囊胞（矢印）が認められる．
d：ブランダン・ヌーン囊胞；舌前方の下面に囊胞（矢印）が認められる．

なり，上皮は欠如している（図15-5a）．囊胞内には，炎症性細胞の混在している粘液物質が入っている（図15-5b）．ときには明らかな囊胞壁が形成されず，粘液物質が肉芽組織と混じり合って粘液肉芽腫の所見を示すこともある．また，停滞型では導管上皮に由来する上皮が囊胞壁を裏装する．
なお，口底に生じた大きな粘液囊胞は，その外観がガマガエルの咽頭囊に似ているので，ガマ腫と呼ばれている（図15-5c）．舌尖部下面に形成されたものは，その唾液腺の名前にちなんで，ブランダン・ヌーン囊胞と呼ばれている（図15-5d）．

3）類皮囊胞，類表皮囊胞（軟組織内）

胎児期の外胚葉の迷入や後天的な外傷による上皮の迷入に由来する．囊胞壁に上皮の被覆と皮膚付属器を有するのが類皮囊胞（図15-6），上皮のみがみられるのが類表皮囊胞である（図15-7）．口腔領域では口腔底に好発し，20歳代に多い．
組織学的には，囊胞壁は角化性重層扁平上皮で裏装され，上皮と結合組織の境界は平坦である（図15-7b）．囊胞腔内には多量の角化物質がみられる（図15-6a, 7a）．上皮下には線維性の結合組織がみられ，類皮囊胞では

粘液肉芽腫
粘液と肉芽組織の混じり合った組織の状態

ブランダン・ヌーン腺
舌の前方部下面に存在する小唾液腺

皮膚の付属器官
毛包，皮脂腺，汗腺など．

毛包，皮脂腺，汗腺
毛包とは，皮膚の中で毛髪を支え，毛髪を産み出している重要な部分．皮脂腺とは，毛の生えている部分にしかなく毛根にある器官で，からだの表面に皮脂を分泌し，皮膚を守る働きをしている．汗腺とは，皮膚にある汗を分泌する腺．

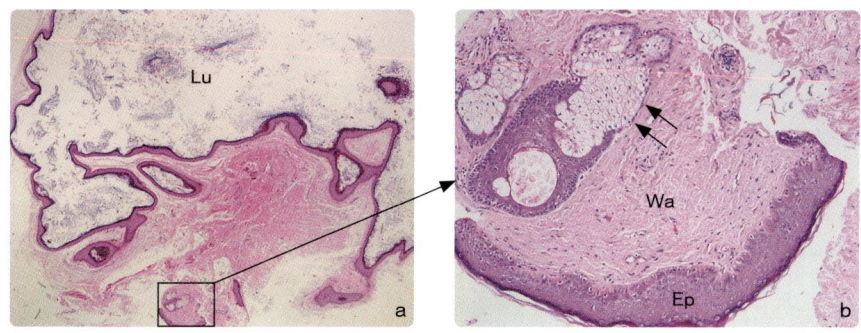

図15-6 類皮嚢胞
a：組織形態（弱拡大）；嚢胞腔(Lu)に角化物が認められる角化した上皮の被覆がある．
b：組織形態（強拡大）；嚢胞壁(Wa)に皮膚の付属器官の皮脂腺（矢印）が上皮(Ep)に附属してみられる．

角化
ケラチンの生成によって細胞が角質化すること．

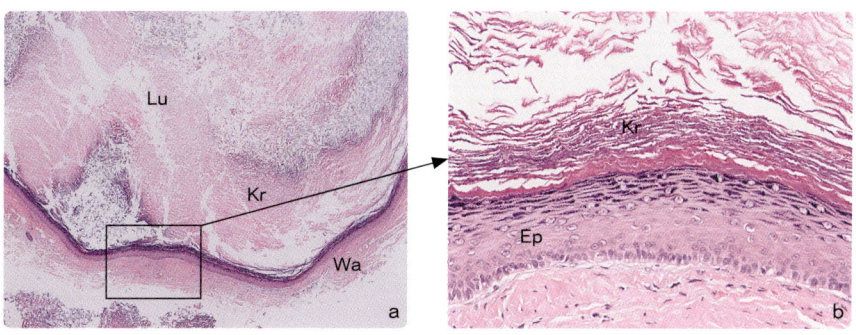

図15-7 類表皮嚢胞
a：組織形態（弱拡大）；嚢胞腔(Lu)に多量の角化物(Kr)が認められる．嚢胞壁(Wa)に皮膚の付属器官はみられない．
b：組織形態（強拡大）；角化した上皮(Ep)の被覆があり，角化物(Kr)が嚢胞腔内に貯留している．

皮膚付属器が存在し（図15-6b），類表皮嚢胞では存在しない（図15-7a）．

4）その他の軟組織の非歯原性嚢胞

（1）鰓嚢胞（リンパ上皮性嚢胞）

胎生期の鰓裂に由来する嚢胞で，リンパ上皮性嚢胞，あるいは側頸嚢胞とも呼ばれている．20〜30歳代男性の下顎角部に好発する．

組織学的には，嚢胞壁は重層扁平上皮によって裏装され，その直下にリンパ組織が存在する（図15-8）．

（2）甲状舌管嚢胞

胎生期の甲状舌管の遺残に由来する嚢胞である．舌骨の前およびオトガイ下部に好発する．20歳以前の男性に多い．

組織学的には，甲状腺付近に生じたものは，線毛上皮によって裏装されており，甲状腺組織の迷入を認めることがある．また，口腔付近に生じた

甲状舌管
舌盲孔から甲状腺にまで達する索状の管腔で，胎生期に甲状腺原基が下降するときにつくられる．

Part Ⅱ　口腔病理学

図15-8　鰓嚢胞
組織形態(弱拡大)：嚢胞腔(Lu)に角化物が認められる．角化した上皮の被覆があり，その直下にリンパ組織(Ly)がみられる．

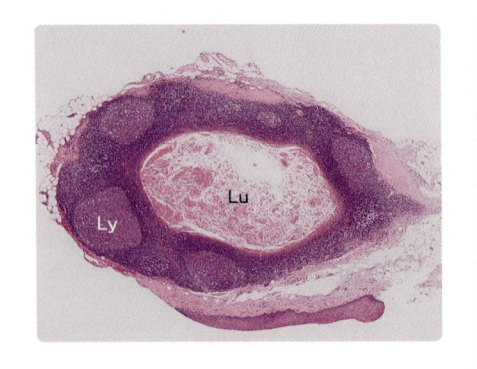

嚢胞は重層扁平上皮によって裏装されている．

5) 顎骨内の偽嚢胞

(1) 単純性骨嚢胞(外傷性骨嚢胞)

外傷により骨内に血腫が生じて，その後，凝血が液化して生じた嚢胞で，外傷性骨嚢胞ともいう．真の嚢胞ではなく，結合組織によって取り囲まれた骨の空洞である．若年者にみられ，男性に多い．

組織学的には，嚢胞壁には上皮はなく，嚢胞腔内には凝血性物質もしくは肉芽組織が存在する．

(2) 脈瘤性骨嚢胞

顎骨の中心部に血液を満たした嚢胞で，若年者にみられ，女性にやや多い．エックス線的には，特徴的な石けんの泡状の透過像を示す．

組織学的には，海綿状に拡張した血液を含む多数の腔がみられる．嚢胞壁には巨細胞を含む肉芽組織があり，出血や血鉄素がみられる．

(3) 静止性骨空洞

唾液腺，脂肪組織，線維性結合組織などがエックス線透過像を示す部位に存在するために，エックス線写真で嚢胞を思わせる透過像を示す病変である．中年の下顎部に好発し，男性に多い．

外傷
外力によって受けた傷

血腫
出血によって組織内に血液貯留が形成された状態

凝血
血液が固まること．

海綿状
スポンジ状

血鉄素
ヘモジデリンのこと．

🌸 復習しよう！

1 歯原性嚢胞はどれか．2つ選べ．	2 軟組織に発生する嚢胞はどれか．2つ選べ．	3 唾液が貯留して生じるのはどれか．2つ選べ．
a 類皮嚢胞	a 歯根嚢胞	a 粘液嚢胞
b 粘液嚢胞	b 類表皮嚢胞	b 含歯性嚢胞
c 含歯性嚢胞	c 含歯性嚢胞	c 術後性上顎嚢胞
d 原始性嚢胞	d 粘液嚢胞	d ブランダン・ヌーン嚢胞

＜解答＞
1：c, d
2：b, d
3：a, d

chapter 16 歯原性腫瘍

学習目標
- □歯原性腫瘍を説明できる．
- □エナメル上皮腫の臨床的および病理組織学的特徴を説明できる．
- □歯牙腫の臨床的および病理組織学的特徴を説明できる．
- □角化嚢胞性歯原性腫瘍の臨床的および病理組織学的特徴を説明できる．

＜歯原性腫瘍の概説＞

歯を形成する組織に由来する腫瘍を歯原性腫瘍という．歯原性腫瘍の多くは顎骨内に発生し，大きくなるに従って顎骨の膨隆や吸収，歯の転位，咬合異常などを起こす．良性腫瘍が大部分であるが，ときには悪性腫瘍もみられる．

良性腫瘍には，エナメル上皮腫，歯牙腫，腺腫様歯原性腫瘍，石灰化上皮性歯原性腫瘍などがあり，今までは歯原性の嚢胞として扱われていた歯原性角化嚢胞が腫瘍性の性格が強いことで，角化嚢胞性歯原性腫瘍と新たに分類された．また，悪性腫瘍としては転移性（悪性）エナメル上皮腫，エナメル上皮癌などの歯原性癌腫およびエナメル上皮線維肉腫などの歯原性肉腫がある．

本章では，歯原性腫瘍として頻度の高いエナメル上皮腫と歯牙腫について主に述べる．

16-1 エナメル上皮腫

歯胚の上皮成分である歯堤やエナメル器，もしくはこれらの遺残に由来する腫瘍であり，種々の発育段階にあるエナメル器に類似した組織像を呈する．歯原性腫瘍の中でも発生頻度は高く，とくに日本においては歯原性腫瘍の半数近くを占める．ごくまれに転移や組織学的に明らかな悪性所見を示す転移性（悪性）エナメル上皮腫が発生することがある．

臨床的には，顎骨の膨隆で発症することが多く，エックス線写真では多房性の透過像を呈するが，単房性のこともある（図16-1a）．また，埋伏歯を伴っていることもまれではない．好発年齢は20〜30歳で，性差はほとんどない．好発部位は，下顎第三大臼歯部から下顎角部である．腫瘍の発育は緩慢であり，周囲組織との境界は一般に明瞭であるが，局所侵襲性に増殖する場合もある．エナメル上皮腫は増大するにつれて皮質骨が吸収されて薄くなり，顎骨の膨隆を起こし羊皮紙様感が触診によりわかる．

組織学的には，エナメル器の内エナメル上皮とエナメル髄によく似た組

歯を形成する組織
歯堤，歯胚など．

歯胚
歯胚はエナメル器，歯乳頭，歯小嚢を合わせたもの．

エナメル器
外側を覆う外エナメル上皮と歯乳頭に接する内エナメル上皮に分かれ，外エナメル上皮と内エナメル上皮の間の部分はエナメル髄がある．

顎骨の膨隆
顎骨内の腫瘍が大きくなるため，顎骨が膨らむこと．

羊皮紙様感
腫瘍の増殖により骨組織が薄くなり，顎骨に触れるとペコペコした感じ．

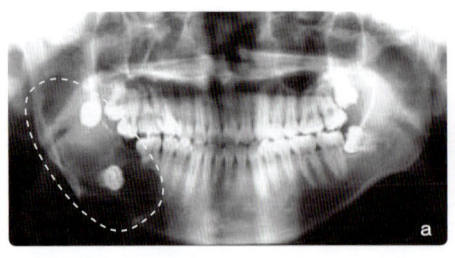

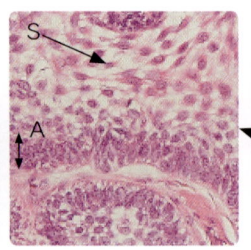

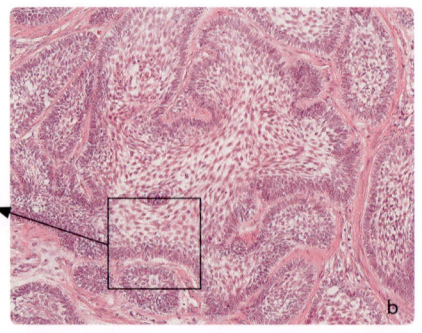

図16-1　エナメル上皮腫

a：エックス線写真；下顎右側の智歯部から下顎枝にかけて埋伏歯を伴った多房性のエックス線透過像（点線の中）が認められる。
b：充実型／多嚢胞型（濾胞型）の組織形態；腫瘍の辺縁は内エナメル上皮に似た円柱状細胞(A)からなり，内部はエナメル髄に似た星状細胞(S)がみられる。
c：充実型／多嚢胞型（網状型）の組織形態；網状に腫瘍細胞が配列している。

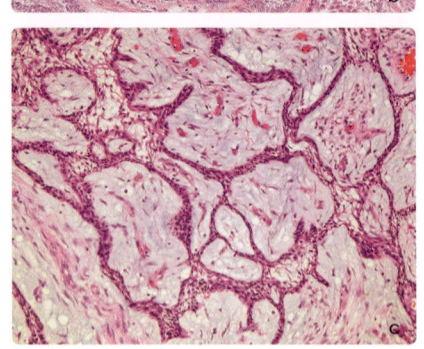

織構造を示す．腫瘍胞巣辺縁では，柵状に配列した円柱状の細胞で取り囲まれており，この細胞は内エナメル上皮によく似ている．それらの円柱状細胞に囲まれた内部にはエナメル髄によく似た星状細胞が疎に結合して網目状を呈している（図16-1b）．

2005年にWHOは，歯原性腫瘍の分類の改訂を行い，エナメル上皮腫の組織型として充実型／多嚢胞型，骨外型／周辺型，類腺型，単嚢胞型の4つの型に分けた．さらに，充実型／多嚢胞型は濾胞型および網状型（叢状もしくは索状型）（図16-1c）に大きく分けられる．もっとも定型的な濾胞型はエナメル器に似た腫瘍胞巣を多数形成する（図16-1b）．

その他の組織型としては，高齢者の歯肉に生じる骨外型／周辺型，間質の線維性結合組織が著しく増生した類腺型，若年者の埋伏歯冠を取り囲むように生じる単嚢胞型である．類腺型は通常のエナメル上皮腫と同様な病態を示し，骨外型／周辺型と単嚢胞型では増殖性が低く再発を示すことはほとんどない．

16-2　歯牙腫

エナメル質，象牙質ならびにセメント質の形成を主体としたもので，腫瘍の発育に限界がみられることから，発育奇形と考えられている．これらの歯牙硬組織の配列と形状により複雑型と集合型の2型に分けられるが，両者の混在型も少なくない．

濾胞型
腫瘍細胞が集まり島状に増殖しているもの．

網状型
腫瘍細胞が網目状もしくはひも状に増殖しているもの．

周辺型
腫瘍が顎骨内でなく歯肉にできるもの．

類腺型
線維性結合組織が著明に増生した腺組織に似た組織中に腫瘍胞巣が存在するもの．

単嚢胞型
腫瘍細胞が一つの嚢胞を形成しているもの．

発育奇形
発育過程で本来の形状と異なったものになること．

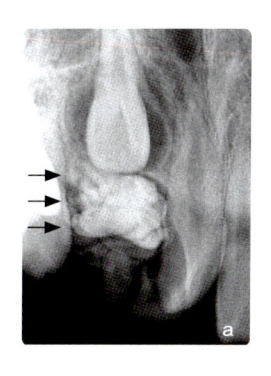

図16-2　歯牙腫：複雑型
a：エックス線写真；上顎右側側切歯が埋伏しており，その歯冠の上にエックス線不透過像(矢印)が認められる．
b：手術摘出物；歯には見えない硬組織塊がみられる．
c：組織形態；エナメル質(E)，象牙質(D)および歯髄組織(P)がみられるが，歯の形態をしていない．

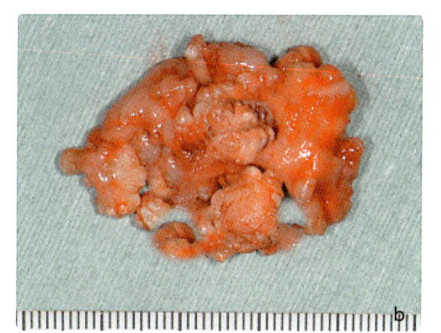

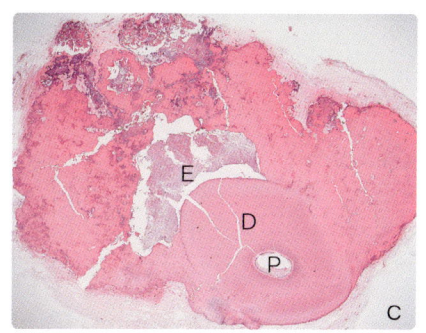

1）歯牙腫：複雑型

増殖した歯牙硬組織が不規則な配列をなす歯牙腫である．好発年齢は青少年者で，性差はない．好発部位は下顎臼歯部である．

臨床的には，エックス線写真で塊状の歯牙様不透過像を呈する(図16-2a)．

組織学的には，象牙質，エナメル質，セメント質はそれぞれの構造を示すものの，その配列は複雑に絡み合った状態を呈し，歯としての形態は示さない(図16-2b, c)．発育中のものではエナメル芽細胞や象牙芽細胞を含む軟組織が混在しているのが，成熟したものではほぼ全体が硬組織からなる．

2）歯牙腫：集合型

増殖した歯牙硬組織が歯に類する形態を呈するものの集合からなる．好発年齢は若年者で，性差はない．好発部位は上顎前歯部である．

臨床所見では，複雑型よりもやや頻度が高い．エックス線写真では，歯を思わせる小さな不透過像の集合した像を呈する(図16-3a)．

病理組織学的所見では，多数の歯牙様構造物の集合からなり，個々の構造物の線維性組織中には歯原性上皮をみることもある(図16-3b, c)．

16-3　その他

1）腺腫様歯原性腫瘍

歯原性上皮が腺管状構造を形成しつつ増殖するエナメル器に由来する良

歯牙硬組織
象牙質，エナメル質，セメント質

腺管状構造
導管様の構造物．真の腺管ではない．

Part II　口腔病理学

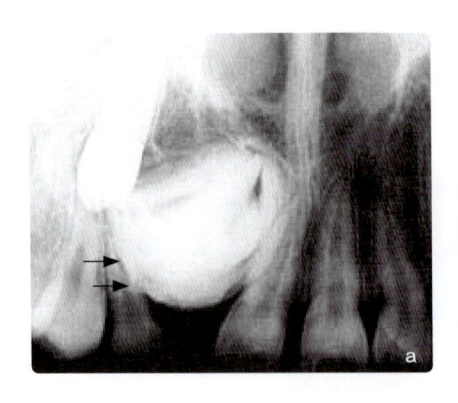

図16-3　歯牙腫：集合型
a：エックス線写真；上顎左側犬歯が埋伏しており，その歯冠に接してエックス線不透過像(矢印)が認められる．
b：手術摘出物；歯と思われる硬組織物が多数みられる．
c：象牙質(D)および歯髄組織(P)が，歯の形態をしている．

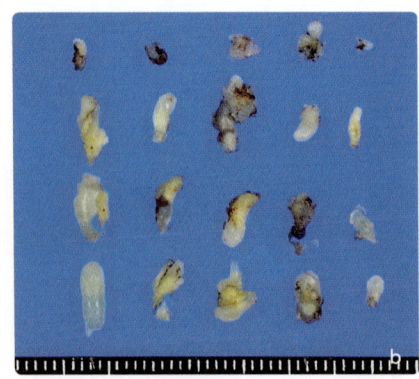

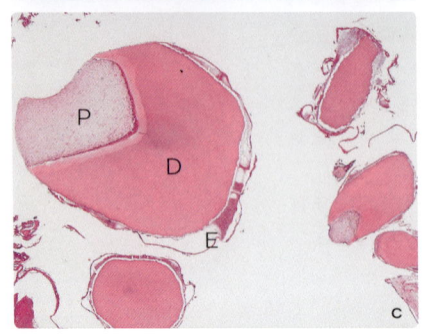

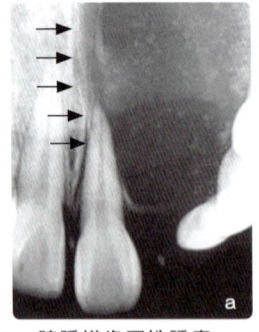

図16-4　腺腫様歯原性腫瘍
a：エックス線写真；上顎左側犬歯部にエックス線透過像(矢印)が認められ，その中に小さい不透過像がみられる．
b：組織形態；腫瘍細胞が花冠状構造(A)や腺管状構造(B)を形成している．

性上皮性歯原性腫瘍であり，比較的まれなものである．

　好発年齢は10歳代で，女性に多くみられる．好発部位は上顎前歯部と下顎前歯部である(図16-4a)．

　組織学的には，線維性被膜で被包された腫瘍細胞は密に増生し，その中に腺管状の構造が散見される．腫瘍細胞が密に増生したところでは，エナメル上皮に似た円柱状細胞が互いに向き合って配列した花冠状を呈したり，多角形の細胞が塊状を呈する(図16-4b)．一部に好酸性物質や石灰化物がみられる．

花冠状
エナメル上皮に似た円柱状細胞が互いに向き合って配列し，花の様に見える構造

chapter 16 歯原性腫瘍

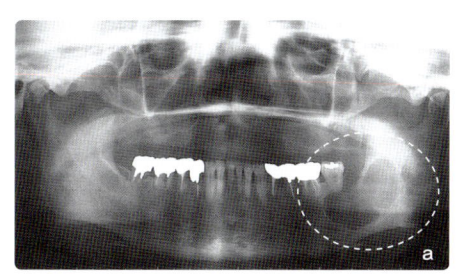

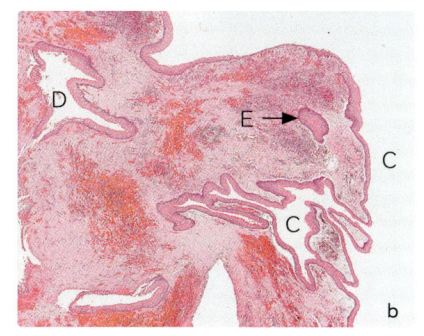

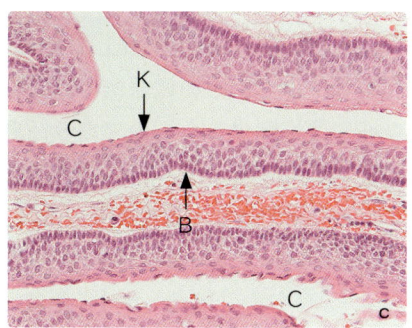

図16-5　角化嚢胞性歯原性腫瘍
a：エックス線写真；下顎左側の智歯部から下顎枝にかけて多房性のエックス線透過像（点線の中）が認められる．
b：組織形態（弱拡大）；嚢胞腔（C）がみられ，その下の結合組織内に娘嚢胞（D）や上皮島（E）が認められる．
c：組織形態（強拡大）；嚢胞腔（C）に錯角化した上皮（K）がみられ，基底細胞（B）の核は柵状に配列している．

2）角化嚢胞性歯原性腫瘍

　原始性嚢胞，側方性歯周嚢胞，含歯性嚢胞などの歯原性嚢胞の被覆上皮に錯角化もしくは角化がみられるものを歯原性角化嚢胞といっていたが，2005年のWHOの分類では，嚢胞ではなく角化嚢胞性歯原性腫瘍に変更された．

　臨床的には，20～30歳代に多く，性差はない．好発部位は下顎の第三大臼歯部から下顎枝で，上顎よりも下顎に多い．時には，基底細胞母斑症候群に関連して多発性に生じることがある．大きくなると顎骨の膨隆や歯の移動をきたす．再発傾向が強い．エックス線写真では，境界明瞭な単胞性もしくは多胞性の透過像を示す（図16-5a）．

　組織学的には，被覆上皮は，上皮突起のない薄い重層扁平上皮で錯角化している（図16-5b）．基底細胞は円柱形で，核が柵状に配列して，時には基底細胞は核分裂像を示す（図16-5c）．嚢胞腔内には多量の角化物を入れている．線維性結合組織の嚢胞壁は，薄くて波状を呈している．しばしば，結合組織内に上皮島や娘嚢胞がみられる．二次的炎症が起きれば，コレステリン結晶や硝子体がみられる．

　角化嚢胞性歯原性腫瘍が再発しやすい理由として，①嚢胞壁が薄いため手術時に取り残しが起きやすい，②嚢胞上皮の増殖能が高い，③娘嚢胞，

基底細胞母斑症候群
優性遺伝性疾患．多発性の歯原性角化嚢胞，皮膚の多発性の母斑や基底細胞癌，前頭部や側頭部の突出，両眼隔離などの症状を示す．

上皮島
腫瘍細胞が島状に嚢胞と離れて存在すること．

娘嚢胞
主の嚢胞と別に存在する小さな嚢胞

上皮島の存在などが挙げられる．

3）石灰化上皮性歯原性腫瘍

ピンドボルグ腫瘍とも呼ばれる．腫瘍細胞によってアミロイド様物質が生成され，しだいにそれが石灰化をきたすのを特徴とした腫瘍で，かなりまれなものである．

4）転移性（悪性）エナメル上皮腫，エナメル上皮癌

エナメル上皮腫の悪性型で，ほとんどの報告例では良性型のエナメル上皮腫が再発を繰り返すうちに悪性転化したものであり，悪性型として初発した明らかな例はきわめてまれである．とくに，エナメル上皮腫としての基本構造が失われるほど高度の異型性を示すものをエナメル上皮癌と呼ぶ．

異型性
細胞が正常ではみられない形態になる，形態変化

復習しよう！

1 歯原性腫瘍について正しいのを2つ選べ．
a 緩慢な発育
b 組織の瘢痕化
c 反応性の増殖
d 顎骨の吸収

2 エナメル上皮腫で正しいのを2つ選べ．
a リンパ節に転移しやすい．
b 顎骨の膨隆を起こす．
c エナメル器に由来する．
d 歯肉に好発する．

3 歯牙腫で正しいのを2つ選べ．
a 複雑型と集合型がある．
b 歯牙硬組織の形成がある．
c 老人に好発する．
d 浸潤性に増殖する．

＜解答＞
1：a, d
2：b, c
3：a, b

chapter 17 非歯原性腫瘍

学習目標
- □口腔領域の非歯原性腫瘍を概説できる．
- □口腔領域の非歯原性良性腫瘍の臨床的および病理組織学的特徴を説明できる．
- □前癌病変の臨床的および病理組織学的特徴を説明できる．
- □口腔領域の非歯原性悪性腫瘍の臨床的および病理組織学的特徴を説明できる．
- □癌腫と肉腫の違いが説明できる．
- □扁平上皮癌について説明できる．

＜非歯原性腫瘍の概説＞

　非歯原性腫瘍とは，歯の形成に関連する組織以外に由来する腫瘍である．発生起源により上皮性と非上皮性腫瘍に区別し，悪性度により良性と悪性に分ける．非歯原性良性上皮性腫瘍では乳頭腫がある．非歯原性良性非上皮性腫瘍には線維腫，骨腫，脂肪腫，血管腫，リンパ管腫がある．上皮性の悪性腫瘍を癌腫と呼び，非上皮性の悪性腫瘍を肉腫という．口腔領域に生じる非歯原性悪性上皮性腫瘍（癌腫）のほとんどは扁平上皮癌である．これは，口腔癌と呼ばれ，発生部位により，舌癌，歯肉癌，頰粘膜癌，口唇癌，口底癌，口蓋癌に区別される．口腔領域に悪性非上皮性腫瘍（肉腫）はあまり生じないが，線維肉腫，骨肉腫，軟骨肉腫などがみられる．特殊なものとして，白血病，悪性リンパ腫，悪性黒色腫などがある．

良性腫瘍
腫瘍の増殖が遅く，転移しない．

悪性腫瘍
腫瘍が急速に増殖し，リンパ節や他の臓器に転移し，最終的には患者を死亡させる．

癌腫
上皮性の悪性腫瘍

肉腫
非上皮性の悪性腫瘍

17-1 良性腫瘍

1）良性上皮性腫瘍

（1）乳頭腫

　粘膜上皮が乳頭状もしくは樹枝状に腫瘍性増殖したものである（図17-1a）．各年代の人に発生し，口腔領域では舌と口蓋に好発するが，歯肉，

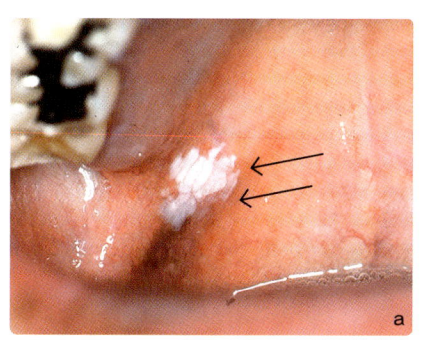

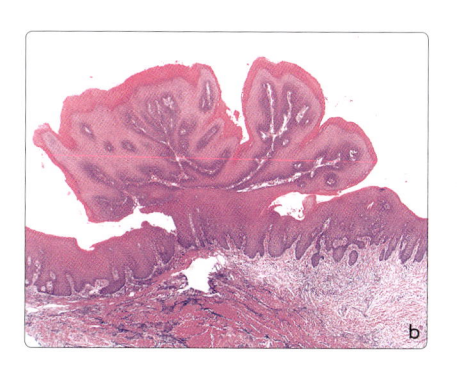

図17-1　乳頭腫
a：臨床所見；口蓋部に乳頭状の白色病変（矢印）が認められる．
b：組織所見；錯角化した重層扁平上皮が外向性に樹枝状に増殖している．

口唇，頰粘膜などにも生じる．
　臨床的に，表面は細顆粒状で白色を呈する．ときに多発性に生じることもある．発生原因にヒトパピローマウイルス(HPV)感染との関連がある．
　組織学的には，重層扁平上皮の乳頭状あるいは樹枝状増殖と，それに伴う結合組織の増生をみる(図17-1b)．上皮には過角化と棘細胞層の肥厚をみる．基底細胞層には核分裂像をみるが，異型的所見は少ない．

（2）腺腫

　腺腫は唾液腺や乳腺，甲状腺，消化管上皮の腺組織などから発生する良性腫瘍である．唾液腺腫瘍としては多形腺腫がある(p.180参照)．

2）良性非上皮性腫瘍

（1）線維腫

　口腔領域の軟組織には線維性組織の増生性病変がよくみられるが，これらのほとんどは修復性あるいは慢性刺激に対する反応性の過形成病変であり(図17-2a)，真の線維腫はまれである．義歯床縁部の粘膜に生じたものを義歯性線維腫という．
　組織学的に真の線維腫は細胞成分に比較的富んだコラーゲン線維の増生

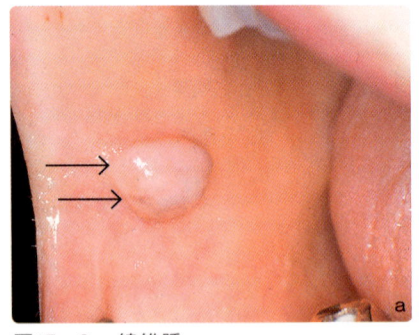

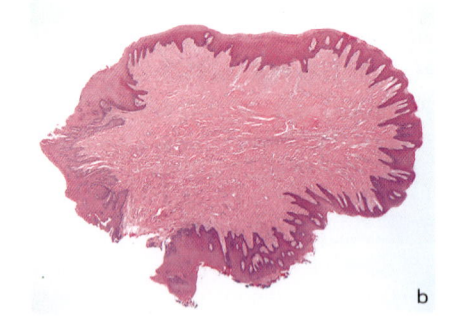

ヒトパピローマウイルス（HPV）
子宮頸癌の原因ウイルス．口腔内の乳頭腫，扁平上皮癌にも関与している．

異型
細胞の形が異なることをいい，悪性腫瘍では強くなる．

過形成
過剰な細胞分裂によって起こる組織の肥大

義歯性線維腫
現在は義歯性エプーリスということが多い．

図17-2　線維腫
a：臨床所見；頰粘膜に白色の丘状腫瘤(矢印)がみられる．
b：組織所見；正常上皮の下に膠原線維の増生が認められる．

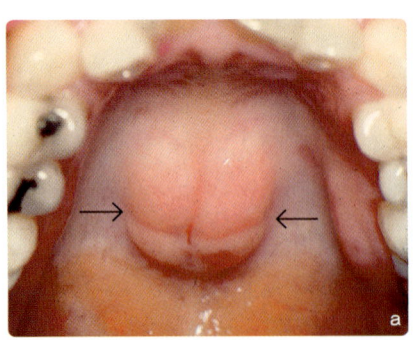

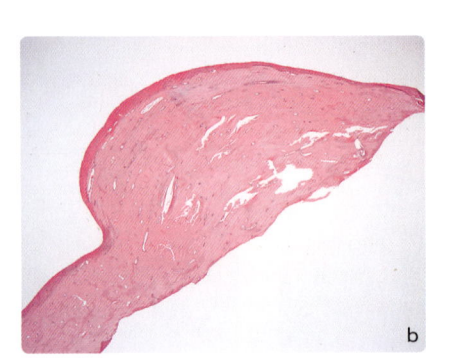

図17-3　骨腫(口蓋隆起)
a：臨床所見；口蓋正中部に骨の隆起(矢印)をみる．
b：組織所見；成熟した骨組織が隆起状に増殖している．

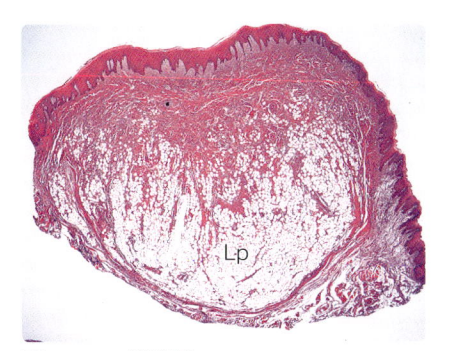

図17-4　脂肪腫
組織所見：成熟した脂肪細胞（Lp）が上皮下に増殖している．

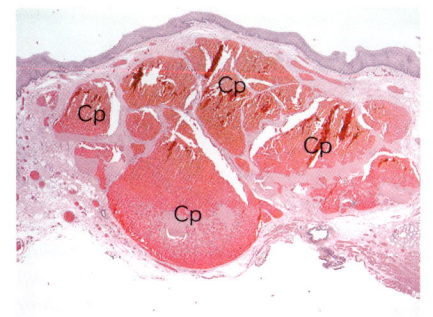

図17-5　血管腫
組織所見：上皮下に拡張して赤血球をいれた毛細血管（Cp）がみられる．

からなり，周囲組織との境界は明瞭である（図17-2b）．
（2）骨腫
　成熟した骨の増殖からなる腫瘍である（図17-3b）．顎骨には発育異常，反応性あるいは炎症性の骨の増生性の病変が多く，真の骨腫をみることはまれである．通常は，単発性に生じるが，ガードナー症候群では下顎骨に多発性に生じる頻度が高い．
　発育異常ないしは反応性に生じた骨の過剰形成で，外側に膨隆したものを外骨症，顎骨内部に骨硬化巣としてみられるものを内骨症と呼んでいる．口蓋正中縫合部を中心に生じたものを口蓋隆起（図17-3a），下顎骨の臼歯部舌側面に生じたものを下顎隆起と呼ぶ．
（3）脂肪腫
　成熟した脂肪組織の増殖からなる腫瘍である（図17-4）．成人の頬粘膜に好発し，舌，口底部，歯肉頬移行部などにもみられる．肉眼的に黄色の腫瘤を形成する．
（4）血管腫
　血管腫は口腔領域では比較的よくみられる病変であるが，真の腫瘍というよりは発育異常であることが少なくない．各年代にみられ，舌，口唇，頬粘膜などに好発する．唾液腺内，筋層内，顎骨内に生じることもある．
　組織学的には，口腔領域に生じるものの多くは多数の毛細血管の増殖する毛細血管腫と，拡張した毛細血管の集まりからなる海綿状血管腫である（図17-5）．
（5）リンパ管腫
　リンパ管の増殖からなる病変で，頻度は血管腫よりも低いが，舌，口唇，頬粘膜などに生じる．多くは先天的なもので，臨床的に大舌症や大口唇症を呈することがある．
（6）その他
　軟骨，神経，平滑筋や横紋筋，色素細胞などに由来する良性腫瘍がある．

ガードナー症候群
顎骨の多発性骨腫，大腸ポリポージスなどを症状とする．

毛細血管
動脈と静脈をつなぐ細い（直径約10μmの）血管．組織細胞と物質をやりとりするため壁は薄く，1層の内皮細胞のみで構成

リンパ管
リンパ液を流す管

大舌症
巨舌症ともいい，舌が大き過ぎる状態

大口唇症
大唇症ともいい，口唇が大き過ぎる状態

色素細胞
メラニンなどの色素を産生する細胞

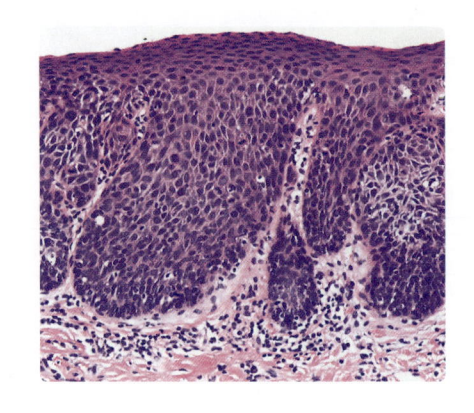

図17-6　上皮内癌
組織所見；上皮の全層にわたり強い上皮性異形成がみられる．

17-2　前癌病変

1）前癌病変

　癌化する危険性が高い粘膜上皮の病変を前癌病変という．組織学的に上皮性異形成を認める病変は癌化しやすい．前癌病変としては白板症，紅板症などがある．組織学的所見としては基底細胞の極性の消失，基底細胞の多層化と固有層への増生，核・細胞質比の増大と核染色質の増加，核分裂像の増加，細胞の多形化，棘細胞や基底細胞の異常な角化などがあり，このような所見を総合して，上皮性異形成と呼んでいる．

2）上皮内癌

　上皮のほぼ全層にわたって上皮性異形成を認めるが，上皮内にその変化が留まっていて結合組織への浸潤をきたしていない病変である（図17-6）．

17-3　悪性腫瘍

1）悪性上皮性腫瘍（癌腫）

　口腔領域に生じる悪性腫瘍のほとんどは，粘膜上皮に由来する扁平上皮癌であり，一般的に口腔癌と呼ばれている．口腔癌は40～70歳に好発し，発生部位により舌癌，歯肉癌，頬粘膜癌，口唇癌，口底癌，口蓋癌に区別される．この中で，舌癌と歯肉癌で我が国の口腔癌の60％以上を占める．

白板症
過角化を示し，肉眼的に白色の病変．上皮性異形成を認めることがあり，前癌病変である．

紅板症
臨床的に赤い病変で，組織学的には，上皮内癌の像を示す．前癌病変である．

基底細胞の極性の消失
基底細胞がきれいに並ばず，ばらばらになっている状態．

基底細胞の多層化
本来1層である基底細胞が2層以上になること．

細胞の多形化
細胞が正常とは異なり，色々な形をとること．

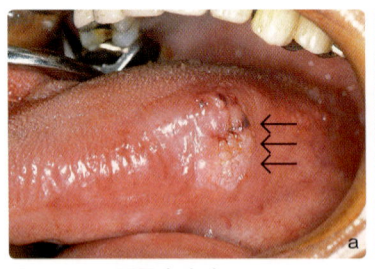

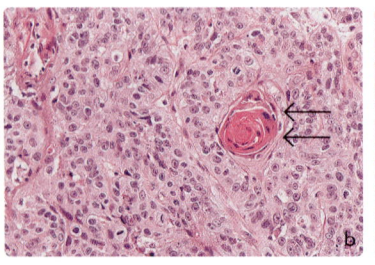

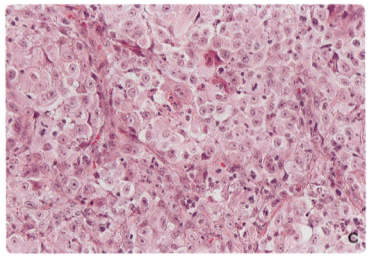

図17-7　扁平上皮癌
a：臨床所見；舌側縁に潰瘍を伴った顆粒状の白色病変（矢印）をみる．
b：高分化型扁平上皮癌の組織所見；腫瘍細胞の中にタマネギ状に角化物が形成される癌真珠（矢印）がみられる．
c：低分化型扁平上皮癌の組織所見；異型の強い腫瘍細胞が増殖している．角化傾向がほとんど認められない．

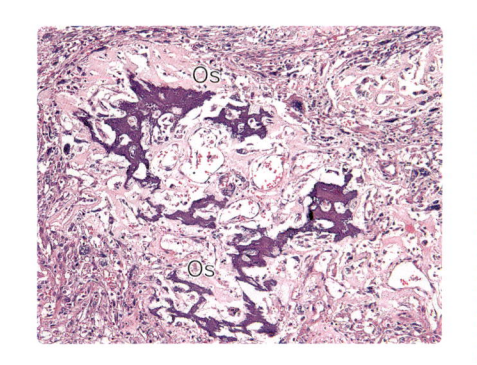

図17-8　骨肉腫
組織所見：腫瘍性の骨形成（Os）がみられる．

臨床的に白斑状，乳頭腫状，肉芽状，潰瘍状などの所見を示し，周囲組織に浸潤性に発育する（図17-7a）．また，所属リンパ節へリンパ行性に，肺，骨，肝，腎などへ血行性に転移を起こす．

組織学的には，扁平上皮に似て明瞭な角化を示すものを高分化型（図17-7b）といい，まったく角化傾向を示さないものを低分化型（図17-7c）という．高分化型には角化した癌細胞が集まりタマネギ状の球形を示す癌真珠が認められる．

口腔癌の原因として，喫煙やアルコールなどの化学的刺激，不適合義歯や歯鋭縁などによる慢性機械的刺激，口腔衛生状態，HPVなどのウイルス感染などの関連が考えられている．

2）悪性非上皮性腫瘍（肉腫）

口腔領域の悪性非上皮性腫瘍の発生頻度は低いが，あらゆる年代に認められ，癌腫よりも予後が悪い．下顎よりも上顎に多く発生すると報告されている．また，組織型では，線維肉腫，骨肉腫（図17-8），軟骨肉腫などがある．

3）特殊な腫瘍

まれには，白血病や悪性リンパ腫などの造血組織の腫瘍や上皮系組織と同様に外胚葉組織に由来するものの上皮組織とは直接関連しない悪性黒色腫などが特殊な腫瘍として口腔領域に発生する．

分化
細胞の成熟度をいい，高分化は，元の組織に類似し，低分化は発生組織に似ていないことをいう．

癌真珠
角化した癌細胞がタマネギ状に集まったもの．高分化の扁平上皮癌にみられる．

HPV
ヒトパピローマウイルス

復習しよう！

1　口腔領域に多く発生する良性上皮性腫瘍はどれか．
a　乳頭腫
b　腺腫
c　線維腫
d　脂肪腫

2　口腔領域の悪性腫瘍でもっとも発生頻度の高いのはどれか．
a　腺癌
b　悪性エナメル上皮腫
c　骨肉腫
d　扁平上皮癌

3　口腔癌について正しいのはどれか．2つ選べ．
a　舌に好発する．
b　周囲に被膜がある．
c　周囲組織に浸潤増殖する．
d　非上皮性腫瘍が多い．

＜解答＞
1：a
2：d
3：a, c

chapter 18 唾液腺の疾患

学習目標
- □唾液腺の疾患を説明できる．
- □唾液腺の退行性および進行性病変を説明できる．
- □唾石症の臨床的および病理組織学的特徴を説明できる．
- □唾液腺炎の臨床的および病理組織学的特徴を説明できる．
- □唾液腺の囊胞を説明できる．
- □シェーグレン症候群の臨床的および病理組織学的特徴を説明できる．
- □ドライマウスを説明できる．
- □多形腺腫の臨床的および病理組織学的特徴を説明できる．

＜唾液腺疾患の概説＞

発育異常，退行性および進行性病変，炎症，腫瘍などのさまざまな疾患が唾液腺に生じる．

18-1 退行性および進行性病変

1）萎縮

唾液腺の萎縮が，種々の全身性消耗疾患や唾液腺自体の炎症や唾石症あるいは放射線被曝などに伴ってみられる．腺房細胞，とくに漿液性腺房細胞の萎縮がもっとも著明である．

2）化生

唾液腺では，しばしば加齢や種々の傷害で扁平上皮化生が出現する．ときに腺組織の広い範囲に扁平上皮化生がみられる．これを壊死性唾液腺化生と呼ぶ（図18-1 a）．小唾液腺，とくに口蓋腺にみられる．比較的まれで，治癒速度は遅いが，自然治癒する．また，扁平上皮癌と間違えやすい（図18-1 b）．

唾液腺
大唾液腺には，耳下腺，顎下腺，舌下腺がある．

退行性病変
代謝障害のうち形態的変化がみられる状態．退行性病変は，変性，萎縮，壊死に分けられる．

進行性病変
細胞や組織の増殖性変化．化生がこれにあたる．

化生
成熟細胞や組織が，他の分化した細胞や組織に変化すること．変化の範囲は同一胚葉組織のみ．

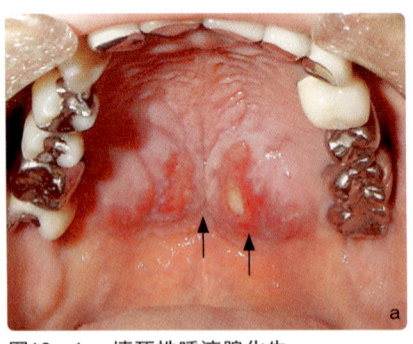

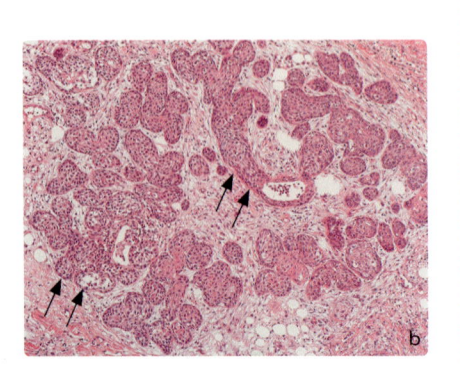

図18-1 壊死性唾液腺化生
a：臨床写真；両側の口蓋部に潰瘍（矢印）が認められる．
b：組織所見；慢性炎症を伴う唾液腺組織に隣接して著しい扁平上皮化生（矢印）がみられる．

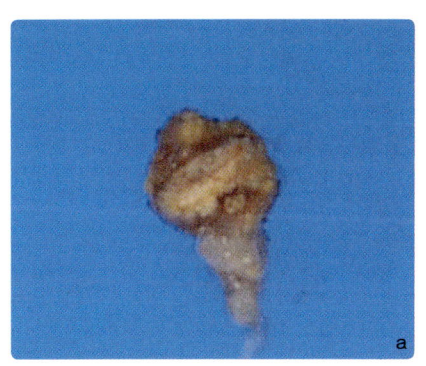

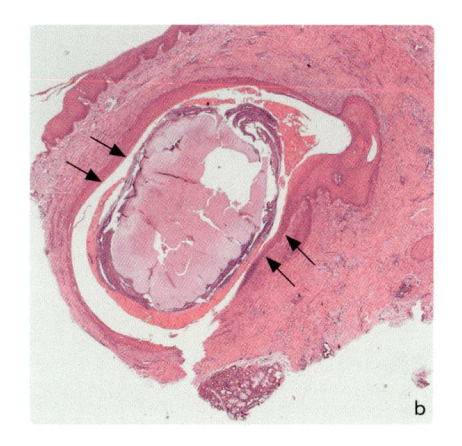

図18-2　唾石症
a：臨床所見；摘出された唾石．
b：組織所見；顎下腺の排出導管内（矢印）に唾石がみられる．

3）放射線障害

　頭頸部領域の悪性腫瘍の放射線治療時に，唾液腺が照射野に含まれる場合，副作用として放射線障害が生じる．唾液腺組織の腺房細胞，とくに漿液性腺房細胞が感受性が高く，早期に萎縮，消失する．比較的，導管は残存しやすいが，拡張や扁平上皮化生を示す．炎症性細胞浸潤や線維化が間質の結合組織にみられる．

18-2　唾石症

　唾液腺の腺体内や導管に唾石の形成をみる疾患を唾石症という（図18-2a）．大唾液腺に多く発生し，とくに顎下腺に多く，ついで耳下腺にみられる．中年男性に多い．大きさはさまざまで，主成分はリン酸カルシウム，炭酸カルシウムである．

　臨床的には，罹患した腺は腫大する．また，食事中や食事直後に痛みが顕著になる唾疝痛が生じる．

　組織学的には，唾石の中心部には剥離細胞，細菌，細菌性生物，異物を核としてカルシウムが沈着する．この核を中心に同心円状もしくは層状構造を示す．導管は，著しく拡張し，導管上皮の扁平上皮化生，びらん，潰瘍がみられる（図18-2b）．また，腺房の変性・萎縮・消失や間質および導管周囲でのリンパ球，形質細胞などの炎症性細胞浸潤が認められ，間質の線維化が起きる．

18-3　唾液腺炎

1）急性唾液腺炎

　主に耳下腺に発生する．がん，伝染病，代謝性疾患，術後などの全身性疾患や消耗性疾患のときなど，全身抵抗力の低下した場合にみられる．唾

唾石
口腔内の上皮，異物や細菌などを核にして唾液の石灰塩が沈着してできたもの．

唾疝痛
唾石による唾液の流出傷害が起き，食事中などに唾液分泌が亢進すると発作的な激痛が起きること．

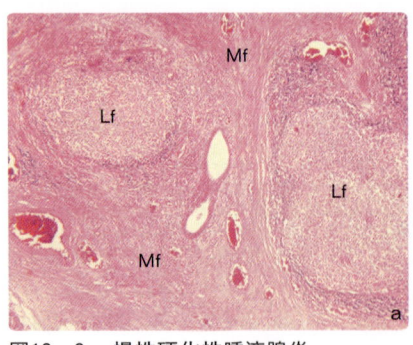

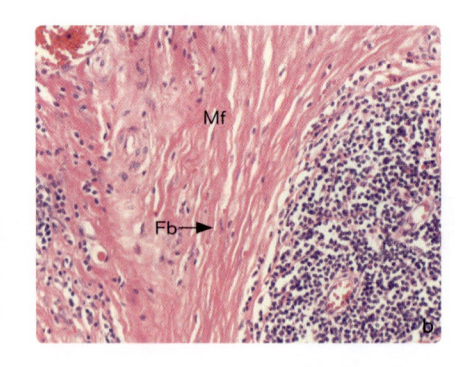

図18‑3　慢性硬化性唾液腺炎
a：組織所見（弱拡大）；腺房の消失した部分に著しいリンパ球浸潤(Lf)と小葉周囲に著しい線維化(Mf)を認める．
b：組織所見（強拡大）；小葉周囲に著しい線維化(Mf)と線維芽細胞(Fb)と，導管周囲の著しいリンパ球浸潤(Lf)が観察される．

液の停滞により細菌が導管から腺体に感染して急性炎症が起きる．ブドウ球菌，レンサ球菌，肺炎球菌の上行性感染であり，発現は，一般に両側性である．

2）慢性唾液腺炎

炎症が慢性経過をたどったもので，耳下腺，顎下腺で主としてみられる．

（1）慢性再発性唾液腺炎（慢性再発性耳下腺炎）

主に耳下腺を冒す．耳下腺の片側性，両側性に疼痛を伴う腫脹をみる．

この腫脹は，2〜3週間，2〜3か月，2〜3年という周期で繰り返す．炎症が増大するにつれ，流唾が増える．

臨床的には，小児期に起きるものと，成人で起きる場合の2つがある．小児期では，3〜4歳の男の子に多い．小児の場合は，思春期までに自然に緩解し治癒することが多い．成人では，中年の女性で好発する．成人の場合は，シェーグレン症候群に類似しているので鑑別の必要がある．

（2）慢性硬化性唾液腺炎

キュットナー腫瘍ともいう．最近では，自己免疫性膵炎などとともにIgG4に関連する自己免疫疾患である可能性も注目されている．主に，顎下腺でみられ青壮年者に多い．片側性の無痛性の腫大が起きるが腫瘍ではない．

組織学的には，間質や小葉間結合組織でコラーゲン線維からなる線維性結合組織の増生がみられる（図18‑3 a）．このため，顎下腺が硬化する．腺房の萎縮，消失や導管上皮の扁平上皮化生がみられ，高度なリンパ球浸潤が観察される（図18‑3 b）．

上行性感染
細菌が導管から腺体へとさかのぼって感染すること．

IgG4
免疫グロブリンの1つ．

自己免疫疾患
免疫系が，自分自身の正常な細胞や組織に対して過剰に反応し攻撃を加えてしまうことで症状をきたす疾患

3）ウイルス性唾液腺炎

（1）流行性耳下腺炎

いわゆるおたふく風邪で，ムンプスウイルスの感染で起きる．小児に発生し，両側の耳下腺が感染により腫大する．

組織学的には，腺房細胞の壊死，リンパ球，マクロファージの浸潤を伴う滲出性炎がみられ，唾液腺に水腫が観察される．

髄膜が侵され髄膜炎や精巣が侵され精巣炎となることもある．

（2）巨細胞封入体症

ヘルペスウイルス科のサイトメガロウイルスによる感染により起きる．胎児，新生児，乳幼児の唾液腺に巨細胞封入体症としてみつかる．重症になると，肝，脾臓の腫大，血小板減少性紫斑病，小頭症を起こし，知能障害をきたす（先天性巨細胞封入体症）．

組織学的には，導管上皮細胞に大型の塩基性核内封入体が認められる．

（3）その他のウイルス感染

エプスタイン・バーウイルス（EB）感染は，主に唾液を介して起こるため，唾液腺が潜伏感染の場として考えられている．EBウイルス初感染による伝染性単核症は，ウイルス性リンパ節炎で現れることが多いが，まれに唾液腺炎を伴うことがある．

18-4　唾液腺の嚢胞

1）粘液嚢胞（⇒ P.162の図15-5参照）

下唇に好発する．咬むことが多いため，口唇腺の導管が破損してできる．溢出型と停滞型があり，前者が多い．ガマ腫やブランダン・ヌーン嚢胞がある．

組織学的には，粘液嚢胞の形成により，腺房腔，導管の拡張，腺細胞の変性萎縮，間質の線維化が起きる．

2）リンパ上皮性嚢胞（口腔内）（⇒ P.164の図15-8参照）

鰓嚢胞（頚部）ともいい，胎生期の鰓裂に由来もしくは唾液腺（耳下腺）のリンパ組織内への侵入によりできる嚢胞で，口腔内にできればリンパ上皮性嚢胞と呼ぶ．

胸鎖乳突筋の前方の上方側頚部の下顎角直下，もしくは口腔底，舌にできる．好発年齢は20歳代で，性差はない．

組織学的には，重層扁平上皮の被覆があり，上皮下の結合組織にリンパ組織がみられる．

18-5　シェーグレン症候群

①乾燥性角結膜炎（ドライアイ），②口腔乾燥症（ドライマウス），③慢性関節リウマチもしくはその他の自己免疫疾患（全身性ループスエリテマトー

ムンプスウイルス
流行性耳下腺炎の原因ウイルス

サイトメガロウイルス
ヘルペスウイルス科のウイルス．出生直後に感染することが多く，一度感染すると生涯にわたって潜伏し，免疫不全になったとき病状として現れることが多い．妊娠中に胎児が母親から感染すると奇形を生ずる代表的なウイルス

エプスタイン・バーウイルス
ヘルペスウイルス科のウイルス．バーキットリンパ腫などの腫瘍発生に関与している．

ブランダン・ヌーン腺
舌の前方部下面に存在する小唾液腺．前舌腺ともいう．混合腺

慢性関節リウマチ
自己の免疫が主に手足の関節を侵し，これにより関節痛，関節の変形が生じる代表的な膠原病の一つ．

全身性ループスエリテマトーデス（SLE）
全身の臓器に原因不明の炎症が起こる，自己免疫疾患の一種である．膠原病の一つ．

Part Ⅱ　口腔病学

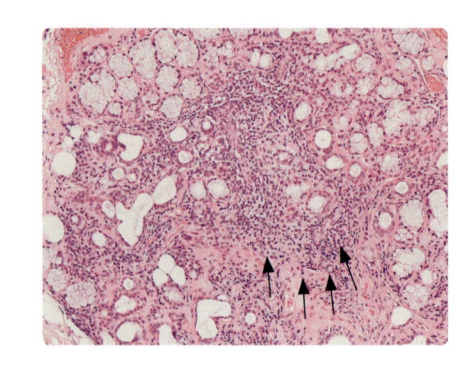

図18-4　シェーグレン症候群
口唇腺生検組織像：導管周囲にリンパ球浸潤（矢印）がみられる．

デス：SLE，多発性動脈周囲炎，強皮症，多発性筋炎）を主徴候とする．中年女性に多く，耳下腺や顎下腺が無痛性に腫脹する．

　組織学的には，導管周囲のリンパ球浸潤，導管の拡張，間質の線維化，腺房の萎縮・消失，筋上皮島の形成などがみられる（図18-4）．

　シェーグレン症候群の診断には，涙液や唾液の分泌量の測定と血清学的にSS-AおよびSS-B抗体の検査や口唇腺の生検を行う．採取した口唇腺の導管周囲に50個以上のリンパ球浸潤を伴う像が4mm²あたり1つ以上あるとシェーグレン症候群を疑う．

18-6　口腔乾燥症（ドライマウス）

　口腔粘膜の乾燥する症状を総称する．唾液の分泌量低下が主徴候である．抗うつ薬，抗ヒスタミン薬，向精神薬，鎮静薬，利尿剤などの薬剤性のものや老人性腺萎縮の進行による加齢的変化および各種ストレスによる心因性のものなどが要因となる．シェーグレン症候群とは，厳密に区別する．高齢者における口腔乾燥の改善は，食事摂取機能の維持・改善や誤嚥性肺炎の防止などに重要である．

18-7　唾液腺腫瘍

　唾液腺腫瘍は上皮性腫瘍がほとんどで，青年期から壮年期に生じることが多い．大唾液腺では耳下腺と顎下腺に，口腔内の小唾液腺では口蓋腺に好発する．唾液腺腫瘍の中でもっとも発生頻度が高いのは多形腺腫である．

1）多形腺腫

　良性上皮性腫瘍で唾液腺腫瘍全体の約60％を占める．耳下腺，顎下腺，口蓋腺，口唇腺に多く，20〜40歳代で女性に多い．腫瘍の発育は緩慢で，周囲組織との境界は明瞭である（図18-5a）．長期間放置することによって悪性転化することがある．

　組織学的には，上皮性腫瘍であるにもかかわらず，多彩な像を示す．これは，唾液腺の導管上皮細胞と筋上皮細胞，とくに筋上皮細胞が腫瘍性増

唾液分泌量の測定
ガム（ガムテスト）や乾燥したガーゼ（サクソンテスト）を噛むという刺激によって分泌される唾液の量を測定する．

誤嚥性肺炎
誤って気道内に食物が流入する（誤嚥）ことにより発生する肺炎

上皮性腫瘍
上皮に由来する腫瘍

口蓋腺
軟口蓋および硬口蓋の粘膜中にある粘液腺．小唾液腺の一つ．

導管上皮細胞
導管を構成する上皮

筋上皮細胞
筋上皮細胞は，上皮細胞と平滑筋細胞の特徴を持ち，唾液腺腺房や介在部導管を取り囲み，収縮により唾液を放出する．

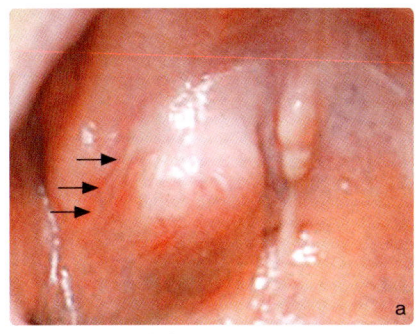

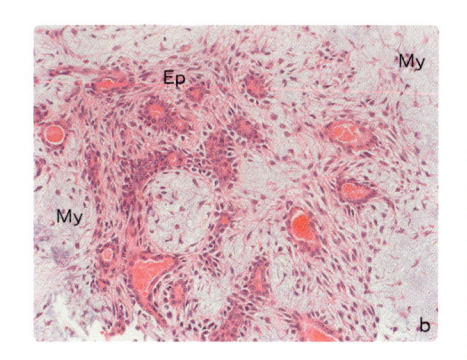

図18-5 多形腺腫
a：臨床所見；口蓋部に腫瘤（矢印）を認める．
b：組織所見（強拡大）；腺管形成と好酸性細胞質を有する上皮細胞(Ep)のシート状増殖と，その周囲の粘液腫様部(My)がみられる．

殖をするため，導管上皮細胞は上皮性腫瘍の性格を，筋上皮細胞由来の腫瘍細胞が非上皮性腫瘍の性格を示し，両者の混在が起きるためである．上皮細胞のシート状の増殖および粘液腫様あるいは軟骨様組織の混在や上皮細胞の腺管状構造がみられる（図18-5b）．腫瘍の周囲は線維性被膜により覆われているのが一般的である．

復習しよう！

1 唾石症について正しいのを2つ選べ．
a 耳下腺に多い
b 顎下腺に多い
c 主成分はシュウ酸カルシウム
d 主成分はリン酸カルシウム

2 唾液腺疾患とその好発部位との組合せで正しいのを2つ選べ．
a 唾石症――顎下腺
b 粘液囊胞――口唇腺
c 多形腺腫――顎下腺
d ガマ腫――耳下腺

3 シェーグレン症候群について正しいのを2つ選べ．
a 口腔粘膜の肥厚
b 歯の萌出遅延
c 唾液分泌量の減少
d 涙液分泌量の減少

＜解答＞
1：b, d
2：a, b
3：c, d

索　引

ア

RNA	21
アザラシ肢症	19, 25
アジソン病	40
アズール顆粒	54
アスペルギルス症	65
アタッチメントロス	132
アナフィラキシー型過敏反応	67
アナフィラキシーショック	27, 68
アパタイト結晶	109
アブフラクション	95
アポトーシス	42
アミロイドーシス	36
アミロイド変性	36
アルコール性肝炎	37
アルサス型	69
アルツハイマー病	17, 37
アルブミン	59
アレルギー	67
アンキローシス	114
悪液質	41
悪性黒色腫	40, 83
悪性腫瘍	74, 80, 174
悪性上皮性腫瘍	82, 174
悪性非上皮性腫瘍	82, 175
悪性リンパ腫	83
圧迫萎縮	41
圧迫性うっ血	28
圧迫性貧血	29
暗層	109

イ

Ⅰ型アレルギー	67
1型糖尿病	38
インスリン	38
イントロン	23
医原病	19
異型性	170
異常結節	87
異種移植	73
異物巨細胞	50
異物処理	49
移行上皮	81
──癌	82
移植	72
──片対宿主病	73
──免疫	72
移転	91
萎縮	40
遺伝子	21
──異常	22
遺伝性歯肉増殖	134
一次性咬合性外傷	137
一次性ショック	27
一次治癒	49
印環細胞	36

ウ

ウイルス	19
──感染症	146
う蝕	104
──円錐	108
──裂隙	110
うっ血	28
──性水腫	28

エ

AIDS	71, 83, 146
HE 染色	35
HIV	71, 146
X連鎖遺伝(病)	22, 24
エクソン	23
エナメル器	165
エナメル質う蝕	108
エナメル質形成不全	89
エナメル小柱	109
エナメル上皮癌	170
エナメル上皮腫	165
エナメル滴	87
エプーリス	148
エプスタイン・バーウイルス	77, 179
壊死	41
──性潰瘍性口内炎	144
──性潰瘍性歯周炎	137
──性唾液腺化生	176
壊疽	42
──性炎	63
永久歯の早期萌出	92
永久歯の萌出遅延	92
栄養障害性萎縮	41
液化壊死	32, 41
液性免疫	67
円錐歯	86
炎症	52
──性充血	28
──性肥大	46

オ

黄疸	40
横顔裂	151
横紋	109

カ

ガードナー症候群	173
カイスの輪	104
ガス壊疽	42
カタル性炎	61
カポジ肉腫	83
カラベリー結節	87
カルシトニン	39
ガルバニー電流	117
ガレーの骨髄炎	155
カンジダ症	71, 146
下顎前突	92
化骨性骨膜炎	155
化生	47
化膿性炎	62
仮骨期	141
仮性肥大	45
仮性ポケット	132
家族性大腸腺腫症	23
過蓋咬合	93
過形成	44
過誤腫	81
過剰歯	88
外因	18
外混濁層	111
外傷	96
──性骨嚢胞	164
外来性色素沈着	142
回帰発症	146
開咬	92
壊血病	30
角化	163
──囊胞性歯原性腫瘍	169
角質変性	40
拡張期血圧	26

INDEX

核酸	21	拒絶反応	72	結核菌	63
顎骨骨髄炎	154	虚血	28	犬歯結節	87
顎放線菌症	147	狭心症	38	原始性囊胞	160
褐色萎縮	40	胸水	76	原生セメント質う蝕	111
褐色細胞腫	27	頬腺	41		
粥状硬化症	38	凝固壊死	32, 41	**コ**	
含歯性囊胞	159, 178	局所貧血	28	V型アレルギー	70
肝うっ血	28	菌体間基質	100	コドン	22
肝硬変症	63	菌血症	121	コプリック斑	146
陥入歯	87	菌交代現象	20, 146	コラーゲン線維	48, 128
乾酪壊死	63	筋上皮細胞	180	コル	127
感染症	19			コレステリン結晶	124, 158
環状う蝕	107	**ク**		コレステロール	38
癌遺伝子	78	クインケ浮腫	33	コンゴー赤染色	36
癌腫	174	グッドパスチャー症候群	68	誤嚥性肺炎	180
癌真珠	175	クモ膜下出血	29	口蓋隆起	172
癌性胸膜炎	76	グラインディング	137	口蓋裂	152
癌性腹膜炎	76	クラインフェルター症候群	24	口腔乾燥症	180
癌抑制遺伝子	79	クラミジア	19	口唇裂	152
顔面裂	152	クリプトコッカス症	65	甲状舌管囊胞	163
		クルーケンベルグ腫瘍	77	交叉咬合	93
キ		クレンチング	137	交差反応	72
キュットナー腫瘍	178	クロマチン	22	好塩基球	54
キレート化合物	105	くる病	20	好酸球	54
奇形	21, 24, 151	空胞変性	35	好中球	54
――腫	83	腔水症	33	抗原	55
基底細胞母斑症候群	169			抗受容体型過敏反応	70
偽囊胞	157	**ケ**		抗体	55
偽膜	61	ケミカルメディエーター	56	咬合異常	92
器質化	42, 49	ケロイド	49	咬合性外傷	137
義歯性エプーリス	149	形質細胞	54	咬耗	94
義歯性線維腫	172	珪肺症	39	後天性梅毒	64
機能性充血	27	傾斜	90	後天性免疫不全症候群	71, 146
逆生	91	劇症肝炎	61	紅板症	174
臼後歯	88	欠如歯	88	高位	91
臼傍結節	88	血圧	26	高カルシウム血症	39
急性う蝕	107	血液凝固機序	31	高血圧症	26
急性炎症	57	血液不適合輸血	68	高脂血症	37
急性化膿性骨髄炎	154	血管運動神経性充血	28	高山病	18
急性化膿性根尖性歯周炎	122	血管腫	81, 173	梗塞	32
急性化膿性歯髄炎	118	血管透過性	58	硬化層	111
急性根尖性歯周炎	122	血管内皮細胞	56	構造異型	80
急性歯髄炎	117	血管肉腫	83	膠原線維	56
急性漿液性根尖性歯周炎	122	血行性転移	76	骨形成性エプーリス	150
急性漿液性歯髄炎	118	血色素	40	骨腫	172
急性上行性歯髄炎	119	血栓症	30	骨髄炎	153
急性唾液腺炎	177	血栓塞栓症	31	骨性癒着	114
巨細胞性エプーリス	150	血鉄症	40	骨粗鬆症	41
巨細胞封入体症	179	血餅期	140	骨軟化症	20
巨大歯	86	血友病	24, 30	骨肉腫	83, 175

183

索引

骨膜炎	153
根尖性歯周炎	121
混合腫瘍	83
混濁腫脹	35
混濁層	110

サ

III型アレルギー	68
サイトカイン	57
サイトメガロウイルス	179
サリドマイド薬害	25
作業性肥大	45
再発	80
──性アフタ	144
細菌感染層	109
細菌性ショック	27
細胞異型	80
細胞傷害型過敏反応	68
細胞性免疫	67
鰓嚢胞	163
錯角化	160
残存嚢胞	158
酸蝕症	98
酸脱灰説	105

シ

シェーグレン症候群	179
シクロスポリン歯肉増殖症	133
シャーピー線維	111, 129
シュニッツラー転移	77
シュワン細胞	81
ショック	27
自己移植	72
自己免疫疾患	17, 72
刺激象牙質	112
脂肪化	37
脂肪肝	37
脂肪腫	81, 173
脂肪肉腫	82
脂肪変性	37
紫斑	30
歯牙腫	166
歯垢	99
歯原性腫瘍	165
歯原性嚢胞	158
歯根吸収	159
歯根肉芽腫	124
歯根嚢胞	124, 158
歯根膜	129
歯周炎	134

歯周組織	126
歯周病	131
歯周ポケット	135
歯髄萎縮	116
歯髄壊死・壊疽	116
歯髄炎	117
歯髄充血	115
歯髄息肉	119
歯髄ポリープ	119
歯性上顎洞炎	155
歯石	101
歯槽硬線	122
歯槽骨	129
歯内歯	87
歯肉	126
──縁下歯石	101
──縁下プラーク	100
──縁上歯石	101
──縁上プラーク	100
──固有層	127
──上皮	127
──線維腫症	134
──増殖	133
──嚢胞	160
──ポケット	132
歯胚	165
歯瘻	123
色素性乾皮症	78
色素性母斑	81
色素沈着	142
色素変性	39
下掘れう蝕	107
実験病理学	15
実質細胞	44
斜顔裂	151
腫瘍	74
収縮期血圧	26
充血	27
重症筋無力症	70
修復	44
──象牙質	112
出血	29
──性炎	62
──性梗塞	32
──性ショック	27
──性素因	30
出生歯	92
術後性上顎嚢胞	161
循環障害	26
所属リンパ節	76

上顎前突	92
上皮性付着	130
上皮島	169
上皮突起	159
上皮内癌	174
小窩裂溝う蝕	106
消耗性色素	40
症候性高血圧症	26
症候性低血圧症	27
常染色体	22
──異常	24
──優勢遺伝病	23
──劣勢遺伝病	23
硝子滴変性	35
硝子変性	36
漿液性炎	61
娘嚢胞	169
褥瘡	18
人種素因	17
人体病理学	14
心筋梗塞	32, 38
心原性ショック	27
心タンポナーデ	30
心不全	28
侵襲性歯周炎	135
侵蝕症	98
神経鞘腫	81
神経性貧血	29
神経線維腫症	23
唇顎口蓋裂	24, 152
浸潤性発育	75
真菌(感染)症	65, 146
尋常性天疱瘡	145
腎性高血圧症	27
新生歯	92
滲出液	34, 59
滲出性炎	61

ス

スクリーニング	15
スティップリング	127
ストレプトコッカスミュータンス	105
スピロヘータ	19
水腫	33
水腎症	41
水頭症	41

セ

セメント質	128
──う蝕	111

──粒	114
センチネルリンパ節	76
正中歯	88
正中離開	91
生活習慣病	39
生活反応層	111
生理的萎縮	41
生理的再生	46
生理的第二象牙質	112
生理的肥大	45
性染色体	22
──異常	24
性素因	17
静止性骨空洞	164
赤色梗塞	32
切縁咬合	92
切歯結節	87
切端咬合	92
石灰変性	39, 116
石灰化上皮性歯原性腫瘍	170
舌面窩	87
接合上皮	128
先天異常	21
先天歯	92
先天性エプーリス	150
先天性梅毒	64
全身性ループスエリトマトーデス	179
前癌病変	174
染色体	21
栓状歯	86
穿通性う蝕	107
腺癌	82
腺腫	81
──様歯原性腫瘍	167
潜函病	18
潜伏感染	146
線維芽細胞	55
線維腫	81, 172
線維性エプーリス	149
線維性付着	130
線維素性炎	61
線維素溶解現象	31
線維肉腫	82

ソ

素因	17
組織親和性	17
双生歯	87
創傷治癒	48
象牙質	112

──う蝕	109
──粒	112
増殖	44
──性炎	63
増生	46
叢生	91
臓器素因	17
側副循環	33
塞栓症	31

タ

ターナー症候群	24
ターナーの歯	89
ダウン症候群	24
ダグラス窩	77
タンパク質変性	35
タンパク溶解(キレート)説	105
多形腺腫	180
多剤耐性菌	20
胼胝(たこ)	46
唾液腺	176
──炎	177
──腫瘍	180
唾液分泌量	106
唾石症	177
大口唇症	173
大舌症	173
大腸ポリポージス	23
代謝障害	35
代謝性疾患	35
代償性充血	28
代償性肥大	45
代償性貧血	29
対立遺伝子	22
退行性病変	35
退縮エナメル上皮	159
帯状疱疹	146
第三象牙質	112
第二セメント質う蝕	111
第二象牙質	112
脱灰	98
──層	110
脱白	97
脱水症	20
炭粉沈着症	39
胆汁色素	40
単球	56
単純性骨嚢胞	164
単純疱疹	146
単嚢胞型	166

チ

チアノーゼ	28
チフス症	65
チロシンキナーゼ	79
治癒期	141
遅延型過敏反応	70
蓄膿症	62
中心結節	87
中毒	19

テ

DNA	21
──修復酵素	78
T細胞	54
デスモゾーム	127
テトラサイクリン	90, 102
デンタルプラーク	99
手足口病	146
低位	91
低温障害	18
低血圧症	27
挺出歯	91
停止性う蝕	107
鉄欠乏性貧血	20
天疱瘡	145
点状出血	30
転位	90
転移	75
──性エナメル上皮腫	170

ト

トームス線維	116
ドライソケット	141
ドライマウス	180
トロンビン	30
吐血	29
同種異系移植	72
同種同系移植	72
透明層	109, 111
動物寄生体	19
動脈管開存症	25
動脈硬化症	38
糖原病	39
糖原変性	38
糖タンパク(質)	36, 99
糖尿病	38
特異性炎	63
特異肉芽組織	63
特発性血小板減少性紫斑病	30

索　引

貪食	43, 50	膿瘍	62	びまん性	74
		嚢胞	157	日和見感染	19, 65, 146

ナ

ナチュラルキラー細胞	54			肥大	44
内因	17	**ハ**		肥満	37
──性色素沈着	142	バイオフィルム	99, 104, 131	──細胞	54
内混濁層	110	ハヴァース管	130	非歯原性腫瘍	171
内毒素	100	バセドウ病	70	非歯原性嚢胞	160
内分泌異常	18	ハッチンソンの三徴候	64, 89	非特異肉芽組織	64
軟化層	109	ハッチンソンの歯	64, 89	非プラーク性歯肉炎	133
		パピヨン・ルフェーブル症候群	136	微小循環系	58

ニ

		ハンセン病	65	表在性う蝕	107
		はしか	146	表層	108
Ⅱ型アレルギー	68	破骨細胞	123	病巣体部	109
2型糖尿病	38	破歯細胞	123	病的萎縮	41
21-トリソミー	24	破綻性出血	29, 63	病的再生	46
ニコルスキー現象	145	歯ぎしり	94	病的第二象牙質	112
ニフェジピン歯肉増殖症	133	歯の着色	90, 102	病的肥大	45
ニューモシスチス肺炎	71	歯の破折	96	貧血	29
二次性咬合性外傷	138	歯のフッ素症	89	──性梗塞	32, 41
二次性高血圧症	26	播種性血管内凝固症候群	31		
二次性ショック	27	播種性転移	76	**フ**	
二次性低血圧症	27	梅毒	64	フィブリノイド変性	36
二次治癒	49	──スピロヘータ	89	フィブリノゲン	30, 59
二重体	25	廃用性萎縮	41	フィブリン	30
肉芽腫性エプーリス	149	白色梗塞	32, 41	フェニールケトン尿症	24
肉芽組織	42, 47	白色病変	143	フェニトイン歯肉増殖症	133
──期	140	白板症	40, 143	フォン・ヴィルブランド病	30
肉腫	175	拍車状石灰化	138	フォン・レックリングハウゼン病	142
乳歯の早期萌出	92	拍動痛	118	プラーク	99, 104, 131
乳歯の萌出遅延	92	薄膜	99	──性歯肉炎	132
乳頭腫	81, 171	白血球	59	ブラキシズム	94, 137
		白血病	83	ブランダン・ヌーン嚢胞	162, 179

ヌ

		抜歯創の治癒過程	140	ブルセラ症	65
ヌクレオチド	21	反対咬合	92	フルニエの歯	89
		伴性劣勢遺伝	23	プロスタグランジン	57
		板状結節	147	プロテオグリカン	36

ネ

		斑状歯	102	プロトロンビン	30
ネクローシス	41	斑状出血	30	不規則象牙質	112
ネフローゼ症候群	35	瘢痕組織	47	不溶性デキストラン	105
熱傷	18			付着歯肉	127
年齢素因	17	**ヒ**		浮腫	33
念珠状拡張	110	B細胞	54	腐蝕菌	63
捻転	90	BMI	37	腐蝕毒	18
粘液嚢胞	161, 179	ヒアリン	36	風疹ウイルス	25
粘液変性	36	ヒストン	22	副甲状腺ホルモン	39
		ビタミンD	39	腹水	76

ノ

		ビタミン欠乏症	20	分化度	82
脳梗塞	38	ヒトパピローマウイルス	77, 172		
脳出血	29	ビリルビン	40, 90	**ヘ**	
脳軟化症	41	ピンドボルグ腫瘍	170	ベーチェット病	144
膿球	62				

INDEX

ヘ
ヘマトキシリン・エオジン染色	35
ヘミデスモゾーム	128
ヘモジデリン	40, 90
ヘモジデローシス	40
ペリクル	99
ヘルトヴィッヒの上皮鞘	120, 129
平滑面う蝕	106
平滑筋腫	81
平滑筋肉腫	82
閉鎖性うっ血	28
閉塞性貧血	29
扁平上皮化生	47
扁平上皮癌	82
扁平苔癬	143
変質性炎	61

ホ
ポリープ	119
ポルフィリン(症)	90, 102
ホルモン性肥大	46
補体	56
補綴象牙質	112
放散痛	118
泡沫細胞	38
崩壊層	109
傍側循環	33
蜂巣炎	62
膨張性発育	75
本態性高血圧症	26
本態性低血圧症	27

マ
マクロファージ	50, 56, 62, 118
マラッセの上皮遺残	120, 129, 158
マルファン症候群	23
麻疹	146
摩耗	95
埋伏歯	92
末梢血管拡張性エプーリス	150
末端肥大症	46
慢性う蝕	107
慢性炎症	57
慢性化膿性骨髄炎	154
慢性化膿性根尖性歯周炎	123
慢性潰瘍性歯髄炎	119
慢性関節リウマチ	179
慢性硬化性骨髄炎	154
慢性硬化性唾液腺炎	178
慢性根尖性歯周炎	123
慢性再発性唾液腺炎	178
慢性歯周炎	134
慢性歯髄炎	117
慢性増殖性歯髄炎	119
慢性肉芽性根尖性歯周炎	124
慢性閉鎖性歯髄炎	120

ミ
ミイラ化	42
ミネラル欠乏症	20
ミラーの化学細菌説	105
脈瘤性骨嚢胞	164

ム
ムーンの歯	89
ムンプスウイルス	179
無為萎縮	41
無歯症	88
無髄歯	125
無痛性横痃	64

メ
メズサの頭	33
メラー・バロウ病	30
メラニン	40
――沈着症	142
メンデルの法則	22
明庭	55
免疫	66
――不全症候群	71
――複合体型過敏反応	68

モ
盲孔	87

ヤ
野兎病	65
薬物性歯肉増殖症	133

ユ
癒合歯	86
癒着歯	87
遊離エナメル質	110
遊離歯肉	127
融解壊死	41
融合歯	86

ヨ
IV型アレルギー	70
羊皮紙様感	125, 165
溶血性貧血	40

ラ
ラッセル小体	48
ラングハンス巨細胞	64
ランゲルハンス島	38
蕾状歯	86
乱杭歯	91

リ
リガ・フェーデ病	92
リケッチア	19
リソソーム	54
リポフスチン	40
リンパ管腫	173
リンパ球	54
リンパ系	26
リンパ行性転移	75
リンパ上皮性嚢胞	179
流行性耳下腺炎	179
良性腫瘍	74, 80, 171
良性上皮性腫瘍	81, 171
良性非上皮性腫瘍	81, 172
良性リンパ上皮性嚢胞	163

ル
類腱型	166
類骨	83
類上皮細胞層	64
類線維素変性	36
類皮嚢胞	162
類表皮嚢胞	162

レ
レイノー病	29
レッチウス線条	108
レニン-アンギオテンシン系の亢進	27

ロ
ロイコトリエン	57
濾出液	59
濾胞型	166
露髄	119
老人性萎縮	41
老人斑	37
漏出液	34
漏出性出血	29, 63, 115
瘻孔	62, 153

ワ
矮小歯	86

編者略歴

田中昭男（Akio Tanaka）
1974年　大阪歯科大学卒業
1988年　大阪歯科大学教授（口腔病理学講座）

谷口邦久（Kunihisa Taniguchi）
1975年　九州歯科大学卒業
1998年　福岡歯科大学教授（生体構造学講座 病態構造学分野）
2014年　福岡歯科大学名誉教授

長谷川博雅（Hiromasa Hasegawa）
1982年　松本歯科大学卒業
2000年　松本歯科大学教授（口腔病理学講座）

前田初彦（Hatsuhiko Maeda）
1980年　愛知学院大学歯学部卒業
2007年　愛知学院大学歯学部教授（口腔病理学講座）

QUINTESSENCE PUBLISHING 日本

新・歯科衛生士教育マニュアル　病理学

2011年1月10日　第1版第1刷発行
2022年2月10日　第1版第9刷発行

編　者　田中昭男／谷口邦久／長谷川博雅／前田初彦

発行人　北峯康充

発行所　クインテッセンス出版株式会社
　　　　東京都文京区本郷3丁目2番6号　〒113-0033
　　　　クイントハウスビル　電話(03)5842-2270(代表)
　　　　　　　　　　　　　　　(03)5842-2272(営業部)
　　　　　　　　　　　　　　　(03)5842-2279(編集部)
　　　　web page address　https://www.quint-j.co.jp

印刷・製本　サン美術印刷株式会社

©2011 クインテッセンス出版株式会社
Printed in Japan
ISBN978-4-7812-0182-5　C3047

禁無断転載・複写
落丁本・乱丁本はお取り替えします
定価は表紙に表示してあります